요양보호사 핵심요약+적중문제 필기·실기

무료 동영상강의

유튜브에 ▶ 시스컴 🔍 을 검색하세요

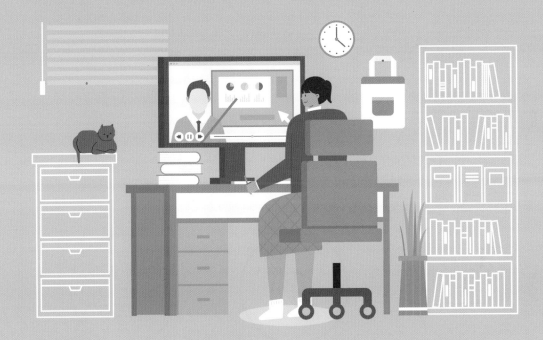

총 21강의 고품격 FULL 강좌 모두 제공!

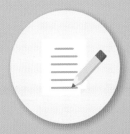

표준교재를
완벽반영한
알짜배기 **핵심이론**

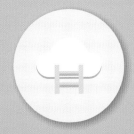

과목별 적중문제부터
실전대비 **모의고사**까지
알찬 커리큘럼

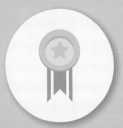

간호사 출신
강사님과 함께 달리는
즐거운 **합격 로드**

시스컴
SISCOM

[요양보호사 CBT 시험 내용]

■ CBT 시험방식

• 시험횟수: 상시 시행

일 년 중 언제든 시험이 가능한 상시 시험으로, 시험 일정이 따로 공지되지 않고 국시원 홈페이지 (www.kuksiwon.or.kr)를 통해서 수시로 확인

• 시험방식: 컴퓨터 시험(CBT)

운전면허 시험처럼 컴퓨터 화면을 보면서 문제를 읽고 답을 클릭하여 문제를 푸는 CBT(Computer Based Test) 방식

CBT(Computer Based Test)

• 컴퓨터(데스크톱PC, 노트북 등)를 활용하여 시험의 진행, 채점, 성적관리 등을 할 수 있는 유선 네트워크 기반의 시험방식

• 동영상, 소리 등이 포함된 멀티미디어 문항의 출제 가능

• 국시원 홈페이지(www.kuksiwon.or.kr)에서 직접 CBT 체험 가능

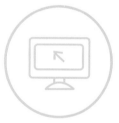

OMR 답안 마킹 없음
PC에서 바로 답안 선택

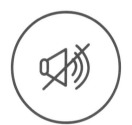

시험시간 안내방송 없음
PC에서 남은 시험시간 실시간 표시

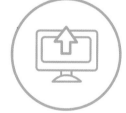

시험 종료 시 답안 자동 제출
시험 종료 10분 전, 5분 전 팝업창 안내

■ 교육시간과 실습과정

• 교육시간: 320시간

치매전문교육과 인성교육이 포함된 총 320시간의 실습과정

• 실습과정: 전면 현장실습

요양보호사의 현장 실무 과정에서 활용할 수 있는 전면 현장실습

CBT 대비

요양
보호사

2025

핵심요약 + 적중문제

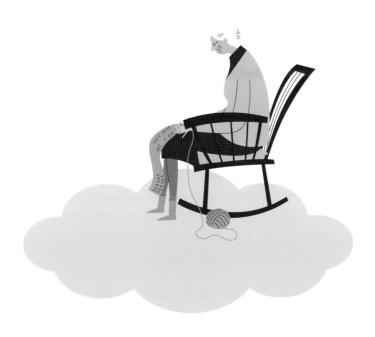

CBT 대비

요양 2025
보호사 핵심요약+적중문제

인쇄일 2025년 1월 1일 3판 1쇄 인쇄	**발행처** 시스컴 출판사	
발행일 2025년 1월 5일 3판 1쇄 발행	**발행인** 송인식	
등 록 제17-269호	**지은이** 타임 요양보호사 연구소	
판 권 시스컴2025		

ISBN 979-11-6941-542-2 13510

정 가 19,000원

주소 서울시 금천구 가산디지털1로 225, 514호(가산포휴) | **홈페이지** www.nadoogong.com
E-mail siscombooks@naver.com | **전화** 02)866-9311 | **Fax** 02)866-9312

대한민국은 2008년 7월 1일 장기요양보험제도가 도입되기 전부터 고령화 현상으로 인하여 노인 관련 문제가 심각하게 대두되었다. 현재는 고령사회(전체인구 대비 65세 이상의 노인인구가 14%이상, 20%미만인 국가)로 진입하였으며 이에 따라 장기요양보험제도는 더욱 중요한 비중을 차지한다. 노인인구의 증가는 인간수명의 증가라는 긍정적인 부분도 있지만, 노인인구 증가에 따른 노동인구의 감소문제, 가정에서 노인의 역할과 위치의 축소문제, 과도한 부양책임의 문제, 노인들의 경제적 어려움에 따른 노후생활 문제, 핵가족화와 맞벌이 부부의 증가로 인한 노인부양이라는 사회적 문제도 발생하고 있다. 이와 같은 사회적 문제에 대처하고자 2008년 7월 1일부터 장기요양보험제도가 시행되었으며 이에 따라 요양보호사는 새로운 직업으로 많은 관심을 받고 있다.

국민건강보험공단은 2020년도 노인장기요양보험제도 국민 인식조사를 진행하였으며, 2008년 시행된 노인장기요양보험제도에 대한 전반적인 서비스가 2014년 조사 이후 가장 높은 만족도인 91.5%를 기록하였다. 발표에 따르면 응답자 중 40.2%는 '매우 만족', 51.3%가 '만족'으로 긍정적으로 평가해 전년 대비 7.4p 상승했다. 특히 제도 필요성에 대해 '필요하다'라는 응답이 무려 94.3%로 매우 높게 집계되었으며 본인의 가족은 물론 국민 모두에게 필요한 제도라고 인식하고 있을 정도로 제도 도입에 대해 긍정적으로 평가하고 있다. 이러한 제도의 중심에는 요양보호사가 있으며 요양보호사에 대한 사회적 요구는 지속적으로 증가할 것이라고 예상된다. 이에 따라 요양보호사의 직무 능력 향상과 교육의 질을 높이고자 국가는 지난 2010년도부터 요양보호사 국가자격시험제도를 도입하였다.

그동안 여러 출판사에서 요양보호사 시험을 대비하여 수험서를 출간하였다. 본서는 교육기관에서 가르치는 교수님이나 배우는 수험생들 모두에게 도움이 되고자 그동안의 단순 요약에서 탈피하여 요약과 문제를 수록하되 특히 요약부분은 수험생들이 쉽게 공부할 수 있도록 도표로 간결하게 정리하였다.

이 책이 가르치는 교수님들이나 수험생 모두에게 큰 행복과 도움이 되기를 진심으로 바라는 바이다.

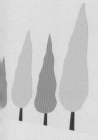

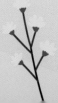

요양보호사 안내

1. 요양보호사 자격의 목적

① 요양전문인력 양성을 통해 질 높은 요양서비스를 제공한다.
② 전문 인력 양성 및 교육체계 구축을 통해 노인장기요양보험제도의 성공적 도입과 노후 생활 보장 및 복지수준을 높인다.

2. 요양보호사 자격증 취득과정

교육신청(자격취득 희망자 → 요양보호사 교육기관)

▼

교육이수(교육수료 증명서류 발급 : 기관 → 교육생)

▼

자격시험응시

▼

자격증 교부신청(합격자 → 국시원)

▼

자격증 검정(국시원에 위탁)

▼

자격증 교부

3. 응시자격

① 노인복지법 제39조의 3에 따른 요양보호사를 교육하는 교육기관에서 소정의 교육과정을 이수해야 한다.
② 응시원서 접수 당시 요양보호사 교육기관에서 교육과정이 진행 중에 있는 경우에는 시험일 이전까지 교육과정을 이수한 경우 시험에 응시할 수 있다.
③ 시험 합격 이후 자격증 발급을 위한 요양보호사 교육수료증명서, 실습확인서를 시 · 도에 제출하여 교육과정 이수 여부를 판단 받게 되며, 시험일 이전에 교육과정을 이수하지 않은 것으로 확인되면 합격이 취소된다.

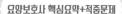

④ 다만, 현장실습 교육의 경우 한시적으로 코로나19 상황 종료시까지 시험에 응시한 이후에도 이수할 수 있다.

4. 교육 내용 및 면제 기준

① 교육시간

구분		이론	실기	실습	총시간
신규자(요양보호업무 경력이 없고 국가자격이 없는 자)		126	114	80	320
경력자	기타 일반	80	40	40	160
	요양/재가	80	40	20	140
	요양+재가	80	40	0	120
국가자격 (면허)소지자	간호사	26	6	8	40
	사회복지사	32	10	8	50
	물리치료사, 작업치료사, 간호조무사	31	11	8	50

② 경력자 기준
- 경력증명발급기관에서 생활지도원, 유급가정봉사원, 간병인 등 간병요양관련 종사자로 경력이 1년 이상(1,200시간 이상인 자) 인정되는 자
- 경력은 기간(1년 이상)과 시간(1,200시간 이상)이 동시에 충족되어야 함
- 감면내용
  - 일반 : 실기 및 실습시간 각각 50% 감면
  - 노인요양시설에서 1년 이상(1,200시간 이상) 근무한 자 : 시설실습 전체면제
  - 재가노인복지시설에서 1년 이상(1,200시간 이상) 근무한 자 : 재가실습 전체면제
  - 노인요양시설 및 재가노인복지시설에 각각 근무한 경력자는 실습 전체면제

5. 수료기준

① 교육생이 이론교육 · 실기교육 및 현장실습을 각각 8할 이상 출석하고, 현장실습 평가기준에 적합한 때에 교육과정의 이수로 인정함

② 교육대상자 중 출석기준은 충족하였어도 현장실습 평가기준에 미달한 경우에는 교육을 이수하지 못함

③ 현장실습 평가결과는 요양보호사교육기관에서 발급하는 교육수료증명서에 표기되어야 함

6. 응시원서 접수

① 응시원서 접수 준비사항
- 회원가입 등
  - 회원가입: 약관 동의(이용약관, 개인정보 처리지침, 개인정보 제공 및 활용)
  - 아이디 / 비밀번호: 응시원서 수정 및 응시표 출력에 사용
  - 연락처: 연락처1(휴대전화번호), 연락처2(자택번호), 전자 우편 입력
  - ※ 휴대전화번호는 비밀번호 재발급 시 인증용으로 사용됨
- 응시원서: 요양보호사 자격시험 홈페이지 [원서접수]-[응시원서 접수]에서 직접 입력
  - 실명인증: 성명과 주민등록번호를 입력하여 실명인증을 시행, 외국국적자는 외국인 등록증이나 국내거소신고증 상의 등록번호사용
  - 금융거래 실적이 없을 경우 실명인증이 불가능함. 코리아 크레딧뷰로(02-708-1000)에 문의 공지사항 확인
  - ※ 원서 접수 내용은 접수 기간 내 홈페이지에서 수정 가능(주민등록번호, 성명 제외)
- 사진파일: jpg 파일(컬러), 276x354픽셀 이상 크기, 해상도는 200dpi 이상

② 응시수수료 결제
- 결제 방법: [응시원서 작성 완료] → [결제하기] → [응시수수료 결제] → [온라인계좌이체 / 가상계좌이체 / 신용카드 / 간편결제 / 감면 자격확인] 중 선택
- 마감 안내 : 인터넷 응시원서 등록 후, 접수 시간에 따른 결제 마감시간까지 결제하지 않았을 경우 미접수로 처리

• 접수시간에 따른 응시원서 작성 및 결제 가능 시간

구분	14:59:59초까지 접수	15:00부터 접수
개인	당일 24시 까지 결제	익일 12시까지 결제
단체	당일 24시까지 배정 및 결제	익일 12시까지 배정 및 결제
비고	가상계좌 결제의 경우, 당일 24시까지 결제	

※ 해당 시간까지 결제를 하지 못하는 경우 시험일자/장소 예약이 해제됩니다.

※ 감면 대상자는 '감면 자격확인 및 별도 신청기간'을 요양보호사 자격시험 홈페이지
−[원서접수]−[응시수수료 감면]에서 확인 후 신청

③ 접수결과 확인

• 요양보호사 자격시험 홈페이지 −[응시 원서접수]−[응시원서 접수결과] 메뉴
• 영수증 발급: https://www.easypay.co.kr → [고객직지원] → [결제내역 조회] → [결제수단
선택] → [결제정보 입력] → [출력]

④ 응시원서 기재사항 수정

• 방법: 요양보호사 자격시험 홈페이지 [응시원서 접수] − [응시원서 수정] 메뉴
• 기간: 시험 시작일 하루 전까지만 가능
• 수정 가능 범위
  − 응시원서 접수 1일전까지: 성명, 주민등록번호를 제외한 나머지 항목 주소, 전화번호, 전
    자 우편 등
  − 응시원서 접수 후 시험일 7일전까지 : 시험일자/장소
  − 단, 성명이나 주민등록번호는 개인정보(열람, 정정, 삭제, 처리정지) 요구서와 주민등록초
    본 또는 기본증명서, 신분증 사본을 제출하여야만 수정이 가능
  ※ (국시원 홈페이지 [시험정보]−[서식모음]에서 개인정보(열람, 정정, 삭제, 처리정지)
    요구서 참고

⑤ 응시표 출력

• 방법: 요양보호사 자격시험 홈페이지 [마이페이지]−[응시원서 관리]−[응시표출력]

- 기간: 응시원서 접수 완료부터 시험 당일 까지 가능
- 기타: 흑백으로 출력하여도 관계없음

⑥ 유의사항: 원서 사진 등록
- 모자를 쓰지 않고, 정면을 바라보며, 상반신만을 6개월 이내에 촬영한 컬러사진
- 응시자의 식별이 불가능할 경우, 응시가 불가능할 수 있음
- 셀프 촬영, 휴대전화기로 촬영한 사진은 불인정
- 기타: 응시원서 작성 시 제출한 사진은 면허(자격)증에도 동일하게 사용
  ※ 자격 사진 변경: 자격교부 신청 시 변경사진, 개인정보(열람, 정정, 삭제, 처리정지) 요구서, 신분증 사본을 제출하면 변경 가능

7. 시험과목

시험종별	시험 과목 수	문제수	배점	총점	문제형식
필기	1	35	1점 / 1문제	35점	객관식 5지선다형
실기	1	45	1점 / 1문제	45점	객관식 5지선다형

8. 시험시간표

구분	시험과목 (문제수)	시험형식	입장시작 시간	입장완료 시간	중도퇴실 가능시간	시험시간
오전	1. 요양보호론(필기시험) (35) (요양보호개론, 요양보호관련 기초 지식, 기본요양보호각론 및 특수요양보호각론) 2. 실기시험 (45)	객관식	컴퓨터시험: 09:20~ 지필시험: 08:20~	컴퓨터시험: 09:40~ 지필시험: 09:30~	11:00	10:00 ~ 11:30 (90분)
오후	1. 요양보호론(필기시험) (35) (요양보호개론, 요양보호관련 기초 지식, 기본요양보호각론 및 특수요양보호각론) 2. 실기시험 (45)	객관식	컴퓨터시험: 12:50~ 지필시험: 12:30~	컴퓨터시험: ~13:10 지필시험: ~13:00	14:30	13:30 ~ 15:00 (90분)

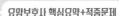

9. 부정행위자

부정한 방법으로 시험에 응시하거나 동 시험에서 부정행위를 한 자에 대하여는 '노인복지법 시행규칙 제29조의 7'에 의거 그 시험의 응시를 정지시키고 시험을 무효로 한다. '부정행위자'라 함은 다음에 해당하는 자를 말한다.

- 시험 중 타 응시자와 시험과 관련된 대화를 하는 자
- 답안지를 타 응시자와 교환하는 자
- 시험 중에 타 응시자의 답안지 또는 문제지를 엿보고 자신의 답안지를 작성한 자
- 타 응시자를 위하여 답안 등을 알려주거나 엿보게 하는 자
- 시험 중 시험 문제내용과 관련된 물건(컨닝페이퍼, 교재 등을 포함)을 휴대하거나 이를 주고받는 자
- 시험장 내외의 자로부터 도움을 받아 답안지를 작성한 자 및 도움을 준 자
- 사전에 시험문제를 알고 시험을 치른 자
- 타 응시자와 성명 또는 응시번호를 바꾸어 제출한 자
- 대리시험을 치른 자 및 치르게 한 자
- 시험 중에 시험과 관계없는 물품(휴대폰, PDA, 개인전자장비 등)을 휴대하거나 사용하는 자
- 응시원서를 허위로 기재하거나 허위서류를 제출하여 시험에 응시한 자
- 정당한 이유 없이 시행본부 또는 감독관의 지시에 불응하여 시험진행을 방해하는 자
- 기타 부정 또는 불공정한 방법으로 시험을 치른 자
- 시험 전 · 후 또는 시험기간 중에 시험문제, 시험문제에 관한 일부 내용, 답안 등을 다른 사람에게 알려주거나 알고 시험을 치른 행위를 한 자

요양보호사 시험일정 및 방법 등은 시험 주관처의 사정에 따라 변경 가능하므로, 반드시 시험 주관처인 국시원 홈페이지(www.kuksiwon.or.kr)를 참조하시기 바랍니다.

구성과 특징

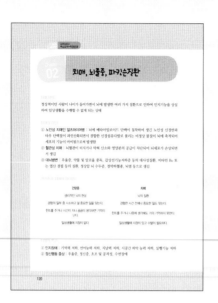

핵심요약

- 시험에 꼭 필요한 알짜배기 핵심이론만 요약하여 수록하였습니다.
- 개요 체계를 최소화하여 알기 쉽게 편집 구성하였습니다.
- 키워드 방식으로 암기하기 편하도록 정리하였습니다.

적중문제

- 앞에서 학습한 이론 내용을 바로 점검해 볼 수 있도록 단원별로 적중문제를 수록하였습니다.
- 출제 가능성이 높은 중요 문제를 '꼭! 출제문제'로 별도 표시하였습니다.

해설

문제와 해설의 2단 구성으로 문제 바로 옆에 해설을 수록하였고, 필요한 경우 심화된 내용의 상세 해설을 첨부하였습니다.

정답

동일 페이지에서 정답을 바로 확인할 수 있도록 하단에 답안을 배치하였습니다.

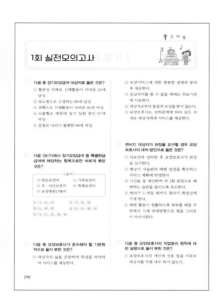

실전모의고사 문제

실제 시험과 동일한 문항수로
[필기+실기] 2회분을 수록하였습니다.

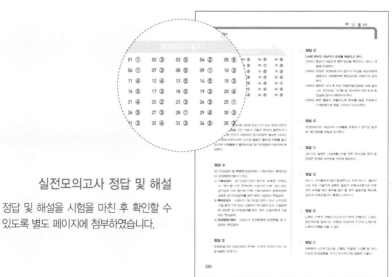

실전모의고사 정답 및 해설

정답 및 해설을 시험을 마친 후 확인할 수
있도록 별도 페이지에 첨부하였습니다.

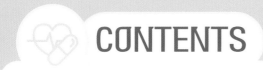

CONTENTS

PART 4   상황별 요양 보호 기술

PART 5   실전모의고사

Study Plan

	영역	학습 날짜	학습 시간	오답수
PART1 요양보호와 인권	요양보호 대상자 이해			
	요양보호 관련 제도 및 서비스			
	인권과 직업윤리			
PART2 노화와 건강증진	노화에 따른 변화와 질환			
	치매, 뇌졸중, 파킨슨질환			
	노인의 건강증진 및 질병예방			
PART3 요양보호와 생활 지원	신체활동 지원			
	일상생활 및 개인활동 지원			
	의사소통과 정서 지원			
	요양보호 기록 및 업무보고			
PART4 상황별 요양 보호 기술	치매 요양보호			
	임종 요양보호			
	응급상황 대처			
PART5 실전모의고사	1회 실전모의고사[필기, 실기]			
	2회 실전모의고사[필기, 실기]			

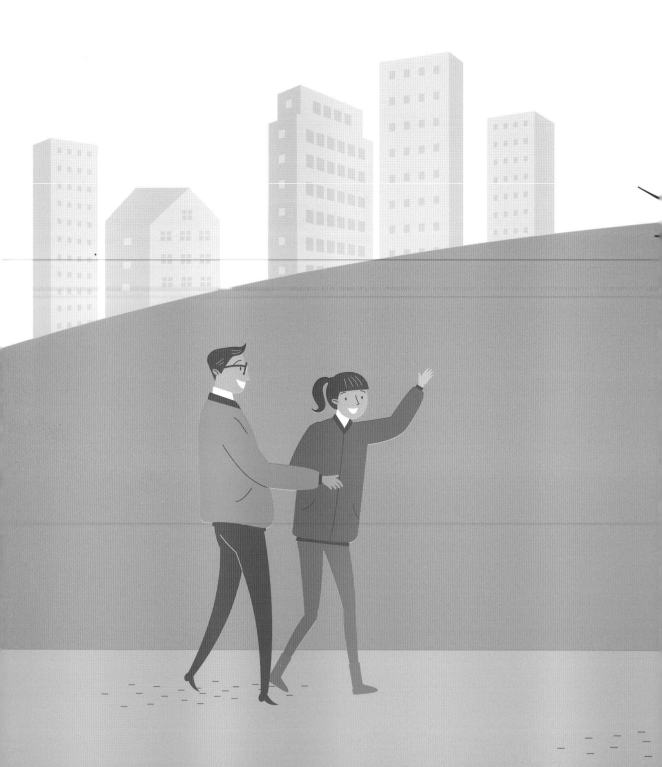

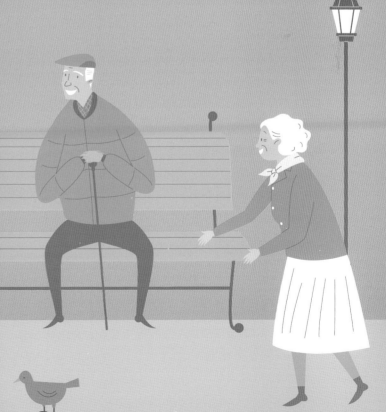

Chapter 01 요양보호 대상자 이해

● **노인의 기여와 노인에 대한 보상**

① 노인의 기여 : 경제적 기여, 정치적 기여, 사회적 기여
② 노인에 대한 보상
 • 경제적 보상 : 교통시설, 공원, 박물관 등의 공공시설 이용 요금 감면
 • 제도적 보상 : 국민연금, 국민건강보험, 노인복지관, 지역사회 경로당
 • 정치적 보상 : 어버이날, 노인의 날
 • 지적, 정신적 문화유산의 전수 : 정책자문, 기록물 등록, 유 · 무형 문화재 보전 · 전수

● **노인의 건강한 노화**

① 노화의 긍정적 측면 : 일상적인 균형 유지, 의사결정에 신중하여 실수 적음, 중요한 정보 추출 가능
② 건강한 노화
 • 지속적인 뇌의 자극 → 기억력, 인지력 유지
 • 자신에게 맞는 음식과 영양보조식품 섭취
 • 질병 유무 확인하고 적합한 운동 지속
 • 사회적 관계 유지 및 생산적 활동 → 역할 상실 방지, 자신감 유지

● **노인신체의 일반적 변화**

① 세포의 노화
② 면역능력의 저하
③ 잔존능력의 저하
④ 회복능력의 저하
⑤ 비가역적 진행

● **소화기계 변화**

① 미각의 둔화로 짠맛과 단맛에 둔해지고 쓴맛을 잘 느낌
② 음식을 씹기 어려움
③ 소화능력의 저하

④ 변비가 생기기 쉬움

⑤ 변비, 설사, 구토 증상 등이 생김

⑥ 지방 흡수력의 저하

⑦ 당뇨병에 걸리기 쉬워짐

⑧ 간 기능이 감소하여 약물의 대사와 제거 능력이 저하

⑨ 변실금의 발생

호흡기계 변화

① 폐활량의 감소로 쉽게 숨이 차고 콧속의 점막이 건조해짐

② 호흡근육의 약화로 호흡증가 시 피로해지기 쉬움

③ 호흡기계 감염

심혈관계 변화

① 심장의 탄력성 감소

② 최대 심박출량과 심박동수 감소

③ 말초혈관으로부터 심장까지의 혈액순환 감소

④ 기립성 저혈압, 하지에 부종, 정맥류, 치질이 생김

근골격계 변화

① 신장이 줄어듦

② 등이 앞으로 굽으며 자세의 변화가 옴

③ 충격에도 골절되기 쉬움

④ 근력의 저하로 운동능력이 감소됨

⑤ 어깨가 좁아지고 골반이 커짐

⑥ 근섬유의 수와 크기가 감소하여 근육의 양이 줄어듦

⑦ 관절의 활막이 탄력성을 잃고 관절면이 마모되어 염증, 통증, 기형이 초래됨

⑧ 팔·다리의 지방은 감소하고 엉덩이와 허리의 피하지방은 증가하여 노인 특유의 체형을 보임

비뇨·생식기계 변화

① 빈뇨증, 요실금, 야뇨증이 생김

② 여성의 경우 질염이 발생하기 쉬움

③ 남성의 경우 배뇨곤란과 배뇨 시 통증을 경험함

● 피부계 변화

① 피하지방의 감소로 기온에 민감해짐

② 피부가 건조해지고, 표피가 얇아져서 탄력성이 감소함

③ 주름살이 생기며 눈꺼풀이 늘어지고 이중턱이 됨

④ 발톱이나 손톱이 딱딱하고 두꺼워지나 잘 부서짐

⑤ 상처회복이 지연되고 궤양이 생기기 쉬움

⑥ 피부가 회색으로 변하고 검버섯 등이 생김

● 신경계 변화

① 신경세포의 기능이 저하

② 근육의 긴장과 자극 반응성의 저하로 신체활동 감소

③ 감각이 둔화

④ 정서조절이 불안정해짐

⑤ 신체적인 운동부족으로 불면증이나 수면장애를 가짐

⑥ 단기기억은 감퇴되나 장기기억은 대체로 유지됨

● 내분비계 변화

① 포도당 대사능력이 감소되고 인슐린에 대한 민감성 감소로 쉽게 고혈당이 됨

② 췌장의 베타세포에서 인슐린의 분비가 느리고 그 양이 불충분해짐

③ 공복혈당이 상승함

④ 갑상선의 크기가 줄어들고 갑상선 호르몬의 분비량도 약간 감소됨

● 감각기계 변화

① **시각** : 60세 노인은 20대보다 1/3 정도밖에 빛을 받아들이지 못하여 아주 밝은 것을 좋아하며 눈부심의 증가, 시력 저하, 빛 순응의 어려움으로 백내장, 녹내장 등의 안질환 원인이 됨

② **청각** : 노인성 난청은 50세 이후에 두드러지며 여성보다는 남성에게 많음

③ **미각** : 맛에 대한 감지능력의 저하로 조미료를 넣은 음식을 좋아함

④ **후각** : 후각 세포의 감소로 후각에 둔화가 나타남

⑤ **촉각** : 통증을 호소하는 정도는 증가하지만 통증에 대한 민감성의 감소로 둔감한 반응을 보임

● 성 변화

① 여성 노인

- 성 관련 기관이나 조직의 기능이 위축되고 생리적 반응은 감퇴
- 신체적 어려움이 수반됨에도 불구하고 성적 욕구는 유지
② 남성 노인
- 테스토스테론 생산의 감소
- 사정에 대한 두려움
- 발기부전을 초래할 수 있음

심리적 특성

① 우울증 경향의 증가
② 내향성(수동성)의 증가
③ 조심성의 증가
④ 경직성의 증가
⑤ 생에 대한 회고의 경향
⑥ 친근한 사물에 대한 애착심
⑦ 유산을 남기려는 경향
⑧ 의존성의 증가

사회적 특성

① 역할 상실
② 경제적 빈곤
③ 유대감의 상실
④ 사회적 관계 위축

노인부부의 관계

① 평등한 부부관계 : 가사 및 자녀 양육에 부부 공동으로 참여
② 노년기 삶의 만족도 결정 : 친밀감, 상호의존성, 소속감
③ 부부관계 변화에 재적응 : 역할변화의 적응, 성적 적응, 배우자 사별에 대한 적응

배우자 사별에 대한 적응 단계

① 1단계 : 상실감의 시기, 우울감과 비탄
② 2단계 : 배우자 없는 생활을 받아들이고 혼자된 사람으로서의 정체감을 수립하는 시기
③ 3단계 : 혼자 사는 삶을 적극적으로 개척하는 시기

● **노인과 가족관계**

① 부모와 자녀관계
- 빈둥지증후군 : 자녀가 독립하여 집을 떠난 뒤에 부모가 경험하게 되는 슬픔과 외로움과 상실감
- 수정확대가족 : 노인 부모가 자녀와 근거리에 살면서 자녀의 보살핌을 받는 가족 형태

② 고부관계
- 전통사회에서의 고부갈등 : 시어머니에 대한 며느리의 절대적인 복종과 인내를 요하는 일방적인 관계
- 현대사회에서의 고부갈등 : 부부 간의 갈등과 붕괴 및 가족기능의 상실 초래

③ 조부모와 손자관계
- 조부모 : 손자녀를 통해 생의 연속성을 느낌, 인생의 경험과 지혜를 제공함으로써 생산성과 성취감을 얻음, 손자녀의 성장과 사회적 성취를 통하여 대리만족을 얻음
- 손자녀 : 문화적 연속성, 건전한 심리적 발달

④ 형제자매 관계 : 노년기에 이르면 상호이해와 동조성이 강화되는 경향을 보임

● **조부모의 유형**

① 부모 역할을 대리하는 유형
② 조언을 하거나 자원을 제공하는 등 가치 있는 어른으로서의 도덕적 모델의 역할을 하는 유형
③ 가족 문화의 전달자로서 상징적 역할을 하는 유형
④ 손자녀와 더불어 자신의 생활을 즐겨나가는 유형
⑤ 손자녀를 통해 이루지 못한 꿈을 실현하려고 하는 유형

● **노인부양의 문제**

① 정신적으로 효에 대한 가치개념의 변화
② 생활비의 지출증가
③ 노인들의 독립적인 사고방식의 증가

● **노인부양 해결 방안**

① 사회와 가족의 협력
② 세대 간의 갈등 조절
③ 노인의 개인적 대처
④ 노인복지정책 강화

Chapter 01 적중문제

· 요양보호 대상자 이해

01

다음 중 노화에 대한 설명으로 옳지 못한 것은?

① 노화는 나이가 든 건강하지 않은 몸 상태만을 말한다.
② 노화에 의한 신체적 저하 상태 자체는 의학적으로 늦출 수 없다.
③ 인간은 30세를 넘으면 노화에 의해 신체활동이 서서히 완만해진다.
④ 노화로 인해 신체 외부뿐만 아니라 내부 기능에도 많은 변화가 일어난다.
⑤ 노화는 일생을 통해 끊임없이 진행되는 피할 수 없는 과정이다.

▶01
노화란 개인과 그 환경 간의 상호작용에 의해 일어나는 생리적, 심리적, 사회경제적, 정서적인 광범위한 변화를 말하는 것으로 나이가 든 건강하지 않은 몸 상태만을 의미하는 것은 아니다.

02

노화에 따른 일반적 신체변화에 대한 설명으로 옳지 못한 것은?

① 뼈와 근육이 위축된다.
② 피하지방이 증가한다.
③ 면역능력이 저하된다.
④ 신체 조직의 잔존능력이 저하된다.
⑤ 만성질환이 있는 노인은 다른 합병증이 쉽게 올 수 있다.

▶02
뼈와 근육이 위축되어 등이 굽고 키가 줄어들며, 피하지방이 감소하여 전신이 마르고 주름이 많아진다.

03 🌟 출제문제

다음 중 노화에 따른 신체변화에 대한 설명으로 옳지 못한 것은?

① 소화능력이 저하된다.
② 폐활량의 감소로 쉽게 숨이 찬다.
③ 어깨가 넓어지고 골반이 작아진다.
④ 신체적인 운동부족으로 불면증이나 수면장애가 나타난다.
⑤ 췌장의 베타세포에서 인슐린의 분비가 느리고 그 양이 불충분해진다.

▶03
노화에 따른 일반적인 신체변화는 어깨가 좁아지고 골반이 커진다.

답 01 ① 02 ② 03 ③

04 꼭! 출제문제

노화로 인한 소화기계 변화에 대한 설명으로 틀린 것은?

① 미각의 둔화로 쓴맛이 둔해지고 짠맛을 잘 느낀다.
② 음식을 씹기 어렵다.
③ 변비가 생기기 쉽다.
④ 지방 흡수력이 저하된다.
⑤ 간 기능이 감소하여 약물의 대사와 제거 능력이 저하된다.

▶04
노화로 인한 소화기계 변화 중 하나는 미각의 둔화로 짠맛이 둔해지고 쓴맛을 잘 느낀다.

05

다음 중 노인에게 나타나는 근골격계 변화로 옳지 않은 것은?

① 신장이 줄어든다.
② 등이 앞으로 굽으며 자세의 변화가 온다.
③ 충격에도 골절되기 쉽다.
④ 근섬유의 수와 크기가 감소하여 근육양이 줄어든다.
⑤ 팔·다리의 지방은 증가하고 엉덩이와 허리의 피하지방은 감소한다.

▶05
팔·다리의 지방은 감소하고 엉덩이와 허리의 피하지방은 증가하여 노인 특유의 체형이 형성된다.

06

다음 중 노화에 따른 신체변화에 대한 설명으로 옳지 못한 것은?

① 당뇨병에 걸리기 쉽다.
② 체온, 맥박 수 등이 감소한다.
③ 여성의 경우 질염이 발생하기 쉽다.
④ 갑상선의 크기가 늘어난다.
⑤ 공복혈당이 상승한다.

▶06
노화로 인해 갑상선의 크기가 줄어들고 갑상선 호르몬의 분비량도 약간 감소된다.

07

노화로 인한 피부계 변화에 대한 설명으로 옳지 못한 것은?

① 표피가 얇아져 탄력성이 감소한다.

② 주름살이 생기며 눈꺼풀이 늘어진다.

③ 발톱이나 손톱이 물러지고 얇아진다.

④ 상처회복이 지연되고 궤양이 생기기 쉽다.

⑤ 피부가 회색으로 변하고 검버섯 등이 생긴다.

▶07
노화로 인해 노인들은 발톱이나 손톱이 딱딱하고 두꺼워진다.

08 출제문제

다음 중 노화에 따른 신경계 변화에 대한 설명으로 옳지 못한 것은?

① 신경세포의 기능이 저하된다.

② 감각이 둔화된다.

③ 근육의 긴장과 자극 반응성의 저하로 신체활동이 감소한다.

④ 장기기억은 감퇴하나 단기기억은 대체로 유지된다.

⑤ 앞으로 구부린 자세와 느리고 발을 끄는 걸음걸이가 나타난다.

▶08
노화에 따른 신경계 변화 중의 하나로 단기기억은 감퇴하나 장기기억은 대체로 유지된다.

09

다음 중 노화에 따른 감각기계 변화에 대한 설명으로 옳지 못한 것은?

① 노인은 눈의 노화에 따라 밝은 것보다 어두운 것을 좋아한다.

② 노화로 인한 노인성 난청은 여성보다 남성에게 많다.

③ 노인은 맛에 대한 감지능력의 저하로 조미료를 넣은 음식을 좋아한다.

④ 노인은 후각 세포의 감소로 후각이 둔화된다.

⑤ 노인은 통증을 호소하는 정도는 증가하지만 통증에 대한 민감성은 감소한다.

▶09
60세 노인은 20대보다 1/3 정도밖에 빛을 받아들이지 못하여 아주 밝은 것을 좋아하게 된다.

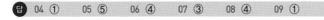

답 04 ①   05 ⑤   06 ④   07 ③   08 ④   09 ①

10 꼭 출제문제

다음 중 노화에 따른 신체변화에 대한 설명으로 옳지 못한 것은?

① 관절면이 마모되어 염증, 통증, 기형이 초래된다.
② 포도당 대사능력이 감소된다.
③ 노인의 시각체계 변화로 눈부심이 증가한다.
④ 여성 노인은 성 관련 기관이나 조직의 기능이 위축된다.
⑤ 남성 노인은 테스토스테론 생산이 증가한다.

▶10
남성 노인은 테스토스테론 생산이 감소되고 사정에 대한 두려움과 발기부전을 겪는다.

11

다음 중 노화에 따른 심리적 특성으로 옳은 것은?

① 우울증 경향의 감소 ② 외향성의 증가
③ 소심성의 증가 ④ 친근한 사물에 대한 배척
⑤ 의존성의 감소

▶11
노화에 따른 심리적 특성
• 우울증 경향의 증가
• 내향성(수동성)의 증가
• 조심성의 증가
• 경직성의 증가
• 생에 대한 회고의 경향
• 친근한 사물에 대한 애착심
• 유산을 남기려는 경향
• 의존성의 증가

12

다음 〈보기〉에서 설명하고 있는 노인의 심리적 특성은?

─〈보기〉─

• 자신에게 익숙한 습관적인 태도나 방법을 고수함
• 매사에 융통성이 없어지고 새로운 변화를 싫어하며 도전적인 일을 꺼려함
• 새로운 기구를 사용하거나 새로운 방식으로 일을 처리하는 데 저항함

① 내향성 ② 조심성
③ 경직성 ④ 애착성
⑤ 의존성

▶12
〈보기〉에서 설명하고 있는 노인의 심리적 특성은 경직성으로 노화로 인해 경직성이 증가한다.

13

다음 중 노인의 심리적 특성을 잘못 설명한 것은?

① 주변 사람들에게 적대적으로 대한다.

② 결단이 빠르고 매사에 신중해진다.

③ 실패와 좌절에 담담해진다.

④ 오랫동안 사용해 오던 사물에 애착심이 강하다.

⑤ 자신이 가치 있는 삶을 살았다는 것을 인정받고자 한다.

14

다음 중 노인의 사회적 특성으로 보기 어려운 것은?

① 은퇴 자립   ② 역할 상실

③ 경제적 빈곤   ④ 유대감의 상실

⑤ 사회적 관계 위축

15 🏆출제문제

다음 중 노인의 사회적 특성에 대한 설명으로 옳지 못한 것은?

① 노인에게 사회적 역할 변화가 생기는 대표적 사건은 은퇴이다.

② 직장에서 퇴직하면서 사회적 관계도 줄어든다.

③ 배우자나 친구와 사별하는 경우 심한 허무감을 갖게 된다.

④ 남성 노인의 경우 고독감을 느낀다.

⑤ '빈둥지증후군' 등으로 자식 부양 부담이 사라져 홀가분해진다.

▶13
나이가 들수록 조심성이 증가하여 결단이나 행동이 느리고 매사에 신중해진다.

▶14
노년기에는 은퇴 후 가장으로서의 역할 상실과 소득의 감소로 경제적 빈곤에 놓이게 되고 대인관계 축소로 유대감이 상실되고 사회적 관계가 위축된다.

▶15
빈둥지증후군은 노인에게 나타나는 사회적 특성으로 자녀가 독립하여 집을 떠난 뒤에 경험하게 되는 슬픔과 외로움, 상실감을 말한다.

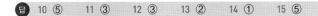

16 🌟 출제문제

노인 부모가 자녀와 근거리에 살면서 자녀의 보살핌을 받는 가족 형태는?

① 핵가족　　　　　　　② 노인가족
③ 확대가족　　　　　　④ 수정확대가족
⑤ 노인부양가족

▶16
노인 부모가 자녀와 근거리에 살면서 자녀의 보살핌을 받는 가족 형태는 수정확대가족으로, 부모와 따로 살지만 자주 상호 작용하면서 각자의 사생활을 지킬 수 있다는 장점이 있다.

17

노인과 가족관계에 대한 다음 설명 중 옳지 못한 것은?

① 가사 및 자녀 양육에 부부 공동으로 참여한다.
② 자녀의 결혼으로 부부만 남게 되면서 '빈둥지증후군'을 겪는다.
③ 현대사회에서의 고부갈등은 가족기능의 상실을 초래한다.
④ 조부모는 손자녀의 성장과 사회적 성취를 통해 대리만족을 느낀다.
⑤ 노년기에 이르면 형제자매는 상호불신과 갈등이 강화되는 경향을 보인다.

▶17
노년기에 이르면 형제자매는 과거에 존재했던 경쟁심이나 갈등이 줄어들고 상호이해와 동조성이 강화되는 경향을 보인다.

18

다음 중 노인부양의 해결 방안으로 보기 어려운 것은?

① 사회와 가족의 협력　　　② 사적 부양 탈피
③ 세대 간의 갈등 조절　　　④ 노인의 개인적 대처
⑤ 노인복지정책 강화

▶18
노인부양을 위해서는 공적·사적 부양이 모두 필요하다. 사적 부양은 노인 본인이나 가족이 보살피는 부양이고, 공적 부양은 노인복지서비스와 장기요양보험제도 등 국가나 사회가 노인의 생활을 지원하는 것이다.

답　16 ④　　17 ⑤　　18 ②

Chapter 02 요양보호 관련 제도 및 서비스

사회복지의 목적

① 인간다운 생활보장
② 빈곤의 경감
③ 사회적 평등
④ 자립성의 증진
⑤ 사회통합

사회복지 분야

① **공적부조** : 최저생활 보장과 자립 지원 → 국민기초생활보장제도
② **사회보험** : 사회적 위험을 보험으로 대처 → 국민건강보험, 국민연금보험, 고용보험, 산업재해보상보험, 노인장기요양보험
③ **사회서비스** : 모든 국민에게 사회복지 분야 개별 서비스

노인복지의 목적

① 노인의 안정된 생활유지
② 자아실현의 욕구 충족
③ 사회통합의 유지

노인문제 – 4고(苦)

① 빈곤(貧困) : 사회적 역할 상실로 수입 감소
② 질병(疾病) : 건강악화로 유병장수
③ 무위(無爲) : 사회적 역할 및 가정 내 역할 상실
④ 고독(孤獨) : 소외와 고독감

노인인구의 증가 원인

① 보건의료 기술의 발전
② 교육 수준의 향상

③ 국민의 건강에 대한 관심의 증가

④ 영양, 안전, 위생환경의 개선

⑤ 출산율 감소에 따른 노인인구의 상대적 비율 증가

고령화 사회 단계

① 고령화 사회 : 전체 인구 대비 65세 이상 노인인구가 7% 이상 14% 미만

② 고령 사회 : 전체 인구 대비 65세 이상 노인인구가 14% 이상 20% 미만

③ 초고령 사회 : 전체 인구 대비 65세 이상 노인인구가 20% 이상

노인복지의 원칙(UN, 1991)

① 독립의 원칙 : 자립적 생활

② 참여의 원칙 : 사회활동에 참여

③ 보호의 원칙 : 보살핌과 보호를 받아야 함

④ 자아실현의 원칙 : 잠재력 계발

⑤ 손엄의 원칙 : 공성한 대우와 평가

노인복지사업의 유형

① 노인돌봄 및 지원서비스 : 독거노인 보호 사업, 독거노인 공동생활홈 서비스, 노인돌봄종합서비스, 노인보호전문기관, 학대피해노인 전용쉼터, 결식 우려 노인 무료급식 지원

② 치매 사업 및 건강보장 사업 : 치매안심센터, 노인실명 예방 사업, 노인 무릎인공관절 수술 지원, 노인 건강진단

③ 노인 사회활동 및 여가활동 지원 : 노인일자리 및 사회활동, 노인자원봉사, 경로당, 노인복지관

노인복지시설의 필요성

① 노인인구의 증가와 고령화

② 가족의 부양부담 증가

③ 핵가족화에 따른 노인가구의 증가

④ 노인부양 의식의 변화로 국가와 사회의 책임 강조

노인복지시설의 종류

① 노인주거복지시설 : 양로시설, 노인공동생활가정, 노인복지주택

② 노인의료복지시설 : 노인요양시설, 노인요양공동생활가정

③ 노인여가복지시설 : 노인복지관, 경로당, 노인교실
④ 재가노인복지시설 : 방문요양서비스, 주·야간 보호서비스, 단기보호서비스, 방문목욕서비스
⑤ 노인보호전문기관 : 중앙노인보호전문기관, 지역노인보호전문기관
⑥ 노인일자리전담기관 : 노인인력개발기관, 노인일자리지원기관, 노인취업알선기관

학대피해노인 전용쉼터

① 학대피해노인의 보호와 숙식제공 등의 쉼터생활 지원
② 학대피해노인의 심리적 안정을 위한 전문 심리상담 등 치유 프로그램 제공
③ 학대피해노인에게 학대로 인한 신체적·정신적 치료를 위한 기본적인 의료비 지원

노인장기요양보험제도 보험자 / 가입자 / 대상자

① **보험자** : 국민건강보험공단
② **가입자** : 국내 거주 국민, 국내 체류 재외국민 또는 외국인으로서 대통령령으로 정하는 사람
③ **대상자** : '65세 이상인 자' 또는 '65세 미만이지만 노인성 질병을 가진 자'로 거동이 불편하거나 치매 등으로 인지가 저하되어 6개월 이상의 기간 동안 혼자서 일상생활을 수행하기 어려운 사람

노인성 질병의 종류

① 알츠하이머병에서의 치매
② 혈관성 치매
③ 달리 분류된 기타 질환에서의 치매
④ 상세불명의 치매
⑤ 알츠하이머병
⑥ 지주막하출혈
⑦ 뇌내출혈
⑧ 기타 비외상성 두개내출혈
⑨ 뇌경색증
⑩ 출혈 또는 경색증으로 명시되지 않은 뇌졸중
⑪ 뇌경색증을 유발하지 않은 뇌전동맥의 폐쇄 및 협착
⑫ 뇌경색증을 유발하지 않은 대뇌동맥의 폐쇄 및 협착
⑬ 기타 뇌혈관질환
⑭ 달리 분류된 질환에서의 뇌혈관장애
⑮ 뇌혈관질환의 후유증

⑯ 파킨슨병

⑰ 이차성 파킨슨증

⑱ 달리 분류된 질환에서의 파킨슨증

⑲ 기저핵의 기타 퇴행성 질환

⑳ 중풍후유증

㉑ 진전(震顫)

장기요양인정 절차

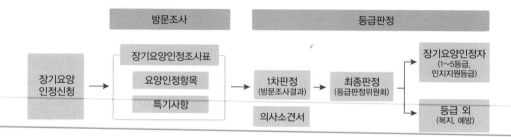

장기요양인정 신청

① 대상 : 만 65세 이상 또는 만 65세 미만으로 노인성 질병을 가진 자

② 신청 : 국민건강보험공단에 의사 또는 한의사가 발급하는 소견서를 첨부하여 장기요양인정 신청서 제출

③ 신청인

- 본인
- 가족이나 친족 또는 이해관계인
- 사회복지전담공무원(본인이나 가족 등의 동의 필요)
- 시장·군수·구청장이 지정하는 자

④ 준비물

- 장기요양인정신청서
- 신청자의 신분증(대리인이 신청할 경우 대리인의 신분증 등이 필요)

방문조사 52개 인정조사 항목

① 신체기능 : 12개

② 인지기능 : 7개

③ 행동변화 : 14개

④ 간호처치 : 9개

⑤ 재활 : 10개

● 등급판정

① 1차 판정 : 공단은 장기요양등급 1차 판정

② 제출 : 공단은 조사결과서, 의사소견서 등을 등급판정위원회에 제출

③ 최종 판정 : 등급판정위원회는 1차 판정 결과의 심의 및 최종 판정

④ 판정 기한 : 신청서를 제출한 날로부터 30일 이내(정밀조사가 필요한 경우 연장 가능)

● 판정 기준

등급	상태	장기요양 인정점수
장기요양 1등급	심신의 기능 상태 장애로 일상생활에서 전적으로 다른 사람의 도움이 필요한 자	95점 이상
장기요양 2등급	심신의 기능 상태 장애로 일상생활에서 상당 부분 다른 사람의 도움이 필요한 자	75점 이상 95점 미만
장기요양 3등급	심신의 기능 상태 장애로 일상생활에서 부분적으로 다른 사람의 도움이 필요한 자	60점 이상 75점 미만
장기요양 4등급	심신의 기능 상태 장애로 일상생활에서 일정 부분 다른 사람의 도움이 필요한 자	51점 이상 60점 미만
장기요양 5등급	치매대상자(노인장기요양보험법 시행령 제2조에 따른 노인성 질병으로 한정)	45점 이상 51점 미만
인지지원 등급	치매대상자(노인장기요양보험법 시행령 제2조에 따른 노인성 질병으로 한정)	45점 미만

● 일상생활 수행동작(ADL: Activities of Daily Living) - 12가지

옷 벗고 입기, 세수하기, 양치질하기, 목욕하기, 식사하기, 체위변경하기, 일어나 앉기, 옮겨 앉기, 방 밖으로 나오기, 화장실 사용하기, 대변 조절하기, 소변 조절하기

● 장기요양 유효기간의 원칙

① 장기요양인정 유효기간 : 최소 1년 이상(※ 단, 2020.7.14. 노인장기요양보험법 시행령 개정에 따라 장기요양인정유효기간이 1년 → 2년으로 연장됨)

Part 1 요양보호와 인권

Part 2 노화와 건강증진

Part 3 요양보호와 생활 지원

Part 4 상황별 요양 보호 기술

Part 5 실전모의고사

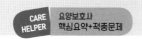

② 유효기간 갱신 시 갱신 직전 등급과 같은 등급 판정을 받은 경우
- 1등급 : 4년
- 2등급 ~ 4등급 : 3년
- 5등급, 인지지원등급 : 2년

● **보험급여의 내용**
① **재가급여** : 방문요양, 방문목욕, 방문간호, 주·야간보호, 단기보호, 기타재가급여
② **시설급여** : 노인요양시설, 노인요양공동생활가정
③ **특별현금급여** : 가족요양비, 특례요양비, 요양병원간병비

● **재가서비스의 장·단점**
① 장점
- 대상자는 친숙한 환경에서 생활할 수 있음
- 사생활이 존중되고 개인생활이 가능함
② 단점
- 긴급한 상황에 신속하게 대응하기 어려움
- 의료, 간호, 요양서비스가 단편적으로 되기 쉬움
- 서비스를 제공하는 데 이동시간이 걸리고 효과적이지 못함
- 서비스 제공의 책임 소재가 불분명함
- 서비스의 효과적인 평가가 어려움

● **시설급여의 장·단점**
① 장점 : 총체적으로 의료, 간호, 요양서비스를 제공할 수 있음
② 단점 : 대상자는 지역사회와 연결이 어려워지고 접촉이 끊어지며 소외되기 쉬움, 개인 생활이 어려움

● **장기요양보험 재원조달**
① 장기요양보험료 : 건강보험료액 × 장기요양보험료율
② 국가지원 : 보험료 예상 수입액의 20% 부담(국고)
③ 본인일부부담
- 시설급여 : 20%, 재가급여 : 15%
- 저소득층, 의료급여수급권자 등 : 법정 본인부담금의 40~60% 경감
- 국민기초생활수급권자 : 무료

• 비급여(식사재료비, 상급실 이용료, 이·미용료) : 100% 본인 부담

급여종류별 본인일부부담금 부담비율

급여종류	일반	40% 경감자*	60% 경감자**	「국민기초생활보장법」상 의료급여자
재가급여, 복지용구(기타 재가급여)	15%	9%	6%	면제
시설급여, 촉탁의 진찰비용	20%	12%	8%	
의사소견서 발급비용, 방문간호지시서 발급비용	20%	10%		

*보험료감경대상자(보험료 순위 25% 초과 50% 이하인 자)

**의료급여자, 차상위감경대상자, 천재지변 등 생계곤란자, 보험료감경대상자(보험료 순위 25% 이하인 자)

장기요양서비스 이용 절차

① 서비스 신청접수 및 방문상담

② 서비스 제공 계획 수립

③ 서비스 이용 계약 체결

④ 서비스 제공

⑤ 모니터링 실시

⑥ 서비스 종료 혹은 계속

시군구가 운영하는 사업

① 독거노인 보호 사업 : 독거노인을 대상으로 서비스 제공

② 독거노인 공동생활홈 서비스 : 소득, 건강, 주거, 사회적 접촉 등에 취약한 65세 이상의 독거노인

③ 노인돌봄종합서비스 : 만 65세 이상의 노인 중 가구소득, 건강상태 등을 고려

④ 결식 우려 노인 무료급식 지원 : 결식 우려 노인이 대상, 무료급식·식사배달·무료급식사업자에게 예산 지원 등

⑤ 노인일자리 및 사회활동 : 만 65세 이상과 만 60세 이상자 중 사업 내용에 맞는 대상자

⑥ 경로당, 노인복지관 : 복지서비스가 필요한 모든 노인을 대상으로 여러 프로그램 제공

국민건강보험공단 지역보건복지사업

① 만성질환자사례관리사업

- 고혈압, 당뇨, 관절염 등 만성질환이 있는 등급외자와 서비스가 필요한 노인
- 3~6개월간 사례관리 실시
- 건강관리 및 의료이용 정보 제공
- 생활습관 개선 등의 보건 교육적 상담 서비스 제공

② 노인건강관리사업
- 등급외자와 필요 노인
- 노인체조, 게이트볼, 스트레칭, 생활댄스, 탁구 등
- 경로당, 마을회관, 운동경기장, 공원 등에서 실시

● 장기요양 등급외자의 지원사업

등급외 A형 (45점 이상~ 51점 미만)	거동관련 장애 대상자	• 실내 이동은 지팡이를 이용해서 자립 • 목욕하기, 화장실 이용하기 등 어려운 항목에서 약간의 도움 • 수발자 없이 장시간 혼자 집안에 머무는 것이 가능
	인지관련 대상자	• 단기기억 장애나 판단력 장애 등으로 인지력이 약간 떨어져 있음 • 종이접기 등의 프로그램 참여 등 복지관 이용 가능
등급외 B형 (40점 이상~ 45점 미만)	거동관련 장애 대상자	• 실내 이동은 자립, 실외 이동도 자립 비율이 높음 • 일상생활은 목욕하기 등에서 약간의 도움, 대부분은 자립 • 만성관절염 호소
	인지관련 대상자	• 단기기억 장애나 판단력 장애 등 인지력이 약간 저하되어 있음 • 문제행동도 거의 나타나지 않음 • 복지관 이용 가능
등급외 C형 (40점 미만)	거동·인지관련 대상자	• 신체기능이나 인지기능에 문제가 없으며 혼자서 일상생활이 가능 • 건강증진 등 예방 서비스가 필요한 대상임

● 장기요양기관 및 장기요양요원

① 입소시설, 재가시설 : 시·군·구청장의 지정
② 장기요양요원
- 요양보호사, 간호사, 간호조무사, 치과위생사, 사회복지사
- 장기요양기관에 소속되어 노인 등의 신체활동 또는 가사활동 지원 등의 서비스를 제공하는 자
- 방문요양의 장기요양요원 → 요양보호사 또는 사회복지사
- 방문목욕의 장기요양요원 → 요양보호사

Part 1 요양보호와 인권

Part 2 노화와 건강증진

Part 3 요양보호와 생활 지원

Part 4 상황별 요양 보호 기술

Part 5 실전모의고사

● **방문간호의 장기요양요원 자격요건**

① 간호사로서 2년 이상의 간호업무 경력이 있는 자

② 간호조무사 중 3년 이상의 간호보조업무 경력이 있는 자로서 보건복지부장관이 지정한 교육기관에서 소정의 교육을 이수한 자

③ 치과위생사

● **요양보호업무의 목적**

① 계획적인 전문적 요양보호서비스 제공

② 장기요양대상자들의 신체기능 증진

③ 삶의 질 향상에 기여

● **매슬로(Maslow)의 기본욕구 5단계**

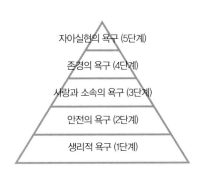

자아실현의 욕구 (5단계)

존경의 욕구 (4단계)

사랑과 소속의 욕구 (3단계)

안전의 욕구 (2단계)

생리적 욕구 (1단계)

① 5단계(자아실현의 욕구) : 가장 상위인 욕구, 자기완성, 삶의 보람, 자기만족 등을 느끼는 단계

② 4단계(존경의 욕구) : 타인에게 지위, 명예 등을 인정받고 존중받고 싶어 하는 단계

③ 3단계(사랑과 소속의 욕구) : 가족이나 친구 모임 등 어떤 단체에 소속되어 사랑받고 싶어 하는 단계

④ 2단계(안전의 욕구) : 신체나 정신이 고통이나 위험으로부터 안전하기를 추구하는 단계

⑤ 1단계(생리적 욕구) : 배고픔, 목마름, 배설, 수면, 성 등과 같은 생리적 욕구를 해결하는 단계

● **요양보호사의 역할**

① 숙련된 수발자 역할

② 정보전달자 역할

③ 관찰자 역할

④ 말벗과 상담자 역할

⑤ 동기 유발자 역할

⑥ 옹호자 역할

● **노인장기요양보험 서비스 표준**

① **신체활동지원서비스** : 세면 도움, 구강관리, 머리감기기, 몸단장, 옷 갈아입히기, 목욕 도움, 식사 도움, 체위변경, 이동 도움, 신체기능의 유지증진, 화장실 이용 돕기

② **일상생활지원서비스** : 취사, 청소 및 주변정돈, 세탁

③ 개인활동지원서비스 : 외출 시 동행, 일상 업무 대행

④ 정서지원서비스 : 말벗 · 격려 · 위로, 생활상담, 의사소통 도움

⑤ 방문목욕서비스 : 방문목욕

⑥ 기능회복훈련서비스 : 신체 · 인지향상프로그램, 기본동작 훈련, 일상생활동작 훈련, 물리치료, 언어치료, 작업치료, 인지 및 정신기능 훈련, 기타 재활치료

⑦ 치매관리지원서비스 : 행동변화 대처

⑧ 응급서비스 : 응급상황 대처

⑨ 시설환경관리서비스 : 침구 · 리넨 교환 및 정리, 환경정리, 물품관리, 세탁물관리

⑩ 간호처치서비스 : 관찰 및 측정, 투약 및 주사, 호흡기간호, 피부간호, 영양간호, 통증간호, 배설간호, 의사진료 보조, 그 밖의 처치

● 요양보호서비스 제공 원칙

① 대상자의 삶을 존중하며 특성을 파악하여 서비스 제공

② 대상자가 자립하여 생활할 수 있도록 지원

③ 서비스에 대한 충분한 설명과 농의 우 세송

④ 대상자의 비밀보장

⑤ 강제적인 서비스 강요 금지

⑥ 모든 서비스는 대상자에게만 제한하여 제공

⑦ 기관 서비스 관리자의 지도에 따르며 업무보고 철저

⑧ 노인학대 및 방임 금지

⑨ 사고발생 시 신속한 보고

⑩ 모든 의료행위는 하지 않음

⑪ 서비스 중 응급상황 발생 시 응급처치와 우선순위에 맞는 업무수행

⑫ 응급처치를 할 수 없을 때는 의료기관 이송

⑬ 치매대상자에게 서비스 제공 시 돌발상황 처리에 대해 시설장, 간호사 등과 논의

⑭ 대상자로부터 물질적 보상을 받지 않음

⑮ 대상자와의 관계는 수직적 관계가 아닌 상호대등한 관계임

● 요양보호업무 유형별 원칙

① 신체활동지원서비스 원칙

- 세면이나 양치를 도울 때는 대상자가 이동이 가능한 세면장에서 할 수 있도록 유도
- 휠체어를 이용한 대상자 이동 시에는 대상자의 신체나 질환상태 등을 고려하여 휠체어를 선택하고 잠금장치, 공기압 등 안전상태를 사전에 확인한 후 사용

② 일상생활지원서비스 원칙
- 청소 및 주변정리를 도울 때는 기존에 놓여있던 생활용품 등을 요양보호사의 판단으로 다른 곳으로 옮기지 말 것
- 부득이하게 물건을 옮겨야 한다면 대상자의 동의를 구하고 옮길 것

③ 개인활동지원서비스 원칙
- 외출 시 동행은 은행, 관공서, 병원 등의 방문 또는 산책 시 부축 및 동행(차량이용 포함)을 원칙
- 일상업무 대행은 물품 구매, 약 타기, 은행업무, 관공서 서비스 업무 등의 대행을 원칙

④ **정서지원서비스 원칙** : 생활상담은 신체 및 가사활동 지원서비스와 관련된 내용으로 제한한 상담을 원칙

⑤ **방문목욕서비스 원칙** : 방문목욕서비스 제공 시 사전에 대상자의 질환상태 확인과 목욕 이후 체력저하 및 감기 등에 걸리지 않도록 세심한 관찰과 지원 필요

01

다음 〈보기〉에서 설명하고 있는 노인복지시설은?

―――― 〈보기〉 ――――

노인들에 대하여 사회활동 참여욕구를 충족시키기 위하여 건전한 취미생활 · 노인건강유지 · 소득보장 기타 일상생활과 관련한 학습프로그램을 제공한다.

① 노인요양시설　　　　　② 노인복지관
③ 경로당　　　　　　　　④ 노인교실
⑤ 노인공동생활가정

▶01
〈보기〉의 내용은 노인여가복지시설 중 노인교실에 대한 설명이다.

02

다음 중 사회복지의 목적으로 보기 어려운 것은?

① 사회 다양성　　　　　　② 빈곤의 경감
③ 사회적 평등　　　　　　④ 자립성의 증진
⑤ 인간다운 생활보장

▶02
사회복지의 목적으로는 인간다운 생활보장, 빈곤의 경감, 사회적 평등, 자립성의 증진, 사회통합 등이 이에 해당한다. 사회복지는 사회의 다양성보다는 사회통합을 목적으로 한다.

03

다음 중 사회복지의 특징으로 보기 어려운 것은?

① 비공식적인 조직에 기초한 활동이다.
② 사회적 · 공공적 목적을 위하여 사회적 책임을 지니며 행한다.
③ 이윤 추구가 사회복지의 주된 목표는 아니다.
④ 인간의 욕구에 대해 통합적 관점에서 접근한다.
⑤ 인간의 소비적 욕구에 대해 직접적인 관심을 갖는다.

▶03
사회복지는 비공식적인 조직이 아니라 공식적인 조직에 기초한 활동이다.

04 🖐 출제문제

다음 〈보기〉의 설명에 해당하는 사회보험은?

─── 〈보기〉 ───

고령이나 노인성 질병 등의 사유로 일상생활을 혼자서 수행하기 어려운 노인 등에게 제공하는 신체 활동 또는 가사 활동 지원 등의 장기요양급여에 관한 사항을 규정하여 노후의 건강 증진 및 생활 안정을 도모하고 그 가족의 부담을 덜어줌으로써 국민의 삶의 질을 향상하도록 함을 목적으로 한다.

① 국민건강보험
② 국민연금보험
③ 기초노령연금
④ 산업재해보상보험
⑤ 노인장기요양보험

05

노인이 되면 나타나는 대표적인 고통 중 사회적 역할 및 가정 내 역할 상실로 인한 문제를 나타내는 말은?

① 빈곤(貧困)
② 질병(疾病)
③ 무위(無爲)
④ 고독(孤獨)
⑤ 소외(疎外)

06

다음 중 노인인구의 증가 원인으로 가장 적절하지 않은 것은?

① 보건의료 기술의 발전
② 교육 수준의 향상
③ 국민의 건강에 대한 관심의 증가
④ 영양, 안전, 위생환경의 개선
⑤ 출산율 감소에 따른 노인인구의 상대적 비율 감소

▶04
① **국민건강보험** : 국민의 질병, 부상에 대한 예방, 진단, 치료, 재활과 출산, 사망 및 건강 증진에 대하여 보험급여를 제공함으로써 국민보건 향상과 사회보장 증진에 기여함
② **국민연금보험** : 국민의 노령, 장애 또는 사망에 대하여 연금 급여를 함으로써 국민의 생활 안정과 복지 증진에 기여함
③ **기초노령연금** : 65세 이상의 전체 노인 중 가구의 소득인정액이 선정기준액 이하인 노인에게 매달 지급하는 일정액의 연금
④ **산업재해보상보험** : 근로자의 업무상 재해를 신속하고 공정하게 보상하며, 재해근로자의 재활 및 사회복귀를 촉진함

▶05
노인문제(4고(苦))
• **빈곤(貧困)** : 사회적 역할 상실로 수입 감소
• **질병(疾病)** : 건강악화로 유병장수
• **무위(無爲)** : 사회적 역할 및 가정 내 역할 상실
• **고독(孤獨)** : 소외와 고독감

▶06
출산율 감소에 따른 노인인구의 상대적 비율 증가가 노인인구의 증가 원인에 해당된다.

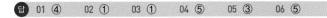

답 01 ④   02 ①   03 ①   04 ⑤   05 ③   06 ⑤

07

다음 중 초고령 사회에서 전체 인구 대비 65세 이상 노인인구가 차지하는 비율은?

① 10% 이상　　　　　② 20% 이상
③ 30% 이상　　　　　④ 40% 이상
⑤ 50% 이상

▶07
고령화 사회 단계
• 고령화 사회 : 전체 인구 대비 65세 이상 노인인구가 7% 이상 14% 미만
• 고령 사회 : 전체 인구 대비 65세 이상 노인인구가 14% 이상 20% 미만
• 초고령 사회 : 전체 인구 대비 65세 이상 노인인구가 20% 이상

08

노인복지의 원칙 중 참여의 원칙에 대한 설명이 아닌 것은?

① 노인복지정책의 형성과 시행에 적극적으로 참여하여야 한다.
② 지식과 기술을 젊은 세대와 공유하여야 한다.
③ 언제, 어떻게 직장을 그만둘 것인지에 대한 결정에 참여할 수 있어야 한다.
④ 흥미와 능력에 맞는 자원봉사자로서 활동할 수 있어야 한다.
⑤ 노인들을 위한 사회운동을 하고 단체를 조직할 수 있어야 한다.

▶08
"언제, 어떻게 직장을 그만둘 것인지에 대한 결정에 참여할 수 있어야 한다."는 ③의 설명은 노인복지의 원칙 중 독립의 원칙에 해당된다.

09 출제문제

나이, 성, 인종에 상관없이 공정하게 대우받아야 하는 노인복지의 원칙은?

① 독립의 원칙　　　　② 참여의 원칙
③ 보호의 원칙　　　　④ 자아실현의 원칙
⑤ 존엄의 원칙

▶09
나이, 성, 인종이나 민족적 배경, 장애, 지위에 상관없이 공정하게 대우받아야 하며, 경제적 기여와 관계없이 평가되어야 하는 노인복지의 원칙은 존엄의 원칙이다.

10 🔍 출제문제

다음 중 UN이 정한 노인복지의 원칙과 그 실행방안이 바르게 연결된 것은?

① 독립의 원칙 – 사회활동에 참여
② 참여의 원칙 – 자립적 생활
③ 보호의 원칙 – 공정한 대우와 평가
④ 자아실현의 원칙 – 잠재력 계발
⑤ 존엄의 원칙 – 보살핌과 보호를 받아야 함

▶10
노인복지의 원칙(UN, 1991)
• **독립의 원칙** : 자립적 생활
• **참여의 원칙** : 사회활동에 참여
• **보호의 원칙** : 보살핌과 보호를 받아야 함
• **자아실현의 원칙** : 잠재력 계발
• **존엄의 원칙** : 공정한 대우와 평가

11 🔍 출제문제

노인복지시설의 종류 중 노인요양시설과 노인요양공동생활가정을 포함하는 것은?

① 노인의료복지시설
② 노인여가복지시설
③ 재가노인복지시설
④ 노인보호전문기관
⑤ 노인일자리지원기관

▶11
노인의료복지시설은 노인요양시설과 노인요양공동생활가정을 포함하는 노인복지시설이다.

12

다음 중 노인주거복지시설에 해당하는 것은?

① 양로시설
② 노인복지관
③ 경로당
④ 노인교실
⑤ 노인요양공동생활가정

▶12
양로시설은 노인을 입소시켜 급식과 그 밖에 일상생활에 필요한 편의를 제공하는 시설로, 노인주거복지시설에 해당한다.

답 07 ② 　08 ③ 　09 ⑤ 　10 ④ 　11 ① 　12 ①

13 꼭! 출제문제

다음 중 장기요양급여 대상자로 옳은 것은?

① 혼자서 일상생활이 가능한 65세 파킨슨병 남성

② 골절로 다리가 불편한 66세 여성

③ 뇌혈관질환 후유증으로 혼자 거동이 불편한 50세 여성

④ 관절염으로 일상생활이 힘든 64세 여성

⑤ 일상생활이 가능한 89세 독거노인

14

다음 중 노인성 질병에 해당되지 않는 것은?

① 관절염

② 알츠하이머병

③ 혈관성 치매

④ 파킨슨병

⑤ 진전(震顫)

15 꼭! 출제문제

다음은 장기요양인정 신청 절차를 설명한 것이다. 빈칸에 들어갈 말로 옳은 것은?

─〈보기〉─

장기요양인정 신청 → (   ) → 1차 판정 → 의사소견서 제출 → 등급판정위원회 개최 → 최종판정

① 건강검진

② 의사소견

③ 방문조사

④ 서류요청

⑤ 판정심사

▶13

장기요양급여 대상자는 65세 이상 노인 또는 65세 미만이나 노인성 질병을 가진 자로서 거동이 현저히 불편하거나 치매 등으로 인지가 저하되어 장기요양이 필요한 자이다. ③은 65세 미만이지만 노인성 질병인 뇌혈관질환 후유증으로 혼자 거동이 불편하므로 장기요양급여 대상자에 해당한다.

▶14

노인성 질병의 종류

- 알츠하이머병에서의 치매
- 혈관성 치매
- 달리 분류된 기타 질환에서의 치매
- 상세불명의 치매
- 알츠하이머병
- 지주막하출혈
- 뇌내출혈
- 기타 비외상성 두개내출혈
- 뇌경색증
- 출혈 또는 경색증으로 명시되지 않은 뇌졸중
- 뇌경색증을 유발하지 않은 뇌전동맥의 폐쇄 및 협착
- 뇌경색증을 유발하지 않은 대뇌동맥의 폐쇄 및 협착
- 기타 뇌혈관질환
- 달리 분류된 질환에서의 뇌혈관장애
- 뇌혈관질환의 후유증
- 파킨슨병, 이차성 파킨슨증
- 달리 분류된 질환에서의 파킨슨증
- 기저핵의 기타 퇴행성 질환
- 중풍후유증, 진전

▶15

장기요양 대상자가 인정 신청을 하면 공단 소속지원이 장기요양 인정조사서 52개 항목에 대해 방문하여 조사한 후 장기요양인정 및 등급을 판정한다.

16

다음 중 장기요양인정 신청인에 해당되지 않는 사람은?

① 본인 또는 대리인   ② 가족이나 친족

③ 사회복지 전담 공무원   ④ 국민건강보험공단 직원

⑤ 시장 · 군수 · 구청장이 지정하는 자

▶16
국민건강보험공단 직원은 장기요양
인정 신청인에 해당되지 않는다.

17

방문조사 시 장기요양 인정조사서 조사항목에 해당되지 않는 것은?

① 신체기능   ② 인지기능

③ 행동변화   ④ 간호처치

⑤ 대인관계

▶17
장기요양 인정조사서 조사항목(52개)
- 신체기능 : 12개
- 인지기능 : 7개
- 행동변화 : 14개
- 간호처치 : 9개
- 재활 : 10개

18 출제문제

장기요양인정 판정은 신청서를 제출한 날로부터 며칠 이내에 완료해야 하는가?

① 10일   ② 20일

③ 30일   ④ 60일

⑤ 90일

▶18
장기요양인정 판정은 신청서를 제출
한 날로부터 30일 이내에 완료해야
하나, 정밀조사가 필요한 경우 등 부
득이한 경우에는 연장할 수 있다.

19

심신의 기능상태 장애로 일상생활에서 일정부분 다른 사람의 도움이 필요한 사람의 장기요양등급은?

① 1등급   ② 2등급

③ 3등급   ④ 4등급

⑤ 5등급

▶19
심신의 기능상태 장애로 일상생활에
서 일정부분 다른 사람의 도움이 필
요한 사람의 장기요양등급은 4등급
이며, 장기요양인정 점수는 51점 이
상 60점 미만에 해당한다.

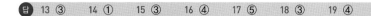

20 ^{꼭!} 출제문제

장기요양등급 판정기준 중 3등급에 해당하는 장기요양인정 점수 범위는?

① 75점 이상 ~ 95점 미만　　② 60점 이상 ~ 75점 미만

③ 51점 이상 ~ 60점 미민　　④ 45점 이상 ~ 51점 미만

⑤ 45점 미만

▶20
등급별 장기요양인정 점수
• 1등급 : 95점 이상
• 2등급 : 75점 이상 ~ 95점 미만
• 3등급 : 60점 이상 ~ 75점 미만
• 4등급 : 51점 이상 ~ 60점 미만
• 5등급 : 45점 이상 ~ 51점 미만
• 인지지원 등급 : 45점 미만

21

다음 중 방문조사 시 일상생활 수행동작 평가항목에 해당하지 않는 것은?

① 옷 벗고 입기　　② 양치질하기

③ 식사 준비하기　　④ 체위변경하기

⑤ 화장실 사용하기

▶21
'식사 준비하기'가 아니라 '식사하기'이다.
일상생활 수행능력 평가항목(12가지)
: 옷 벗고 입기, 세수하기, 양치질하기, 목욕하기, 식사하기, 체위변경하기, 일어나 앉기, 옮겨 앉기, 방 밖으로 나오기, 화장실 사용하기, 대변 조절하기, 소변 조절하기

22 ^{꼭!} 출제문제

등급판정위원회가 가감하여 조정할 수 있는 장기요양인정 유효기간의 범위는?

① 6개월　　② 1년

③ 1년 6개월　　④ 2년

⑤ 3년

▶22
등급판정위원회는 유효기간을 6개월 범위 내에서 가감하여 조정할 수 있다.

23

다음 중 유효기간 갱신 시 갱신결과 직전 등급과 같은 1등급을 판정받은 경우의 장기요양 유효기간으로 옳은 것은?

① 1년　　② 2년

③ 3년　　④ 4년

⑤ 5년

▶23
유효기간 갱신 시 갱신 직전 등급과 같은 등급 판정을 받은 경우
• 1등급 : 4년
• 2등급 ~ 4등급 : 3년
• 5등급, 인지지원등급 : 2년

24 ꋄ 출제문제

장기요양급여 중 재가급여에 해당하지 않는 것은?

① 방문요양   ② 방문목욕

③ 방문간호   ④ 특례요양

⑤ 단기보호

▶24
특례요양비는 장기요양급여 중 특별
현금급여에 해당된다.
재가급여 : 방문요양, 방문목욕, 방문
간호, 주·야간보호, 단기보호, 기타
재가급여

25

다음 중 재가서비스의 단점에 해당되지 않는 것은?

① 긴급한 상황에 신속하게 대응하기 어렵다.

② 의료, 간호, 요양서비스가 단편적으로 되기 쉽다.

③ 서비스를 제공하는 데 이동시간이 걸리고 효과적이지 못하다.

④ 서비스 제공의 책임 소재가 불분명하다.

⑤ 대상자가 지역사회와 접촉이 끊어져 소외되기 쉽다.

▶25
대상자가 지역사회와 접촉이 끊어져
소외되기 쉬운 것은 재가서비스가 아
니라 시설서비스의 단점에 해당된다.

26

다음 〈보기〉의 설명에 해당하는 장기요양급여는?

─── 〈 보기 〉───

가정에서 생활하지 않고 노인요양시설, 노인요양공동생활가정 등에
입소하여 신체활동 지원 및 심신기능의 유지·향상을 위한 서비스를
제공하는 장기요양급여

① 시설급여   ② 가족요양비

③ 특례요양비   ④ 요양병원간병비

⑤ 기타재가급여

▶26
〈보기〉의 내용은 장기요양급여 중 시
설급여에 대한 설명이다.
② **가족요양비** : 장기요양기관이 현
   저히 부족한 지역(도서·벽지 등)
   거주, 천재지변, 수급자의 신체·
   정신 또는 성격상의 사유 등으로
   인해 가족으로부터 방문요양에
   상당한 장기요양급여를 받은 때
   에 지급되는 현금급여
③ **특례요양비** : 수급자가 장기요양
   기관이 아닌 노인요양시설 등의
   기관 또는 시설에서 재가급여 또
   는 시설급여에 상당한 장기요양
   급여를 받는 경우 수급자에게 지
   급되는 현금급여
④ **요양병원간병비** : 수급자가 요양
   병원에 입원했을 때 지급되는 현
   금급여
⑤ **기타재가급여** : 수급자의 일상생
   활, 신체활동 지원에 필요한 용구
   를 제공하거나 가정을 방문하여
   재활에 관한 지원 등을 제공하는
   등의 장기요양급여

27

수급자를 하루 중 일정한 시간 동안 장기요양기관에 보호하여 신체활동 지원 및 심신기능의 유지·향상을 위한 교육·훈련 등을 제공하는 재가급여는?

① 방문요양　　　　　② 방문간호
③ 주·야간보호　　　　④ 단기보호
⑤ 기타 재가급여

▶27
수급자를 하루 중 일정한 시간 동안 장기요양기관에 보호하여 신체활동 지원 및 심신기능의 유지·향상을 위한 교육·훈련 등을 제공하는 재가급여는 주·야간보호이다.

28

다음 중 시설서비스의 장·단점에 대한 설명으로 옳은 것은?

① 총체적으로 의료, 간호, 요양서비스를 제공할 수 있다.
② 대상자는 친숙한 환경에서 생활할 수 있다.
③ 대상자의 사생활이 존중된다.
④ 대상자의 개인생활이 용이하다.
⑤ 서비스의 효과적인 평가가 어렵다.

▶28
시설서비스는 의료, 간호, 요양서비스를 총체적으로 제공할 수 있는 장점이 있으나, 대상자가 지역사회(가족, 형제, 이웃)와 연결이 어려워지고 접촉이 끊어져 소외되기 쉬우며 개인생활이 어렵다는 단점이 있다.

29 출제문제

다음 중 장기요양기관이 급여비용을 청구하는 곳은?

① 시·군·구청　　　　② 보건복지부
③ 국민연금공단　　　　④ 국민건강보험공단
⑤ 건강보험심사평가원

▶29
국민건강보험공단은 장기요양보험사업의 보험자로, 장기요양기관은 국민건강보험공단에 급여비용을 청구한다.

30

장기요양급여 산정 시 국가는 보험료 예상 수입액의 몇 %를 부담하는가?

① 10%　　　　　② 20%
③ 30%　　　　　④ 40%
⑤ 50%

▶30
장기요양급여는 장기요양보험료, 국가지원, 본인일부부담으로 구성되어 있는데, 국가는 보험료 예상 수입액의 20%를 부담한다.

31 🔖 출제문제

다음 중 장기요양급여의 본인일부부담에 대한 설명으로 옳은 것은?

① 시설급여는 15%를 본인이 부담한다.

② 재가급여는 20%를 본인이 부담한다.

③ 저소득층은 법정 본인부담금의 50~70%를 경감한다.

④ 국민기초생활수급권자는 비급여 항목을 포함하여 전액 무료이다.

⑤ 식사재료비, 상급실 이용료, 이·미용료 등의 비급여는 본인이 100% 부담한다.

▶31
① 시설급여는 20%를 본인이 부담한다.
② 재가급여는 15%를 본인이 부담한다.
③ 저소득층은 법정 본인부담금의 40~60%를 경감한다.
④ 국민기초생활수급권자라도 비급여 항목은 본인이 100% 부담한다.

32 🔖 출제문제

장기요양보험료 산정 시 40% 경감자의 시설급여 본인일부부담 비율은?

① 6%   ② 8%

③ 9%   ④ 12%

⑤ 15%

▶32

급여종류	일반	40% 경감자	60% 경감자	「국민기초 생활보장 법」상 의료 급여자
재가급여, 복지용구 (기타 재가급여)	15%	9%	6%	
시설급여, 촉탁의 진찰비용	20%	12%	8%	면제
의사소견서 발급비용, 방문간호 지시서 발급비용	20%	10%		

33 🔖 출제문제

장기요양급여에 대한 다음 설명 중 옳지 못한 것은?

① 장기요양보험료는 건강보험료액에 장기요양보험료율을 곱하여 산정한다.

② 보험료감경대상자는 보험료 순위 25% 초과 50% 이하인 자이다.

③ 장기요양서비스는 소재지를 관할구역으로 하는 시장·군수·구청장으로부터 지정을 받은 장기요양기관에서 제공한다.

④ 장기요양급여의 제공시기는 장기요양인정서를 발송한 날부터이다.

⑤ 장기요양급여의 수급자 또는 그 가족의 생업을 지원하는 행위는 금지된다.

▶33
장기요양급여의 제공시기는 장기요양인정서를 발송한 날부터가 아니고 도달한 날부터이다.

Part 1 요양보호와 인권

Part 2 노화와 건강증진

Part 3 요양보호와 생활 지원

Part 4 상황별 요양 보호 기술

Part 5 실전모의고사

34
장기요양서비스 이용 절차 중 다음 내용이 이루어지는 단계는?

〈보기〉

- 가정을 방문하여 대상자의 기능상태평가와 욕구평가를 함
- 서비스 목표를 설정하고 구체적인 서비스의 내용, 횟수, 비용을 결정함

① 서비스 신청접수
② 서비스 제공 계획 수립
③ 서비스 제공
④ 모니터링 실시
⑤ 서비스 종료

▶34
대상자 및 가족이 서비스를 신청하면 장기요양기관은 먼저 가정을 방문하여 대상자의 기능상태평가와 욕구평가를 하고, 평가 내용을 바탕으로 서비스의 목표를 설정하고 구체적인 서비스의 내용과 횟수, 비용을 결정한다. 서비스 제공 계획을 수립할 때는 국민건강보험공단이 작성한 표준장기요양이용계획서를 바탕으로 한다.

35
〈보기〉에서 요양보호사가 수행할 수 있는 장기요양 서비스를 모두 고른 것은?

〈보기〉

ㄱ. 방문요양   ㄴ. 방문목욕   ㄷ. 방문간호

① ㄱ
② ㄴ
③ ㄱ, ㄴ
④ ㄴ, ㄷ
⑤ ㄱ, ㄴ, ㄷ

▶35
방문간호를 수행하는 상기요양보호원은 기준을 만족한 간호사, 간호조무사, 치과 위생사이다.

36
다음 중 장기요양기관의 지정권자는?

① 보건소
② 시 · 군 · 구청장
③ 국민연금관리공단
④ 국민건강보험공단
⑤ 보건복지부장관

▶36
장기요양기관의 입소시설 및 재가시설은 시 · 군 · 구청장이 지정한다.

37 📕출제문제

다음 중 장기요양요원에 해당되지 않는 사람은?

① 아동복지사
② 요양보호사
③ 간호사
④ 간호조무사
⑤ 치과위생사

▶37
장기요양요원은 장기요양기관에 소속되어 노인 등의 신체활동 또는 가사활동 지원 등의 서비스를 제공하는 자로 사회복지사, 요양보호사, 간호사, 간호조무사, 치과위생사 등을 말한다.

38 📕출제문제

장기요양서비스를 제공하며 주기적으로 변화 및 진행 상황을 점검하는 것은?

① 모니터링
② 욕구평가
③ 등급판정
④ 기능상태평가
⑤ 서비스 계약

▶38
서비스를 제공한 후 대상자 및 가족에게 만족스러운 서비스가 제공되고 있는지, 새로운 변화가 발생했는지 등에 대해 점검하는 것은 모니터링이다.

39

다음 〈보기〉는 방문간호의 장기요양요원 자격요건이다. 빈칸에 들어갈 말로 알맞은 것은?

─〈보기〉─

• 간호사로서 (㉠) 이상의 간호업무 경력이 있는 자
• 간호조무사 중 (㉡) 이상의 간호보조업무 경력이 있는 자로서 보건복지부장관이 지정한 교육기관에서 소정의 교육을 이수한 자

	㉠	㉡		㉠	㉡
①	1년	2년	②	2년	1년
③	2년	3년	④	3년	2년
⑤	3년	3년			

▶39
방문간호의 장기요양요원 자격요건
• 간호사로서 2년 이상의 간호업무 경력이 있는 자
• 간호조무사 중 3년 이상의 간호보조업무 경력이 있는 자로서 보건복지부장관이 지정한 교육기관에서 소정의 교육을 이수한 자
• 치과위생사

답 34 ② 35 ③ 36 ② 37 ① 38 ① 39 ③

40 쪽! 출제문제

노인장기요양보험 표준서비스 중 신체활동지원서비스에 해당되지 않는 것은?

① 세면 도움

② 머리감기기

③ 몸단장

④ 체위변경

⑤ 방문목욕

▶40

방문목욕은 노인장기요양보험 표준서비스 중 방문목욕서비스 항목에 해당된다.

신체활동지원서비스 : 세면 도움, 구강관리, 머리감기기, 몸단장, 옷 갈아입히기, 목욕 도움, 식사 도움, 체위변경, 이동 도움, 신체기능의 유지증진, 화장실 이용 돕기

41

〈보기〉의 노인장기요양보험 표준서비스 중 간호처치서비스 항목만으로 묶인 것은?

─── 〈 보기 〉───

㉠ 관찰 및 측정   ㉡ 투약 및 주사   ㉢ 물리치료

㉣ 배설간호   ㉤ 응급상황 대처   ㉥ 의사진료 보조

① ㉠, ㉡, ㉢, ㉣

② ㉠, ㉡, ㉣, ㉤

③ ㉠, ㉡, ㉣, ㉥

④ ㉡, ㉢, ㉣, ㉤

⑤ ㉡, ㉢, ㉤, ㉥

▶41

㉢의 물리치료는 기능회복훈련서비스 항목에 해당되고, ㉤의 응급상황 대처는 응급서비스 항목에 해당된다.

간호처치서비스 : 관찰 및 측정, 투약 및 주사, 호흡기간호, 피부간호, 영양간호, 통증간호, 배설간호, 의사진료 보조, 그 밖의 처치

42

'행동변화 대처'는 노인장기요양보험 표준서비스 중 어느 서비스 항목에 해당하는가?

① 신체활동지원서비스

② 일상생활지원서비스

③ 정서지원서비스

④ 기능회복훈련서비스

⑤ 치매관리지원서비스

▶42

'행동변화 대처'는 노인장기요양보험 표준서비스 중 치매관리지원서비스 항목에 해당된다.

43

노인복지사업 유형 중 노인돌봄 및 지원서비스에 해당되지 않는 것은?

① 노인 건강진단
② 독거노인 보호 사업
③ 노인돌봄종합서비스
④ 학대피해노인 전용쉼터
⑤ 결식 우려 노인 무료급식 지원

44 픽 출제문제

다음 〈보기〉의 설명에 해당하는 노인복지사업 유형은?

〈보기〉

노인학대에 전문적이고 체계적으로 대처하여 노인권익을 보호하는 한편, 노인학대 예방 및 노인인식 개선 등을 통해 노인의 삶의 질 향상을 도모하기 위한 사업

① 독거노인 보호 사업
② 독거노인 공동생활홈 서비스
③ 노인돌봄종합서비스
④ 노인보호전문기관
⑤ 노인자원봉사

45

등급판정을 위한 건강보험공단의 서비스 절차에 대해 잘못 설명한 것은?

① 장기요양인정 신청은 대상자와 그 가족만 할 수 있다.
② 방문조사를 통해 대상자의 기능 및 욕구를 조사한다.
③ 대상자와 가족이 서비스 제공 계획에 동의를 하면 서비스 이용계약을 체결한다.
④ 서비스 이용계약이 체결되면 서비스 제공계획서를 바탕으로 서비스를 제공한다.
⑤ 대상자 및 가족에게 만족스러운 서비스가 제공되고 있는지 모니터링한다.

▶43

노인 건강진단은 노인복지사업 유형 중 치매 사업 및 건강보장 사업에 해당된다.

노인돌봄 및 지원서비스 : 독거노인 보호 사업, 독거노인 공동생활홈 서비스, 노인돌봄종합서비스, 노인보호전문기관, 학대피해노인 전용쉼터, 결식 우려 노인 무료급식 지원

▶44

〈보기〉에서 설명하는 노인복지사업은 노인돌봄 및 지원서비스 중 노인보호전문기관의 사업 내용에 해당한다.

▶45

장기요양인정 신청은 대상자와 가족뿐만 아니라 대리인이 신청할 수도 있다.

답 40 ⑤　41 ③　42 ⑤　43 ①　44 ④　45 ①

46 꼭! 출제문제

다음 중 장기요양인정서에 포함되어 있는 사항이 아닌 것은?

① 유효기간　　　　　　② 본인부담률
③ 장기요양등급　　　　④ 수급자 안내사항
⑤ 급여의 종류 및 내용

▶46
본인부담률은 표준장기요양이용계획서에 포함된 내용이다.
장기요양인정서 포함 사항 : 기본 인적사항, 장기요양등급, 유효기간, 장기요양급여의 종류 및 내용, 수급자 안내사항 등

47

다음 중 시 · 군 · 구에서 시행하는 노인 관련 복지사업이 아닌 것은?

① 노인돌봄종합서비스　　② 독거노인 보호 사업
③ 노인복지관　　　　　　④ 경로당
⑤ 만성질환자사례관리사업

▶47
노인 관련 복지사업
• 시 · 군 · 구 : 노인돌봄종합서비스, 독거노인 보호 사업, 노인복지관, 경로당, 독거노인 공동생활홈 서비스, 결식 우려 노인 무료급식 지원, 노인 일자리 및 사회활동
• 국민건강보험공단 : 만성질환자사례관리사업, 노인건강관리사업

48 꼭! 출제문제

다음 중 사업 주체가 보건소가 아닌 사업은?

① 예방접종　　　　　　② 학대피해노인 전용쉼터
③ 치매조기검진　　　　④ 치매가족지원
⑤ 노인 건강진단

▶48
학대피해노인 전용쉼터는 사업 주체인 보건복지부 및 시도지사가 중앙노인보호전문기관 또는 지역노인보호전문기관을 운영기관으로 지정하여 운영하도록 하고 있다.

49 꼭! 출제문제

국민건강보험공단에서 시행하는 만성질환자사례관리사업에 대한 다음 설명 중 옳지 못한 것은?

① 등급외 A형, B형 대상자만 해당된다.
② 고혈압, 당뇨, 관절염 등 만성질환이 있는 경우에 해당된다.
③ 3~6개월 간 사례관리를 실시한다.
④ 건강관리 및 의료이용 정보를 제공한다.
⑤ 생활습관 개선 등의 보건 상담서비스를 제공한다.

▶49
국민건강보험공단에서 시행하는 만성질환자사례관리사업은 등급외 A형, B형뿐만 아니라 C형 대상자도 포함된다.

50

다음 중 장기요양등급외 C형 대상자의 상태에 해당하는 것은?

① 실내 이동은 지팡이를 이용해서 자립한다.

② 만성관절염을 호소한다.

③ 일상생활은 목욕하기 등에서 약간의 도움이 필요하다.

④ 단기기억 장애나 판단력 장애 등 인지력이 약간 떨어져 있다.

⑤ 신체기능이나 인지기능에 문제가 없어 혼자 일상생활이 가능하다.

▶50

장기요양등급외 C형 대상자는 신체기능이나 인지기능에 문제가 없어 혼자 일상생활이 가능하며 건강증진 등 예방서비스가 필요한 대상이다.

51 ꙮ출제문제

다음 중 장기요양등급외 B형 대상자의 상태가 아닌 것은?

① 실내 이동은 지팡이를 이용해서 자립한다.

② 일상생활은 목욕하기 등에서 약간의 도움이 필요하다.

③ 만성관절염을 호소한다.

④ 단기기억 장애나 판단력 장애 등 인지력이 약간 떨어져 있다.

⑤ 문제행동도 거의 나타나지 않는다.

▶51

실내 이동 시 지팡이를 이용해 자립하는 상태는 장기요양등급외 A형 대상자에 해당된다.

52

다음 중 요양보호서비스에 대한 설명으로 옳지 못한 것은?

① 장기요양대상자들의 신체기능 증진 및 삶의 질 향상에 기여함을 목적으로 한다.

② 요양보호사는 가정주변 환경과 관계없이 모든 대상자들에게 동일한 요양보호서비스를 제공한다.

③ 요양보호사는 신체활동지원서비스, 일상생활지원서비스, 개인활동지원서비스, 정서지원서비스, 방문목욕서비스 등을 제공한다.

④ 요양보호사는 요양보호서비스별 제공원칙에 따라 요양보호서비스를 제공한다.

⑤ 노인요양시설에서 요양보호서비스 제공 시 대상자가 새로운 환경에 적응하도록 지원한다.

▶52

요양보호사는 노인의 신체기능 수준, 사회 · 심리적 상태 및 가정주변 환경 등에 따라 필요한 요양보호서비스를 제공한다.

답 46 ②　　47 ⑤　　48 ②　　49 ①　　50 ⑤　　51 ①　　52 ②

53 🔖 출제문제

매슬로(Maslow)의 기본욕구 5단계 중 최상위 욕구에 해당하는 것은?

① 안전의 욕구　　　　② 존경의 욕구
③ 생리적 욕구　　　　④ 자아실현의 욕구
⑤ 사랑과 소속의 욕구

54

매슬로(Maslow)의 기본욕구 5단계 중 타인에게 지위, 명예 등을 인정 받고 존중받고 싶어 하는 욕구는?

① 생리적 욕구　　　　② 안전의 욕구
③ 사랑과 소속의 욕구　④ 존경의 욕구
⑤ 자아실현의 욕구

55 🔖 출제문제

다음 〈보기〉의 설명에 해당하는 요양보호사의 역할은?

─〈보기〉─

　요양보호서비스에 대한 지식과 기술로 대상자의 불편함을 경감해주 기 위해 필요한 서비스를 지원하여 대상자를 도와준다.

① 숙련된 수발자 역할　　② 관찰자 역할
③ 정보전달자 역할　　　④ 말벗과 상담자 역할
⑤ 동기 유발자 역할

56

학대를 당하거나 소외받는 대상자의 입장을 편들어 주는 요양보호사 의 역할은?

① 정보전달자 역할　　　② 관찰자 역할
③ 말벗과 상담자 역할　　④ 동기 유발자 역할
⑤ 옹호자 역할

▶53
매슬로(Maslow)의 기본욕구 5단계 중 최상위 욕구는 '자아실현의 욕구'로, 자기완성과 자기만족 등으로 자신의 가치관을 충실히 실현시키려는 욕구이다.

▶54
매슬로(Maslow)의 기본욕구 5단계
• 1단계(생리적 욕구) : 배고픔, 목마름, 배설, 수면, 성 등과 같은 생리적 욕구를 해결하는 단계
• 2단계(안전의 욕구) : 신체나 정신이 고통이나 위험으로부터 안전하기를 추구하는 단계
• 3단계(사랑과 소속의 욕구) : 가족이나 친구 모임 등 어떤 단체에 소속되어 사랑받고 싶어 하는 단계
• 4단계(존경의 욕구) : 타인에게 지위, 명예 등을 인정받고 존중받고 싶어 하는 단계
• 5단계(자아실현의 욕구) : 가장 상위인 욕구, 자기완성, 삶의 보람, 자기만족 등을 느끼는 단계

▶55
숙련된 요양보호서비스에 대한 지식과 기술로 대상자의 불편함을 경감해주기 위해 필요한 서비스를 지원하여 대상자를 도와주는 것은 요양보호사의 역할 중 숙련된 수발자 역할에 해당된다.

▶56
가정이나, 시설, 지역사회에서 학대를 당하거나 소외되고 차별받는 대상자를 위해 대상자의 입장에서 편들어 주고 지켜주는 것은 요양보호사의 역할 중 옹호자 역할에 해당된다.

57

노인장기요양보험 표준서비스 분류 중 요양보호사의 서비스에 해당되지 않는 것은?

① 신체활동지원서비스   ② 일상생활지원서비스
③ 개인활동지원서비스   ④ 기능회복훈련서비스
⑤ 방문목욕서비스

▶57
요양보호사의 업무 제한 : 노인장기요양보험 표준서비스 분류 중 기능회복훈련서비스, 간호처치서비스 등은 전문적인 교육과 훈련을 받고 자격을 갖춘 자가 제공해야 하므로 요양보호사의 업무에서 제외된다.

58 출제문제

다음은 요양보호서비스의 내용과 그 분류를 연결한 것이다. 옳지 못한 것은?

① 체위변경 – 신체활동지원서비스
② 일상 업무 대행 – 일상생활지원서비스
③ 외출 시 동행 – 개인활동지원서비스
④ 말벗, 격려, 위로 – 정서지원서비스
⑤ 방문목욕 – 방문목욕서비스

▶58
일상 업무 대행은 일상생활지원서비스가 아니라 개인활동지원서비스에 해당된다.

59

요양보호서비스 분류 중 생활상담은 어느 서비스에 속하는가?

① 신체활동지원서비스   ② 일상생활지원서비스
③ 개인활동지원서비스   ④ 정서지원서비스
⑤ 방문목욕서비스

▶59
생활상담은 요양보호서비스 분류 중 정서지원서비스에 해당된다.

60 출제문제

요양보호서비스 분류 중 일상생활지원서비스에 해당되지 않는 것은?

① 취사   ② 청소
③ 주변정돈   ④ 세탁
⑤ 외출 시 동행

▶60
외출 시 동행은 요양보호서비스 분류 중 개인활동지원서비스 항목에 해당된다.

답   53 ④   54 ④   55 ①   56 ⑤   57 ④   58 ②   59 ④   60 ⑤
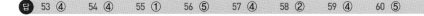

Part 1 요양보호와 인권

Part 2 노화와 건강증진

Part 3 요양보호와 생활 지원

Part 4 상황별 요양 보호 기술

Part 5 실전모의고사

61

다음 중 요양보호사가 준수해야 할 기본원칙으로 옳지 않은 것은?

① 대상자의 삶을 존중하며 특성을 파악하여 서비스를 제공한다.
② 대상자가 자립하여 생활할 수 있도록 지원한다.
③ 서비스에 대한 충분한 설명과 동의 후 제공한다.
④ 대상자의 비밀을 보장한다.
⑤ 대상자 외에 돌봄이 필요한 가족들에게도 서비스를 제공한다.

▶61
요양보호사는 모든 서비스를 대상자에게만 제한하여 제공하는 것이 원칙이다.

62 🎯 출제문제

다음 중 요양보호사의 요양보호서비스 제공 시 기본원칙에 어긋나는 것은?

① 대상자에게 강제적인 서비스 강요를 금지한다.
② 기관 서비스 관리자의 지도에 따르며 업무보고를 철저히 한다.
③ 필요시 흡인, 관장, 도뇨 등의 간단한 의료행위를 수행한다.
④ 서비스 중 응급상황 발생 시 응급처치와 우선순위에 맞게 업무를 수행한다.
⑤ 치매대상자에게 서비스 제공 시 돌발상황 처리에 대해 시설장, 간호사 등과 논의한다.

▶62
요양보호사는 흡인, 위관영양, 관장, 도뇨, 욕창관리 및 투약(경구약 및 외용약 제외) 등을 포함하는 모든 의료행위를 하지 않는다.

63

다음 〈보기〉에서 설명하고 있는 요양보호서비스별 원칙에 해당되는 것은?

─〈보기〉─

휠체어를 이용한 대상자 이동 시에는 대상자의 신체나 질환상태 등을 고려하여 휠체어를 선택하고 잠금장치, 공기압 등 안전상태를 사전에 확인한 후 사용하여야 한다.

① 신체활동지원서비스　　② 일상생활지원서비스
③ 개인활동지원서비스　　④ 정서지원서비스
⑤ 방문목욕서비스

▶63
휠체어를 이용한 대상자 이동 시 주의사항은 요양보호서비스별 제공원칙 중 신체활동지원서비스에 해당된다.

64 출제문제

다음 중 요양보호업무 유형별 원칙에 대한 설명으로 옳지 못한 것은?

① 세면이나 양치를 도울 때는 대상자가 이동이 가능한 세면장에서 할 수 있도록 유도하는 것이 좋다.
② 청소 및 주변정리를 도울 때는 기존에 놓여있던 생활용품 등을 요양 보호사의 판단으로 다른 곳으로 옮기지 말아야 한다.
③ 일상업무 대행은 물품 구매, 약 타기, 은행업무, 관공서 서비스 업무 등의 대행을 원칙으로 한다.
④ 생활상담은 신체 및 가사활동 지원서비스에 국한되지 않고 모든 서 비스 영역에 제한 없이 상담하는 것을 원칙으로 한다.
⑤ 방문목욕서비스 제공 시 사전에 대상자의 질환상태 확인과 목욕 이 후 체력저하 및 감기 등에 걸리지 않도록 세심한 관찰과 지원이 필요 하다.

▶64
생활상담은 신체 및 가사활동 지원 서비스와 관련된 내용으로 제한한 상담을 원칙으로 한다.

65

요양보호서비스 유형별 대처방안 사례로 옳지 못한 것은?

① 몸을 만지는 등 신체 접촉을 하면 신체 접촉을 하지 말라고 단호하게 말한다.
② 대상자가 집안 사람들에 대해 험담을 하면 옳고 그름을 판단하지 않 는다.
③ 대상자 가족의 식사 조리를 요구하면 대상자를 위한 서비스만을 원 칙으로 함을 설명한다.
④ 목욕서비스를 위해 방문하였는데 집 청소를 부탁하면 정중히 거절한 다.
⑤ 냉장고 안에 있는 유효기간이 지난 식품은 위생과 대상자의 건강을 위해 발견 즉시 버린다.

▶65
[사례] 냉장고 안에 있는 유효기간이 지난 식품을 버리지 못하게 한다.
〈대처〉 대상자의 허락 없이 식품을 처분하지 않으며, 대상자와 함께 냉 장고 내부를 정리 정돈한다.
〈대처2〉 가족의 지원을 요청하거나 가족이 지켜보는 가운데서 정리한다.

Part 1 요양보호와 인권

Part 2 노화와 건강증진

Part 3 요양보호와 생활 지원

Part 4 상황별 요양보호 기술

Part 5 실전모의고사

Chapter 03 인권과 직업윤리

● 노인의 인권보호 사항

① 건강
② 소비자로서의 노인
③ 주거와 환경
④ 가족
⑤ 사회복지
⑥ 소득보장과 고용
⑦ 교육

● 재가노인 인권 보호

① 공적연금과 경제활동지원사업 제공
② 국민건강보험, 노인장기요양보험, 노인돌봄사업 운영
③ 능력에 맞는 교육 및 여가와 문화생활 보장
④ 자신의 집에서 생활할 수 있도록 주거환경 개선

● 시설생활노인 권리보호를 위한 윤리강령

① 존엄한 존재로 대우받을 권리
② 질 높은 서비스를 받을 권리
③ 안락하고 안전한 생활환경을 제공받을 권리
④ 신체구속을 받지 않을 권리
⑤ 사생활과 비밀 보장에 관한 권리
⑥ 차별 및 노인학대를 받지 않을 권리
⑦ 정치, 문화, 종교적 신념의 자유에 대한 권리
⑧ 자신의 재산과 소유물을 스스로 관리할 권리
⑨ 자신의 견해와 불평을 표현하고 해결을 요구할 권리
⑩ 시설 정보에 대한 접근성을 보장받을 권리
⑪ 충분한 정보를 제공받을 권리
⑫ 스스로 입소를 결정하고 계약할 권리

⑬ 개별화된 서비스를 제공받고 선택할 권리

⑭ 이성교제, 성생활, 기호품 사용에 관한 자기 결정의 권리

⑮ 노인 스스로 퇴소를 결정하고 거주지를 선택할 권리

노인학대의 개념

① 노인에게 신체적, 언어 · 정서적, 성적, 경제적으로 고통이나 장해를 주는 행위

② 노인에게 필요한 최소한의 적절한 보호조차 제공하지 않는 방임, 자기방임 및 유기

노인학대의 발생 요인

① 노인의 인구사회학적 특성 요인

② 노인의 건강, 경제, 심리적 기능 요인

③ 가족상황적 요인

④ 사회관계망 요인

⑤ 사회문화적 요인

노인학대의 현황

① 피해노인

- 성별 및 연령대별 학대 발생순 : 여성 노인>남성 노인, 70대(44.2%)>80대(30.9%)>60대 (19.1%)
- 장소별 학대 발생순 : 가정(89.3%)>생활시설(7.1%)>이용시설(0.3%)
- 학대 유형별 발생순 : 정서적 학대>신체적 학대>방임>경제적 학대>자기방임

② 학대행위자 : 아들>배우자>딸 순으로 많으며 생활시설의 경우 기관 종사자, 이용시설에서 는 타인에 의한 학대가 발생함

노인학대의 유형

① 신체적 학대

② 정서적 학대

③ 성적 학대

④ 경제적 학대

⑤ 방임

⑥ 자기방임

⑦ 유기

● 요양보호사의 법적 권익 보호

① 근로기준법, 근로계약 : 근로기준법에 미치지 못하는 근로계약은 무효임
② 산업재해보상보험법 : 근로자의 안전과 보건 유지 및 증진을 목적으로 함
③ 산업안전보건법
  • 장기요양기관의 장은 요양보호사에게 안전에 대해 교육해야 함
  • 장기요양기관의 장은 요양보호사가 안전, 보건상의 이유로 작업을 중지했을 때 처벌할 수 없음

● 산재근로자 보호의 주요 내용

① 산재로 요양 중에 퇴직하거나 사업장이 부도 · 폐업하여 없어진 경우라도 재요양, 휴업급여, 장해급여 지급에는 지장이 없다.
② 산재를 당했다는 이유로 해고할 수 없는데, 산재요양으로 휴업하는 기간과 치료를 종결한 후 30일간은 해고하지 못하며, 요양이 끝난 30일 이후에 해고시킬 경우 해고 및 정리해고의 요건을 충족시켜야 한다.
③ 보험급여는 조세 및 기타 공과금 부과가 면제되어 세금을 베지 않는다.
④ 보험급여를 받을 권리는 3년 혹은 5년간 유효하며 퇴직 여부와 상관없이 받을 수 있다.
⑤ 보험급여는 양도 또는 압류할 수 없어 채권자가 건드릴 수 없다.

● 성희롱 대처방안

① 장기요양기관장의 대처
  • 요양보호사들에게 성희롱 예방교육 1년에 1번 이상 실시
  • 성희롱 피해자에게 원하지 않는 업무배치 등의 불이익 조치 금지
  • 성희롱 직원은 징계하고 성희롱을 한 서비스 이용자에게는 재발 방지 약속이나 서비스 중단 등 조치
  • 성희롱 처리지침 문서화 및 기관 내 배치
  • 성희롱 시 가해자가 받을 수 있는 불이익과 향후 대처 계획 명확히 설명
  • 대상자 가족에게 사정을 말하고 시정 요구
  • 시정 요구에도 상습적으로 계속할 경우 녹취 및 일지 작성
② 요양보호사의 대처
  • 감정적 대응은 삼가고 단호한 거부의사 표현
  • 모든 피해사실에 대해 기관 담당자에게 보고하여 적절한 조치 요구
  • 심리적 치유상담 및 법적 대응이 필요하다고 판단될 경우 외부 전문기관(성폭력상담소, 여성노동상담소 등)에 상담

• 평소 성폭력에 대한 충분한 예비지식과 대처방법 숙지

성희롱의 구분

① 육체적 행위
  • 입맞춤이나 포옹, 뒤에서 껴안기 등의 신체접촉
  • 가슴, 엉덩이 등 특정 신체부위를 만지는 행위
  • 안마나 애무를 하거나, 신체 일부를 밀착하거나 잡아당김

② 언어적 행위
  • 음란한 농담이나 음탕하고 상스러운 이야기
  • 외모에 대한 성적인 비유나 평가
  • 성적 관계를 강요하거나 회유하는 행위
  • 성적 사실관계를 묻거나 성적인 내용의 정보를 의도적으로 유포하는 행위
  • 음란한 내용의 전화통화
  • 회식자리 등에서 무리하게 옆에 앉혀 술을 따르도록 강요하는 행위 등

③ 시각적 행위
  • 음란한 사진, 그림, 낙서, 음란출판물 등을 게시하거나 보여주는 행위
  • 직접 또는 팩스나 컴퓨터 등을 통해 음란한 편지, 사진, 그림을 보내는 행위
  • 성과 관련된 자신의 특정 신체부위를 고의적으로 노출하거나 만지는 행위 등

④ 기타
  • 사회통념상 성적 굴욕감을 유발하는 것으로 인정되는 언어나 행동

요양보호사의 직업윤리 원칙

① 대상자 차별 대우 금지
② 대상자의 인권 옹호 및 자기 결정 존중
③ 지시에 따른 업무 보조 수행 및 시설장 또는 관리책임자에게 보고
④ 지속적인 지식과 기술 습득
⑤ 건강관리, 복장 및 외모 관리 등을 포함한 자기 관리 철저
⑥ 친절한 태도와 예의바른 행동
⑦ 대상자의 사생활 존중 및 업무상 알게 된 개인정보 비밀 유지
⑧ 대상자의 가족, 의사, 간호사, 사회복지사 등과 적극 협력
⑨ 대상자 학대 금지 및 학대 발견 시 신고
⑩ 대상자로부터 물질적 보상 금지
⑪ 대상자와 수직적인 관계가 아닌 상호 대등한 관계

● 요양보호사의 윤리적 태도

① 대상자를 하나의 인격체로 존중하는 태도
② 겸손한 태도
③ 책임감 있는 성실한 업무 태도
④ 상호 협조 및 조화의 태도
⑤ 지속적인 학습과 자기 계발 태도
⑥ 친절하고 예의바른 태도
⑦ 법적 · 윤리적 책임
⑧ 사고예방과 사고발생 즉시 보고
⑨ 전문가의 진단이 필요한 사항은 전문가와 연계
⑩ 법적 소송에 유의

● 노인장기요양보험법 위반에 따른 벌칙(제67조)

① 2년 이하의 징역 또는 2천만 원 이하의 벌금
- 시정받지 아니하고 장기요양기관을 운영하거나 거짓이나 그 밖의 부정한 방법으로 시설받은 자
- 본인부담금을 면제 또는 감경하는 행위를 한 자
- 수급자를 소개, 알선 또는 유인하는 행위를 하거나 이를 조장한 자
- 업무수행 중 알게 된 비밀을 누설한 자
② 1년 이하의 징역 또는 1천만 원 이하의 벌금
- 정당한 사유 없이 장기요양급여의 제공을 거부한 자
- 거짓이나 그 밖의 부정한 방법으로 장기요양급여를 받거나 다른 사람으로 하여금 장기요양급여를 받게 한 자
- 정당한 사유 없이 권익보호조치를 하지 아니한 자

● 근골격계 질환 발병 단계별 특징

① 1단계 : 작업 중 피로감과 통증, 휴식 시 증상이 없어짐, 며칠 동안 지속
② 2단계 : 작업 초기부터 통증, 밤잠을 방해함, 작업능력이 낮아짐, 몇 주 혹은 몇 달간 지속
③ 3단계 : 일상적인 움직임에도 통증, 하루 종일 통증, 밤잠 방해, 몇 년간 지속

● 일반적인 근골격계 위험요인

① 반복적으로 같은 동작을 하는 경우
② 불안정하거나 불편한 자세로 작업하는 경우

③ 무거운 물건을 들거나 이동하는 경우

④ 갑자기 무리한 힘을 주게 되는 경우

⑤ 근무시간 중 자주 대상자를 들어 옮겨야 하는 경우

⑥ 피곤하고 지친 상태에서 작업하는 경우

⑦ 위험요소가 많은 바닥, 고장난 장비, 적절하지 않은 계단 높이 등의 적절치 못한 환경

● 근골격계 질환의 종류

① 어깨 통증

② 목 통증

③ 팔꿈치 내측상과염

④ 팔꿈치 외측상과염

⑤ 수근관 증후군

⑥ 요통

● 물건을 양손으로 들어 올릴 때 요통 예방하기

① 허리를 펴고 무릎을 굽혀 몸의 무게 중심을 낮추고 지지면을 넓힌다.

② 무릎을 펴서 들어올린다.

③ 물건을 든 상태에서 방향을 바꿀 때 허리를 돌리지 않고 발을 움직여 조절한다.

④ 물체는 최대한 몸 가까이 위치하도록 하여 들어올린다.

⑤ 허리가 아닌 다리를 펴서 들어 올린다.

● 초기치료 : 손상 후 24~72시간 내

① 휴식 : 외상을 조절하고 조직의 추가적인 손상을 막기 위해 휴식 필요

② 냉찜질 : 손상 후 초기치료(급성기 3일 정도)에 좋음, 얼음주머니는 2시간마다 20~30분씩 사용

③ 압박 : 손상 부위에 축적되어 있는 부종 조절, 원하지 않는 움직임을 줄여 통증 완화

④ 올리기 : 손상 부위를 심장보다 높게 올림으로써 모세혈관의 압력을 줄여 정맥혈 회귀를 증가 시키고 부종을 줄임

⑤ 아픈 부위 고정 : 주변 근육이 이완되고 지지되어 통증과 근육경련 감소

⑥ 약물 : 통증과 부종이 있는 경우 의사의 처방에 따라 진통제나 근육이완제 등의 약물 복용

● 스트레칭

① 스트레칭 목적

Part 1 요양보호와 인권

Part 2 노화와 건강증진

Part 3 요양보호와 생활 지원

Part 4 상황별 요양 보호 기술

Part 5 실전모의고사

- 근육의 긴장을 완화하고 작업이나 운동 시 부상 예방
- 유연성을 증진하여 관절의 가동 범위 확장
- 격렬하고 빠른 운동에 반응할 수 있게 운동신경 촉진
- 혈액순환 촉진
- 기분전환

② 스트레칭시 주의사항

- 같은 동작은 5~10회 반복하고, 동작과 동작 사이에 5~10초 정도 쉰다.
- 천천히 안정되게 한다.
- 통증을 느끼지 않고 시원하다고 느낄 때까지 계속한다.
- 스트레칭 된 자세로 10~15초 정도 유지해야 근섬유가 충분히 늘어나는 효과를 볼 수 있다.
- 상 · 하 · 좌 · 우 균형있게 교대로 한다.
- 호흡은 편안하고 자연스럽게 한다.

● 감염질환

① 결핵
② 독감(인플루엔자)
③ 노로바이러스 장염
④ 옴
⑤ 머릿니

● 감염질환의 예방

① 면역 저하 등 감염의 위험이 높을 경우 전염성 있는 대상자와 접촉 제한
② 임신의 경우 풍진 · 수두 등 선천성 기형을 유발할 수 있는 감염성 질환 대상자와 접촉 제한
③ 손씻기 철저
④ 개인위생 철저 및 적절한 소독법 시행

Chapter
03 적중문제

· 인권과 직업윤리

Part 1 요양보호와 인권
Part 2 노화와 건강증진
Part 3 요양보호와 생활 지원
Part 4 상황별 요양 보호 기술
Part 5 실전모의고사

01 ✿ 출제문제

다음 중 요양보호사의 직업윤리 원칙에 대한 설명으로 옳지 못한 것은?

① 요양보호사의 자율적 판단에 따라 대상자를 차등하여 서비스를 제공한다.
② 대상자의 인권을 옹호하고 대상자의 자기 결정을 최대한 존중한다.
③ 요양보호사는 지시에 따라 업무와 보조를 성실히 수행한다.
④ 요양보호사는 업무 수행 시 항상 친절한 태도로 예의 바르게 행동한다.
⑤ 대상자로부터 서비스에 대한 물질적 보상을 받지 않는다.

▶01
요양보호사는 인종, 연령, 성별, 성격, 종교, 경제적 지위, 정치적 신념, 신체 · 정신적 장애, 기타 개인적 선호 등을 이유로 대상자를 차별 대우 하지 않는다.

02

다음 중 요양보호사의 직업윤리 원칙에 대한 설명으로 옳지 못한 것은?

① 대상자의 인권을 옹호하고 대상자의 자기 결정을 최대한 존중한다.
② 대상자 가족과의 개인적 접촉은 피하고 의사, 간호사 등에 적극 협력한다.
③ 요양보호사는 지시에 따라 업무와 보조를 성실히 수행한다.
④ 요양보호사는 업무 수행을 위해 지속적으로 지식과 기술을 습득한다.
⑤ 대상자와 수직적인 관계가 아닌 상호 대등한 관계에서 서비스한다.

▶02
요양보호사는 업무와 관련하여 대상자의 가족, 의사, 간호사, 사회복지사 등과 적극적으로 협력한다.

 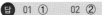

03

다음 중 요양보호사가 직업인으로서 지켜야 할 윤리적 태도로 옳지 못한 것은?

① 대상자를 하나의 인격체로 존중하는 태도를 갖는다.
② 매사에 약속을 지키며 책임 있는 언행을 한다.
③ 직무를 수행하는 데 필요한 전문적 지식과 기술을 갖춘다.
④ 전문가의 진단이 필요한 사항인지를 요양보호사가 판단·조언한다.
⑤ 요양보호서비스 제공 시 정해진 정책과 절차에 따른다.

▶03
전문가의 진단이 필요한 사항은 요양보호사가 판단·조언하지 말고 시설장 또는 관리책임자에게 보고하여 전문가와 상담할 수 있도록 연계한다.

04

다음 중 요양보호사가 직업인으로서 지켜야 할 윤리적 태도로 틀린 것은?

① 요양보호시 자신의 종교를 선교의 목적으로 강요해서는 안 된다.
② 자신의 활동이 모든 요양보호사를 대표한다고 생각하며 책임감있게 업무를 한다.
③ 보수교육에 적극적으로 참여하여 자기계발의 기회로 삼는다.
④ 대상자에게 유아어, 명령어, 반말 등을 사용하지 않는다.
⑤ 대상자가 없으면 방에 들어가 대상자가 올 때까지 기다린다.

▶04
대상자를 방문하였을 때 대상자가 없으면 방에 들어가지 말고, 다음 방문일을 적어 메모를 남긴다.

05 🔑 출제문제

다음 중 요양보호사가 책임져야 할 법적·윤리적 책임에 해당되지 않는 것은?

① 감독자에게 알리지 않고 근무지를 비우는 행위
② 복지용구를 신중하게 선택할 수 있도록 정보를 제공하는 행위
③ 물건을 팔거나 공용물품을 가져가는 행위
④ 타인의 근무를 대신하거나 자신의 근무를 대신 해달라고 요구하는 행위
⑤ 등급 판정 또는 장기요양인정 신청을 유도하는 행위

▶05
대상자가 복지용구가 필요하다고 할 때는 대상자의 상태 등을 판단하여 신중하게 선택할 수 있도록 정보를 제공하는 것은 바람직한 일이다. 다만, '유인·알선'에 의한 부당한 수익을 목적으로 했다면 요양보호사 윤리원칙에 어긋나며 법적 처벌을 받게 된다.

06 🔖 출제문제

다음 사례에 대한 요양보호사의 대처 방법으로 옳지 못한 것은?

─〈보기〉─

요양보호사가 70대 어르신 댁에서 집 안 청소를 하고 있는데, 느닷없이 어르신이 요양보호사의 손을 붙잡고 쓰다듬었다. 요양보호사는 싫다는 의사를 분명히 표현했지만, 손 좀 만지는데 어떠냐며 오히려 목청을 높였다.

① 단호하게 거부한다.
② 큰 소리로 호통 쳐서 수치심을 유발시킨다.
③ 대상자의 가족과 관리책임자 혹은 시설장에게 알린다.
④ 반복적으로 같은 일이 일어날 때에는 서비스를 중단한다.
⑤ 기관 차원에서 대상자의 가족과 면담하여 알린다.

07

요양보호 대상자의 다음 행위에 대한 설명으로 옳지 못한 것은?

─〈보기〉─

요양보호사가 대상자의 기저귀를 갈아드리려고 하면 보호자는 사용했던 기저귀를 말려서 다시 사용하라며 강요했다. 결국 대상자의 회음부에는 염증이 생겼고, 보호자는 염증이 요양보호사가 목욕을 시킬 때 제대로 씻겨주지 않아 발생한 것이라며 요양보호사를 교체해 줄 것을 요구했다.

① 무해성의 원칙에 어긋나는 행동이다.
② 보호자가 시키는 대로 했으므로 윤리적인 문제는 되지 않는다.
③ 사용했던 기저귀를 다시 쓸 수 없는 이유를 보호자에게 설명한다.
④ 보호자가 계속 강요한다면 관리책임자와 다른 가족들에게 이러한 상황에 대해 설명한다.
⑤ 문제가 해결되지 않을 때는 기관 차원에서 요양보호서비스를 이어갈 수 없음을 알린다.

▶06
대상자가 요양보호사에게 성적인 농담이나 신체접촉을 할 때에는 단호하게 거부한 후 대상자의 가족과 관리책임자 혹은 시설장에게 이러한 사실을 알리겠다고 대상자에게 전한다. 반복적으로 같은 일이 일어날 때에는 서비스를 중단하겠다고 알린다. 대상자의 가족에게 이러한 사실을 알릴 때에는 기관 차원에서 대상자의 가족과 면담하여 알린다.

▶07
위의 사례는 윤리원칙에서 의도적으로 해를 입히거나 해를 입힐 위험이 있는 행위는 하지 말아야 한다는 '무해성의 원칙'에 어긋나는 행동이다. 요양보호사는 사용했던 기저귀를 말려서 다시 사용하면 대상자에게 악영향을 미친다는 것을 잘 알고 있음에도 불구하고 보호자가 시키는 대로 했다면 윤리적으로 문제가 된다.

답 03 ④   04 ⑤   05 ②   06 ②   07 ②

08 🖊️ 출제문제

다음 사례에 대한 요양보호사의 대처 방법으로 가장 적절한 것은?

〈 보기 〉

장기요양 2등급의 시어머님을 모시고 있는 며느리는 배우자의 실직으로 본인부담금을 내기가 어려우니 방문요양서비스를 실제로는 180분만 제공하고, 급여제공기록지에는 240분을 작성하여 본인부담금을 내지 않도록 사정하였다. 다른 센터에서도 다 그렇게 한다고 들었다며 말끝을 흐리셨다.

① 즉시 서비스를 중단한다.
② 서비스 시간과 내용을 줄인다.
③ 시설장과 협의하여 본인부담금을 면제해 준다.
④ 법적 설명과 불법행위 신고에 대해 설명한다.
⑤ 본인부담금을 우선 받고 나중에 돌려준다.

▶08
대상자나 보호자가 타 센터의 불법 사례를 예로 들거나 본인의 어려운 가정 사정을 얘기하면서 불법을 요구할 때는 먼저 노인장기요양보험법 제69조를 설명하고 그런 불법행위를 신고하면 신고 포상금을 받을 수 있다고 정보를 제공한다.

09

다음 중 노인장기요양보험법 위반에 따른 2년 이하의 징역 또는 2천만 원 이하의 벌금에 해당되지 않는 것은?

① 정당한 사유 없이 권익보호조치를 하지 아니한 자
② 지정받지 아니하고 장기요양기관을 운영하거나 거짓이나 그 밖의 부정한 방법으로 지정받은 자
③ 본인부담금을 면제 또는 감경하는 행위를 한 자
④ 수급자를 소개, 알선 또는 유인하는 행위를 하거나 이를 조장한 자
⑤ 업무수행 중 알게 된 비밀을 누설한 자

▶09
정당한 사유 없이 권익보호조치를 하지 아니한 자는 1년 이하의 징역 또는 1천만 원 이하의 벌금에 처한다.

10

다음 중 노인의 인권보호 사항으로 보기 어려운 것은?

① 건강
② 이성 친구
③ 주거와 환경
④ 소득보장과 고용
⑤ 교육

▶10
노인의 인권보호 사항 : 건강, 소비자로서의 노인, 주거와 환경, 가족, 사회복지, 소득보장과 고용, 교육

11

다음 중 시설생활노인 권리보호를 위한 윤리강령에 포함되지 않는 것은?

① 존엄한 존재로 대우받을 권리
② 신체구속을 받지 않을 권리
③ 사생활과 비밀 보장에 관한 권리
④ 자신의 재산과 소유물을 위탁할 권리
⑤ 정보 접근과 자기결정권 행사의 권리

12 ⭐출제문제

다음 사례에서 요구되는 시설생활노인을 위한 윤리강령 원칙은?

〈 보기 〉

홍 씨 할아버지는 종사자들이 다른 일을 하는 사이에 동료 노인을 꼬집거나 발로 차기도 하고 동료 노인의 따귀를 때린다. 그래도 동료 노인들은 또 해코지를 당할까 봐 아무런 말을 하지 못하고 그냥 참고 있다. 요양보호사들은 이 사실을 알면서도 홍 씨 할아버지의 오래된 습성이라 고치기 힘들고, 다른 노인들이 조용해지는 효과도 있다고 생각하여 모르는 체하고 있다.

① 존엄한 존재로 대우받을 권리
② 질 높은 서비스를 받을 권리
③ 안락하고 안전한 생활환경을 제공받을 권리
④ 신체구속을 받지 않을 권리
⑤ 자신의 견해와 불평을 표현하고 해결을 요구할 권리

▶11
시설생활노인 권리보호를 위한 윤리강령

• 존엄한 존재로 대우받을 권리
• 질 높은 서비스를 받을 권리
• 안락하고 안전한 생활환경을 제공받을 권리
• 신체구속을 받지 않을 권리
• 사생활과 비밀 보장에 관한 권리
• 차별 및 학대를 받지 않을 권리
• 정치, 문화, 종교적 신념의 자유에 대한 권리
• 자신의 재산과 소유물을 스스로 관리할 권리
• 자신의 견해와 불평을 표현하고 해결을 요구할 권리
• 시설 정보에 대한 접근성을 보장받고 개별화된 서비스를 제공받을 권리
• 충분한 정보를 제공받을 권리
• 스스로 입소 · 퇴소를 결정 · 계약하고 거주지를 선택할 권리
• 이성교제, 성생활, 기호품 사용에 관한 자기 결정의 권리

▶12
해당 사례에 요구되는 시설생활노인을 위한 윤리강령 원칙은 존엄한 존재로 대우받을 권리이다. 종사자는 돌봄 과정에서 노인의 권익 신장을 위한 상담과 조치를 취하여야 하며, 노인의 권리가 침해될 우려가 있거나 침해받은 경우 이의 회복과 구제에 적극적 조치를 강구하여야 한다.

13

다음 〈보기〉에서 설명하고 있는 시설생활노인을 위한 윤리강령 원칙은?

─── 〈보기〉 ───

• 개인정보를 수집하고 활용하기 전에 그 목적을 충분히 설명하고 동의를 구하며, 사전 동의 없이 그 정보를 공개해서는 안 된다.
• 입소 노인의 개인적 사생활이 농담이나 흥밋거리로 다루어져서는 안 된다.
• 입소 노인이 원할 때 정보통신기기 사용, 우편물 수발신에 제한이 있어서는 안 된다.

① 존엄한 존재로 대우받을 권리
② 질 높은 서비스를 받을 권리
③ 사생활과 비밀 보장에 관한 권리
④ 통신의 자유에 대한 권리
⑤ 정치, 문화, 종교적 신념의 자유에 대한 권리

▶13
〈보기〉의 설명은 시설생활노인을 위한 윤리강령 원칙 중 사생활과 비밀 보장에 관한 권리에 해당된다.

14 Ꙭ 출제문제

시설생활노인을 위한 윤리강령 원칙 중 질 높은 서비스를 받을 권리에 대한 설명으로 옳지 못한 것은?

① 다양한 영양급식을 개별화된 식단으로 운영한다.
② 시설생활노인 모두에게 기저귀를 사용하여 원활한 배변을 할 수 있도록 돕는다.
③ 의학적 판정 없이 노인이 개인적으로 복용하는 약물을 금지시켜서는 안 된다.
④ 입소비용 미납 등 경제적 이유만으로 시설에서 제공하는 서비스 이용을 제한해서는 안 된다.
⑤ 종사자는 노인에게 위험을 초래하지 않기 위해 안전한 직무 수행에 최선을 다해야 한다.

▶14
기저귀는 꼭 필요한 노인에게만 사용하며 타인의 도움 없이 스스로 배변할 수 있도록 도와야 한다.

15 🔖출제문제

다음 사례에서 요구되는 시설생활노인을 위한 윤리강령 원칙은?

─〈보기〉─

박 씨 할머니는 외출이나 병원진료가 있는 경우 식사 시간이 지나 시설에 도착하는 경우가 많아 그때마다 식은 반찬을 드셔야 했다. 식사시간을 조정하거나 개인적으로 따뜻한 식사를 할 수 있기를 바라지만 유별나게 구는 것 같아 얘기를 꺼내 본 적이 없다고 하신다.

① 존엄한 존재로 대우받을 권리
② 질 높은 서비스를 받을 권리
③ 안락하고 안전한 생활환경을 제공받을 권리
④ 신체구속을 받지 않을 권리
⑤ 자신의 견해와 불평을 표현하고 해결을 요구할 권리

▶15
해당 사례에 요구되는 시설생활노인을 위한 윤리강령 원칙은 자신의 견해와 불평을 표현하고 해결을 요구할 권리로, 시설생활의 불편함과 고충을 자유롭게 표현하며 이를 해결하기 위한 제도적 장치(건의함, 고충처리위원회 등)를 마련해야 한다.

16

다음 〈보기〉에서 설명하고 있는 시설생활노인을 위한 윤리강령 원칙은?

─〈보기〉─

• 공간이 허용하는 한 개인물품을 관리·보관하는 보안장치가 마련된 사물함 등을 개인에게 제공해야 한다.
• 시설은 노인 또는 보호자가 원하지 않는 이상 개인의 금전 및 물품의 관리와 사용에 대한 권리는 타인에게 양도하거나 임의로 처분해서는 안 된다.
• 노인에게 후원금품을 강요하거나 노인의 개인 재산을 기부한 것으로 조작해서는 안 된다.

① 사생활과 비밀 보장에 관한 권리
② 정치, 문화, 종교적 신념의 자유에 대한 권리
③ 자신의 재산과 소유물을 스스로 관리할 권리
④ 시설 내·외부 활동 참여의 자유에 대한 권리
⑤ 정보 접근과 자기결정권 행사의 권리

▶16
〈보기〉의 설명은 시설생활노인을 위한 윤리강령 원칙 중 자신의 재산과 소유물을 스스로 관리할 권리에 해당된다.

Part 1 요양보호와 인권
Part 2 노화와 건강증진
Part 3 요양보호와 생활 지원
Part 4 상황별 요양 보호 기술
Part 5 실전모의고사

17

다음 중 노인학대의 발생 요인으로 보기 어려운 것은?

① 노인 인구의 급속한 증가
② 가족구조와 가족기능의 변화
③ 가치관 및 노인부양 의식의 변화
④ 사회적 지원의 부족
⑤ 아동학대에 비해 낮은 관심 부족

▶17
현대 사회에서는 평균 수명의 연장으로 인한 노인인구의 급속한 증가로 사회 고령화 현상이 발생하면서 아동학대만큼이나 노인학대와 방임이 사회적 문제로 부각되고 있다.

18 🔍 출제문제

다음의 설명에 해당하는 노인학대 유형은?

―〈보기〉―

부양 의무자로서의 책임이나 의무를 의도적 혹은 비의도적으로 거부, 불이행하거나 포기하여 노인에게 의식주 및 의료를 적절히게 제공하지 않는 것

① 정서적 학대　　　　② 경제적 학대
③ 방임　　　　　　　④ 자기방임
⑤ 유기

▶18
부양 의무자로서의 책임이나 의무를 의도적 혹은 비의도적으로 거부, 불이행하거나 포기하여 노인에게 의식주 및 의료를 적절하게 제공하지 않는 것은 노인학대 유형 중 방임에 해당한다.

19

다음의 노인학대 유형 중 신체적 학대 행위에 해당하는 것은?

① 약물을 사용하여 노인의 신체를 통제하거나 저해한다.
② 노인과 관련된 결정 사항의 의사결정 과정에서 소외시킨다.
③ 노인에게 성적 수치심을 주는 표현이나 행동을 한다.
④ 거동이 불편한 노인의 의식주 등 일상생활 관련 보호를 제공하지 않는다.
⑤ 자신을 돌보지 않거나 돌봄을 거부함으로써 노인의 생명이 위협받는다.

▶19
신체적 학대란 물리적인 힘이나 도구를 이용하여 노인에게 신체적 손상, 고통, 장애 등을 유발하는 행위로, 약물을 사용하여 노인의 신체를 통제하거나 저해하는 것도 신체적 학대에 해당된다. ②는 정서적 학대, ③은 성적 학대, ④는 방임, ⑤는 자기방임에 해당된다.

20 📝출제문제

다음 〈보기〉의 사례에 해당하는 노인학대 유형은?

─────〈 보기 〉─────

집에서 늦은 저녁식사를 하고 소파에 앉아 쉬고 있는 시어머니께 며느리가 "에이, 꼴도 보기 싫은데 빨리 방에나 들어가지 왜 거기 앉아 있는 거야. 죽치고 앉아있지 말고 빨리 들어가요."라고 소리를 질렀다.

① 신체적 학대　　　　　　② 정서적 학대
③ 방임　　　　　　　　　　④ 자기방임
⑤ 유기

▶20
〈보기〉의 사례처럼 비난, 모욕, 위협, 협박 등의 언어 및 비언어적 행위를 통하여 노인에게 정서적으로 고통을 주는 것은 노인학대 유형 중 정서적 학대에 해당된다.

21

다음의 노인학대 유형 중 경제적 학대 행위에 해당되지 않는 것은?

① 노인의 소득 및 재산, 임금을 가로챈다.
② 노인의 소득 및 재산, 임금을 임의로 사용한다.
③ 노인의 재산에 관한 법률적 권리를 침해하는 행위를 한다.
④ 노인의 재산 사용 또는 관리에 대한 결정을 통제한다.
⑤ 경제적 능력이 없는 노인의 생존을 위한 경제적인 보호를 제공하지 않는다.

▶21
경제적 능력이 없는 노인의 생존을 위한 경제적인 보호를 제공하지 않는 것은 노인학대 유형 중 방임에 해당된다.

22 📝출제문제

다음 〈보기〉의 사례에 해당하는 노인학대 유형은?

─────〈 보기 〉─────

몇 해 전 아내를 먼저 떠나보내고 단칸방에서 홀로 생활하고 있는 송 씨 할아버지는 외부와의 연락도 끊은 채 식사도 자주 거르고 평소 복용하던 당뇨약도 먹지 않아 점차 건강이 악화되고 있다.

① 신체적 학대　　　　　　② 정서적 학대
③ 방임　　　　　　　　　　④ 자기방임
⑤ 유기

▶22
노인 스스로 의식주 제공 및 의료 처치 등의 최소한의 자기 보호관련 행위를 의도적으로 포기하거나 비의도적으로 관리하지 않아 심신이 위험한 상황 또는 사망에 이르게 되는 경우는 자기방임에 해당된다.

답　17 ⑤　　18 ③　　19 ①　　20 ②　　21 ⑤　　22 ④

23

다음 중 일반적인 근골격계 위험요인에 해당되지 않는 것은?

① 단순동작을 하는 경우
② 불안정하거나 불편한 자세로 작업하는 경우
③ 무거운 물건을 들거나 이동하는 경우
④ 갑자기 무리한 힘을 주게 되는 경우
⑤ 피곤하고 지친 상태에서 작업하는 경우

▶23
단순동작이 아닌 반복동작이 일반적인 근골격계 위험요인에 해당된다.

24

다음 중 팔렌검사를 통해 자가진단을 할 수 있는 근골격계 질환은?

① 어깨 통증
② 목 통증
③ 팔꿈치 내측상과염
④ 팔꿈치 외측상과염
⑤ 수근관 증후군

▶24
수근관 증후군은 양측의 손목을 구부려 손등을 맞대고 미는 동작을 1분 정도 유지하며 저린 증상이 심해지는지를 확인하는 팔렌검사를 통해 자가진단할 수 있다.

25 출제문제

다음 중 요양보호사의 근골격계 질환에 대한 설명으로 옳지 못한 것은?

① 오십견은 50대에 많이 발병한다고 하여 붙여진 이름으로 유착성 관절낭염이다.
② 힘줄염은 코드만 진자운동과 어깨관절 능동운동을 통해 완화시킨다.
③ 팔꿈치 내측상과염은 골프 엘보라고도 하며 반복적으로 손목을 펴는 동작을 많이 할 때 발생한다.
④ 수근관 증후군은 수근관이 좁아지거나 내부 압력이 증가하여 신경이 자극되는 것을 말한다.
⑤ 업무상 급성요통보다는 만성요통의 근골격계 질환자가 증가한다.

▶25
팔꿈치 내측상과염은 골프를 치는 사람에게 주로 발생한다고 하여 골프 엘보라고도 하며, 손목 굽히는 일을 과도하게 사용할 때 발생한다. 손목을 펴는 동작을 많이 할 때 발생하는 근골격계 질환은 팔꿈치 외측상과염이다.

26

윌리엄 운동과 맥켄지 운동을 통해 완화시킬 수 있는 근골격계 질환은?

① 목 통증
② 팔꿈치 내측상과염
③ 팔꿈치 외측상과염
④ 수근관 증후군
⑤ 요통

▶26
요통
• 등과 허리, 골반 부위부터 시작하여 다리로 뻗치는 듯한 통증이 있다.
• 신경이 눌린 부위의 다리에 저린 증상, 감각 이상, 근력 약화가 있다.
• 오랜 시간 앉아 있는 경우 밤중에 통증이 심하다.
• 업무상 급성요통보다는 만성요통의 근골격계 질환자가 증가한다.
• 윌리엄 운동과 맥켄지 운동을 통해 요통을 완화시킨다.

27 🌟 출제문제

다음 중 요양보호사의 자기관리에 대한 설명으로 옳지 못한 것은?

① 통증이 2일 이상 지속되어 작업이 힘들면 의사의 진찰을 받는다.
② 손상 후 24~72시간 내에 초기치료 한다.
③ 외상을 조절하고 조직의 추가적인 손상을 막기 위해 휴식이 필요하다.
④ 아픈 부위를 고정하면 주변 근육이 이완되고 지지되어 통증과 근육 경련이 감소된다.
⑤ 손목이 삐었을 때는 온찜질을 하고 만성관절염에는 냉찜질을 한다.

▶27
손목이 삐었을 때는 얼음주머니를 사용하여 냉찜질을 하고 만성관절염에는 온찜질을 한다.

28

다음 중 스트레칭 시 주의사항으로 옳지 못한 것은?

① 같은 동작은 5~10회 반복한다.
② 동작과 동작 사이에 5~10초 정도 쉰다.
③ 통증을 느낄 정도로 계속한다.
④ 스트레칭 된 자세로 10~15초 정도 유지한다.
⑤ 호흡은 편안하고 자연스럽게 한다.

▶28
스트레칭시 주의사항
• 같은 동작은 5~10회 반복하고, 동작과 동작 사이에 5~10초 정도 쉰다.
• 천천히 안정되게 한다.
• 통증을 느끼지 않고 시원하다고 느낄 때까지 계속한다.
• 스트레칭 된 자세로 10~15초 정도 유지해야 근섬유가 충분히 늘어나는 효과를 볼 수 있다.
• 상·하·좌·우 균형있게 교대로 한다.
• 호흡은 편안하고 자연스럽게 한다.

답 23 ① 24 ⑤ 25 ③ 26 ⑤ 27 ⑤ 28 ③

29 찍 출제문제

다음 〈보기〉에서 설명하는 요양보호사의 감염질환은?

───〈 보기 〉───

- 전파가 잘되므로 요양보호사가 감염된 경우 증상이 약하더라도 2~3일간 요양보호 업무를 중단한다.
- 증상 회복 후 최소 2~3일간 음식조리에 참여하지 않는다.
- 개인위생을 철저히 하고 어패류 등은 반드시 익혀서 먹는다.

① 결핵　　　　　　　　② 독감
③ 노로바이러스 장염　　④ 콜레라
⑤ 옴

▶29
요양보호사의 감염질환에는 결핵, 독감, 노로바이러스 장염, 옴 등이 있으며 〈보기〉에서 설명하는 감염질환은 노로바이러스 장염이다.

30

요양보호사의 감염질환 중 결핵에 대한 설명으로 옳지 못한 것은?

① 다른 사람으로부터 감염된다.
② 마스크, 장갑 등의 보호장구를 착용한다.
③ 결핵 환자는 비격리 진료 대상이다.
④ 객혈은 결핵으로 인한 합병증 증세이다.
⑤ 호흡기를 통한 감염이므로 결핵 대상자의 물건은 같이 써도 된다.

▶30
활동성 결핵으로 의심되는 대상자는 격리 대상이므로 요양보호사는 자신이 돌보는 대상자가 결핵이 의심된다면 의료기관이나 보건소에서 진료를 받도록 한다.

31

다음 중 독감(인플루엔자)으로 인한 증세 및 치료 방법과 가장 관련이 적은 것은?

① 노인은 독감의 감염 위험이 높다.
② 늦어도 유행 2주 전에 예방 접종을 한다.
③ 병이 회복될 즈음에 다시 열이 나기도 한다.
④ 내의 및 침구류를 삶아서 빨거나 다림질하고 소독한다.
⑤ 기침과 누런 가래가 생기면 폐렴이 의심되므로 반드시 병원진료를 받는다.

▶31
내의 및 침구류를 삶아서 빨거나 다림질하고 소독하는 일은 독감(인플루엔자)의 치료 방법과 직접적인 관련이 없다.

32 빈출 출제문제

다음 중 가장 경제적이고 효과적인 감염 예방 방법은?

① 소독
② 살균
③ 손 씻기
④ 예방접종
⑤ 정기검진

▶32
손 씻기는 가장 손쉽고 경제적이고 효과적인 감염 예방법으로, 감염병의 70% 이상을 예방할 수 있다.

33

다음 중 요양보호사의 성희롱 대처 방안으로 옳지 못한 것은?

① 단호히 거부의사를 표현한다.
② 큰 소리로 주위 사람에게 알린다.
③ 모든 피해사실에 대해 기관의 담당자에게 보고한다.
④ 심리적 치유상담 및 법적 대응이 필요할 경우 외부 전문기관의 도움을 받는다.
⑤ 평소 성폭력에 대한 충분한 예비지식과 대처방법을 숙지한다.

▶33
큰 소리로 주위 사람에게 알리는 것이 아니라, 감정적인 대응은 삼가고 단호히 거부의사를 표현한다.

34

산재근로자의 보험급여에 대한 다음 설명 중 옳지 못한 것은?

① 퇴직하면 보험급여를 받을 수 없다.
② 보험급여는 세금을 떼지 않는다.
③ 보험급여를 받을 권리는 3년 혹은 5년간 유효하다.
④ 보험급여는 양도 또는 압류할 수 없다.
⑤ 보험급여는 사업장이 부도·폐업해도 받을 수 있다.

▶34
보험급여를 받을 권리는 급여 내용에 따라 3년 혹은 5년간 유효하며 퇴직 여부와 상관없이 받을 수 있다.

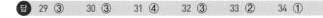
답 29 ③   30 ③   31 ④   32 ③   33 ②   34 ①

Part 1 요양보호와 인권
Part 2 노화와 건강증진
Part 3 요양보호와 생활 지원
Part 4 상황별 요양 보호 기술
Part 5 실전모의고사

35
요양보호사의 안전관리에 대한 다음 설명 중 옳지 못한 것은?

① 근로기준법에서 정한 기준에 미치지 못하는 근로조건으로 정한 근로계약은 무효이다.
② 상시 5인 이상인 사업장 근로자부터만 산재보험의 보상을 받을 수 있다.
③ 장기요양기관의 장은 요양보호사 채용 시 8시간 이상의 안전교육을 실시해야 한다.
④ 장기요양기관의 장은 요양보호사가 안전, 보건상의 이유로 작업을 중지했을 때 처벌할 수 없다.
⑤ 장기요양기관의 장은 요양보호사의 건강문제를 예방하기 위해 노력해야 한다.

▶35
산재보험은 산업재해를 당한 근로자를 신속하고 공정하게 보상하고 재해발생에 따른 사업주의 보상 부담을 줄이기 위한 사회보장제도로, 상시 1인 이상 사업장 근로자는 모두 산재보험의 보상을 받을 수 있다.

36 꼭! 출제문제
다음과 같이 대상자가 요양보호사에게 행한 성희롱 유형은?

> • 직접 또는 팩스나 컴퓨터 등을 통해 음란한 편지, 사진, 그림을 보내는 행위
> • 성과 관련된 자신의 특정 신체부위를 고의적으로 노출하거나 만지는 행위

① 육체적 성희롱
② 사회적 성희롱
③ 언어적 성희롱
④ 시각적 성희롱
⑤ 위계적 성희롱

▶36
직접 또는 팩스나 컴퓨터 등을 통해 음란한 편지, 사진, 그림을 보내는 행위나 성과 관련된 자신의 특정 신체부위를 고의적으로 노출하거나 만지는 행위, 음란한 사진, 그림, 낙서, 음란출판물 등을 게시하거나 보여주는 행위는 모두 시각적 성희롱에 해당한다.

37

다음과 같은 대상자의 행위 중 육체적 성희롱에 해당하는 것은?

① 외모에 대한 성적인 비유나 평가
② 안마나 애무를 하거나 뒤에서 껴안기
③ 성적 사실관계를 묻거나 성적인 정보를 의도적으로 유포하는 행위
④ 성과 관련된 자신의 특정 신체부위를 고의적으로 만짐
⑤ 야한 농담 던지기

▶37
입맞춤, 포옹, 뒤에서 껴안기, 안마나 애무 등을 하며 신체접촉을 하거나 신체일부를 밀착하고 잡아당기거나 특정 신체 부위를 만지는 행위는 모두 육체적 성희롱에 해당한다.
① 언어적 성희롱
③ 언어적 성희롱
④ 시각적 성희롱
⑤ 언어적 성희롱

38

양손으로 물건을 들어 올릴 때 요통을 예방하는 방법으로 옳지 못한 것은?

① 허리를 펴고 무릎을 굽혀 몸의 무게 중심을 낮추고 지지면을 넓힌다.
② 무릎을 펴서 들어 올린다.
③ 물건을 든 상태에서 방향을 바꿀 때 허리가 아닌 발을 움직인다.
④ 물체는 최대한 몸 가까이 위치하도록 든다.
⑤ 침대에 있는 물체를 움직일 때는 허리를 세워 몸을 꼿꼿이 펴고 움직인다.

▶38
침대 또는 높고 넓은 바닥에 있는 물체를 움직일 때에는 한쪽 무릎을 위에 올리고 자세를 낮추어 움직여야 한다.

답   35 ②   36 ④   37 ②   38 ⑤

Part 1 요양보호와 인권
Part 2 노화와 건강증진
Part 3 요양보호와 생활 지원
Part 4 상황별 요양 보호 기술
Part 5 실전모의고사

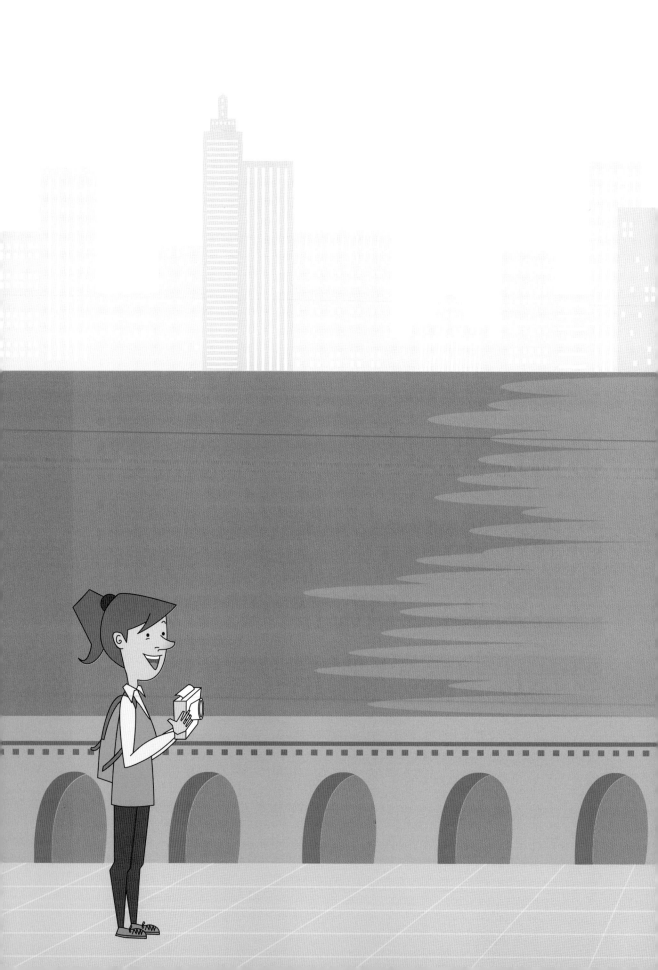

Part **2**

노화와 건강증진

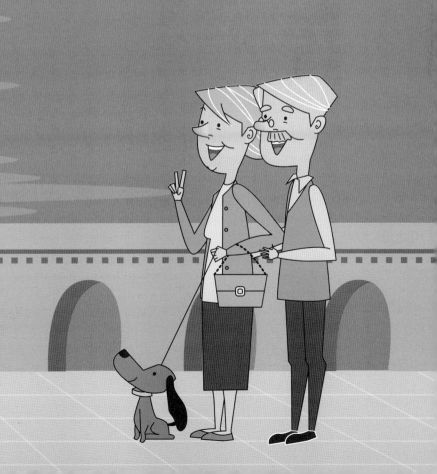

Chapter 01 노화에 따른 변화와 질환

● 노화에 따른 신체적 변화사정 시 요양보호사가 고려할 점

① 신뢰와 돌봄의 관계 형성

② 대상자에게 충분한 시간을 주면서 천천히 질문

③ 대상자 자신의 건강에 대한 인식 확인

④ 대상자의 기력이 가장 좋은 시간 선택

⑤ 대상자의 정서적 상태와 관심도를 파악하되 불안해하거나 지루해하면 일단 중단

● 노화에 따른 신체적 변화사정 시 환경적 고려사항

① 대상자가 움직일 수 있는 적당한 공간 확보

② 주위의 소음 최소화

③ 따뜻하고 편안한 환경 조성

④ 편안한 의자 준비

⑤ 사생활 보장 장소

● 노인성 질환의 특성

① 단독 질병이 드물다.

② 비전형적으로 특정 질병과 관계없는 경우가 있다.

③ 원인이 불명확한 만성 퇴행성 질병이 대부분이다.

④ 기능저하로 수분과 전해질 균형이 깨지기 쉽다.

⑤ 경과가 길고 재발이 빈번하며 합병증이 생기기 쉽다.

⑥ 약물반응에 민감하고 약물중독에 빠지기 쉽다.

⑦ 질병 위험요인에 민감도가 높아 질병에 걸리기 쉽다.

⑧ 가벼운 질환에도 의식장애를 일으키기 쉽다.

⑨ 관절 구축과 욕창을 수반하기 쉽다.

⑩ 질환 자체가 치유되어도 의존 상태가 지속되는 경우가 많다.

⑪ 심리적 요인이 질병 발생에 많은 영향을 준다.

⑫ 다각적이고 총체적 접근이 필요하다.

통증으로 인한 영향

① 우울증
② 수면장애
③ 약물 과다복용
④ 신체상태 저하
⑤ 보행 및 활동장애
⑥ 건강관련 요구 증가
⑦ 통증관련 비용 증가
⑧ 재활속도 저하
⑨ 사회성 감소

노인에게 흔한 통증

① 두통　　　　② 흉통
③ 복통　　　　④ 요통

소화기계 질환

① **위염** : 위 점막에 염증이 생기는 것으로 급성과 만성으로 구분
② **위궤양** : 위벽의 점막뿐만 아니라 근육층까지 손상된 위장병
③ **위암** : 조기 위암은 암세포가 점막 또는 점막하층에만 퍼져있는 상태이고, 진행성 위암은 점막하층을 지나 근육층 위로 뚫고 나온 상태
④ **대장암** : 맹장, 결장과 직장에 생기는 악성 종양으로 대장의 가장 안쪽 표면인 점막에 발생
⑤ **설사** : 변 속의 수분량이 증가하여 물 같은 대변을 보는 상태로, 배변량뿐만 아니라 배변 횟수가 증가하는 것
⑥ **변비**
　• 변을 보는 횟수가 일주일에 2~3회 이하인 경우
　• 변을 볼 때 힘이 들고 심하게 딱딱한 경우
　• 변을 보는 데 시간이 많이 걸리는 경우
　• 잔변감이 3개월 이상 지속되는 경우

호흡기계 질환

① **독감(인플루엔자)** : 인플루엔자 바이러스에 의한 감염병으로 겨울철에 유행하며 고열과 함께 기침 등 호흡기 증상을 일으키는 질환
② **만성기관지염** : 기관지의 만성적 염증으로 기도가 좁아져 숨 쉬기가 힘든 질환

Part 1 요양보호와 인권
Part 2 노화와 건강증진
Part 3 요양보호와 생활 지원
Part 4 상황별 요양 보호 기술
Part 5 실전모의고사

③ 폐렴 : 세균, 바이러스, 곰팡이, 화학물질에 의해 폐 조직에 염증이 생겨 기관지가 두껍게 되고 섬유화되어 폐로 산소를 흡수하는 능력이 감소하는 질환

④ 천식 : 기도의 만성 염증성 질환으로 기관지 벽의 부종과 기도 협착, 여러 가지 자극에 대해 기도가 과민반응을 보이는 상태

⑤ 폐결핵 : 결핵균이 폐에 들어가 염증을 일으키는 질환

심혈관계 질환

① 고혈압
- 혈압 : 심장에서 뿜어내는 혈액이 혈관의 벽에 미치는 압력
- 최고 혈압(수축기 혈압) : 심장에서 피를 짤 때의 압력
- 최저 혈압(이완기 혈압) : 심장이 늘어나면서 피를 가득 담고 있을 때의 압력

② 동맥경화증 : 동맥 혈관의 안쪽 벽에 지방이 축적되어 혈관 내부가 좁아지거나 막혀 혈액의 흐름에 장애가 생기고 혈관 벽이 굳어지면서 발생

③ 심부전 : 심장의 수축력이 저하되어 신체조직에 필요한 만큼의 충분한 혈액을 내보내지 못하는 상태

④ 빈혈 : 적혈구나 헤모글로빈이 부족하여 혈액이 몸에서 필요한 만큼의 산소를 공급하지 못하는 상태

근골격계 질환

① 퇴행성 관절염 : 뼈를 보호해 주는 끝부분의 연골(물렁뼈)이 닳아서 없어지거나 관절에 염증성 변화가 생긴 상태

② 골다공증 : 뼈세포가 상실되고 골밀도가 낮아져 골절이 발생하기 쉬운 상태

③ 고관절 골절 : 강한 외부 힘이 작용해서 고관절 뼈가 부러지는 것으로 골다공증이 있는 노인이 낙상을 하면 발생

비뇨·생식기계 질환

① 요실금 : 자신의 의지와 상관없이 소변이 밖으로 흘러나오는 증상

② 전립선비대증 : 남성에게만 있는 방광 밑의 전립선이 커져서 요도를 압박하는 것

피부계 질환

① 욕창 : 병상에 오래 누워 있는 대상자의 후두부, 등, 허리, 어깨, 팔꿈치, 발뒤꿈치 등 바닥면과 접촉되는 피부가 혈액을 공급받지 못해서 괴사되는 상태

② 피부 건조증 : 노화에 따라 피부 외층이 건조해지며 거칠어지는 현상

③ 대상포진 : 수두를 일으키는 바이러스에 의해 피부와 신경에 염증이 생기는 질환

④ 옴 : 진드기가 피부표면에 굴을 뚫어 그 속에 서식하며 피부병을 유발하는 질환

⑤ 머릿니 : 머릿니가 물어 흡혈하여 출혈과 가려움증이 있고 심한 경우 긁는 부위에 피부염이 생기는 질환

신경계 질환

① **치매** : 정상적이던 사람이 나이가 들어가면서 뇌에 발생한 여러 가지 질환으로 인하여 인지기능을 상실하여 일상생활을 수행할 수 없게 되는 상태

② **뇌졸중** : 흔히 중풍이라 부르며, 뇌에 혈액을 공급하는 혈관이 막히거나 터져서 뇌 손상이 오고 그에 따른 신체장애가 나타나는 뇌혈관 질환

③ **파킨슨질환** : 중추신경계에 서서히 진행되는 퇴행성 변화로 원인은 불명확하나 신경전달물질인 도파민을 만들어내는 신경세포가 파괴되는 질환

감각기계 질환

① **녹내장** : 안압(눈의 압력)의 상승으로 시신경이 손상되어 시력이 점차 약해지는 질환

② **백내장** : 수정체가 혼탁해져서 빛이 들어가지 못하여 시력장애가 발생하는 질환으로 눈동자에 하얗게 백태가 껴서 뿌옇게 보이거나 잘 안 보임

③ **노인성 난청** : 노화에 따른 고막, 내이의 퇴행성 변화에 의한 청력 감소

내분비계 질환

당뇨병

① 혈중 포도당 수치를 조절하는 인슐린이 분비되지 않거나 분비는 되지만 부족한 경우

② 인슐린에 대한 신체의 저항성으로 인해 포도당이 세포 내로 들어가지 못해 혈중 포도당 수치가 올라가서 소변에 당이 섞여 나오는 경우

심리·정신계 질환

① **우울증** : 노인에게 흔히 발생하는 정신질환으로 스스로 자각하기 어려워 방치되기 쉬움

② **섬망**
- 의식장애로 인해 주의력 저하뿐만 아니라 감정, 정서, 사고, 언어 등 인지기능 전반에 장애와 정신병적 증상
- 수 시간 내지 수일에 걸쳐 급격하게 발생하여 보통 며칠간 지속되지만, 몇 주 혹은 몇 달까지 지속되기도 함
- 증상의 기복이 심한 것이 특징

● **위궤양의 원인**

① 잘못된 식습관으로 인한 위 점막 손상

② 스트레스

③ 담배, 알코올, 커피로 인한 위 자극

④ 해열제, 진통제, 소염제의 잦은 사용으로 인한 위 자극

⑤ 위에서 분비되는 소화효소에 의한 위 점막 손상

⑥ 위 내 헬리코박터균에 의한 감염

● **위암의 치료 및 예방**

① 수술, 화학요법, 방사선 치료

② 치료 후 5년간 재발 여부를 확인하기 위한 정기검진

③ 헬리코박터균 치료

④ 균형 잡힌 식사

⑤ 맵고 짠 음식, 태운 음식, 훈연한 음식 피하기

⑥ 금연

⑦ 스트레스 줄임

⑧ 조기진단을 통한 조기 발견이 중요

● **위암의 위험인자**

① 관련 질병

- 위수술의 과거력 : 2~6배의 위험률
- 만성 위축성 위염 : 저산증 유발
- 악성빈혈 : 약 10%에서 위암 발생
- 헬리코박터 파이로리균 : 만성 위축성 위염 유발
- 용종성 폴립

② 식이

- 질산염 화합물(가공된 햄, 소시지류)
- 짠 음식, 저단백, 저비타민 식이, 탄 음식, 곰팡이에서 나오는 아플라톡신

③ 유전병 : 가족력이 있는 경우 위험도가 약 2배로 증가함

④ 기타

- 남자가 여자보다 2배 정도 높게 발생함
- 50대 이후에서 발생 빈도가 높음
- 음주, 흡연

● **대장암의 원인**

① 대장 용종의 과거력
② 대장암의 가족력
③ 장기간의 궤양성 대장염
④ 매일 알코올 섭취
⑤ 고지방, 고칼로리, 저섬유소, 가공 정제된 저잔여식이의 섭취

● **대장암 대상자의 식사**

① 영양소가 골고루 들어있는 식품을 소량씩 규칙적으로 섭취한다.
② 음식의 소화가 쉽도록 천천히 꼭꼭 씹어서 먹는다.
③ 잦은 간식과 늦은 식사를 피한다.
④ 자극을 주는 찬 음식을 피한다.
⑤ 음식을 싱겁게 먹는다.
⑥ 통곡식, 생채소, 생과일을 많이 섭취한다.
⑦ 동물성 식품의 섭취를 줄이고, 식물성 지방을 섭취한다.
⑧ 가공식품, 인스턴트식품, 훈연식품을 피한다.
⑨ 하루에 6~8잔 생수를 마신다.
⑩ 금연, 절주한다.
⑪ 소화에 도움이 되는 적당량의 운동을 한다.

● **설사의 원인**

① 장의 감염(바이러스, 세균, 기생충 등)
② 스트레스
③ 병원균에 오염된 음식물, 식중독
④ 장 질환
⑤ 소화기능의 저하
⑥ 하제 등 약물의 남용

● **설사의 치료 및 예방**

① 의사의 처방에 따라 약물 복용
② 심신 안정과 체온 유지
③ 음식물 섭취량은 줄이고 물은 충분히 마셔 탈수 예방
④ 장운동을 증가시키는 음식 섭취 금지

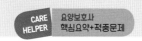

⑤ 지사제 남용을 금지하고 의사의 지시에 따라 복용

● 변비의 치료 및 예방

① 처방에 따른 하제 사용
② 편안한 환경에서 배변
③ 식물성 식이섬유, 유산균이 포함된 음식물 섭취
④ 충분한 수분 섭취
⑤ 우유는 장의 운동력을 높이고 변의를 느끼게 하므로 적극적 섭취
⑥ 체조, 걷기 운동 및 복부 마사지
⑦ 일정한 식사시간 및 규칙적인 배변습관
⑧ 변의가 생기면 즉시 화장실을 찾아 배변 시기를 놓치지 말 것
⑨ 변비 유발 약물 복용 중단

● 폐렴의 원인

① 세균이나 바이러스
② 흡인성 폐렴 : 음식물이나 이물질이 기도 내로 넘어가 기관지나 폐에 염증을 유발함

● 폐렴의 증상

① 두통, 근육통
② 감기 정도의 가벼운 증상
③ 고열, 기침, 흉통, 호흡곤란, 화농성 가래
④ 마른기침이나 짙은 가래를 뱉어내는 기침

● 폐렴의 치료 및 예방

① 세균성 폐렴은 항생제 치료
② 바이러스성 폐렴은 증상에 따른 치료
③ 산소 공급, 체위 변경, 기침 및 심호흡으로 혈액의 산소 농도 적절 유지
④ 규칙적 환기, 적절한 습도 및 온도 유지
⑤ 영양과 수분의 섭취 및 감염의 전파 예방
⑥ 외출 후 손발을 깨끗이 씻고, 사람이 많은 장소에 출입 제한
⑦ 환절기 이전에 폐렴구균 예방접종

● 천식의 원인

① 감기

② 비염 등과 같은 염증

③ 흥분이나 스트레스, 긴장감

④ 꽃가루, 집먼지진드기, 강아지나 고양이 털 및 배설물, 곰팡이

⑤ 대기오염, 황사, 매연, 먼지 등의 자극 물질, 자극적인 냄새, 담배연기

⑥ 갑작스러운 온도나 습도 차이, 특히 차고 건조한 공기에 갑작스러운 노출, 기후 변화

⑦ 노화에 따른 폐기능 감소

● 천식의 치료 및 예방

① 호흡곤란이 심한 경우 운동을 할 때 30분 전에 기관지확장제를 투여하면 호흡곤란 예방

② 처방받은 약물만 정확하게 투여

③ 담배, 벽난로, 먼지, 곰팡이 피하기

④ 갑작스러운 온도변화 피하기

⑤ 적당한 휴식과 수면

⑥ 스트레스와 불안 줄이기

⑦ 침구류는 먼지나 진드기를 없애기 위해 뜨거운 물로 세탁

⑧ 매년 1회 인플루엔자 백신(65세 이후에는 1회 폐렴구균 백신) 예방접종

● 혈압의 일반적 특징

① 혈압은 음식 섭취, 음주, 통증, 혈압 측정 시간, 몸의 자세, 정신적인 긴장, 신체활동, 감정, 계절에 따라 변화한다.

② 가장 이상적인 혈압은 120/80mmHg이다.

③ 혈관이 좁아지거나 심장이 한 번에 내보내는 혈액의 양이 늘어나면 혈압이 높아지게 된다.

④ 전체 고혈압의 90% 이상이 일차성 고혈압이다.

⑤ 일반적으로 고혈압이란 성인의 최고 혈압이 140mmHg이고 최저 혈압이 90mmHg 이상인 경우이다.

● 고혈압의 원인

① 본태성(일차성) 고혈압

• 유전, 흡연, 과도한 음주, 스트레스, 과식, 짠 음식, 운동 부족, 비만 등

• 전체 고혈압의 90~95%가 본태성 고혈압에 해당

② 속발성(이차성) 고혈압
- 다른 질병의 합병증으로 발생한 고혈압
- 심장병, 신장질환, 내분비질환의 일부, 임신중독증과 같은 질병이 원인
- 고혈압의 원인이 되는 질병이 치료되면 혈압도 정상화 됨
- 전체 고혈압의 5~10%가 속발성 고혈압에 해당

고혈압 증상

① 뇌동맥의 파열로 뇌졸중 혹은 사망
② 뒷머리가 뻐근하게 아프고 어지럽거나 흐리게 보임
③ 이른 아침의 두통
④ 이명, 팔다리 저림
⑤ 심장 및 신장 기능 장애
⑥ 코피, 가슴이 답답하거나 숨이 참

고혈압 치료 및 예방

① 혈압약을 꾸준히 복용하여 동맥경화증, 뇌졸중, 심장질환, 신장질환 등의 합병증 예방
② 고혈압이 계속될 때에는 의사와 상의하여 약을 바꾸거나 정밀검사를 받아야 함
③ 알코올은 혈압을 상승시킬 뿐만 아니라 혈압약의 효과를 낮추므로 금주
④ 혈압을 규칙적으로 측정
⑤ 저염식이, 저지방식이
⑥ 스트레스는 혈압을 상승시키므로 정신적인 안정과 즐거운 마음을 유지
⑦ 심장에 무리가 없는 적당한 운동을 규칙적으로 하면 동맥경화증을 예방하고 심장 기능을 향상시킴
⑧ 표준체중 유지, 체중이 정상이더라도 복부 비만은 심혈관계 질환의 위험 요인임
⑨ 흡연은 동맥경화와 심근경색을 악화시킴

고혈압 약물치료

① 증상이 없으면 치료하지 않아도 된다.
　→ 증상이 없어도 혈압이 높으면 치료해야 한다.
② 두통 등의 증상이 있을 때만 약을 먹는다.
　→ 고혈압은 증상이 없는 경우가 대부분이기 때문에 의사의 처방이 있으면 계속 약을 먹어야 한다.
③ 혈압약을 오래 먹으면 몸이 약해진다.

→ 약을 오래 복용하는 것이 몸에 좋지는 않지만, 고혈압 합병증을 발생시키는 것보다는 안전하다.

④ 혈압이 조절되면 약을 먹지 않아도 된다.

→ 혈압이 조절되다가도 약을 안 먹으면 약효가 떨어지자마자 혈압이 다시 올라가므로 의사의 처방이 있으면 계속 약을 먹어야 한다.

● 동맥경화증의 원인

① 지방대사 이상

② 콜레스테롤이나 지방 섭취 과다

③ 가족적 소인

④ 스트레스, 비만, 흡연, 과음, 폐경

⑤ 운동 부족

⑥ 고지혈증, 당뇨병, 고혈압

● 심부전의 치료 및 예방

① 원인을 치료하는 약물 투여

② 염분, 수분, 고지방, 고콜레스테롤을 제한하는 식사를 소량씩 섭취

③ 규칙적인 운동

④ 독감이나 폐렴 예방

⑤ 금연

⑥ 매일 체중을 측정하여 부종 정도 확인

⑦ 고혈압과 고지혈증 치료

⑧ 스트레스 조절

● 빈혈 증상

① 중추신경계 증상 : 현기증, 두통, 집중력 저하, 손발 저림

② 피부 증상 : 창백, 설염

③ 심혈관계 증상 : 빈맥, 저혈압, 숨가쁨, 호흡곤란

④ 소화기 증상 : 소화불량, 오심, 변비, 복부팽만

⑤ 비뇨생식기계 증상 : 성욕감퇴

● **퇴행성 관절의 염증성 변화 과정**

① 초기 : 뼈돌기체가 생기고 관절 간격이 좁아지기 시작함

② 중기 : 관절 사이의 간격이 확연히 좁아짐

③ 말기 : 뼈와 뼈가 직접 부딪침

● **골다공증의 원인**

① 폐경, 여성 호르몬 부족

② 골격이 약하고 저체중

③ 운동 부족

④ 갑상선 및 부갑상선 질환

⑤ 척추골절 등 40세 이후 골절 경험

⑥ 영양 흡수장애 및 칼슘 섭취 부족

⑦ 3개월 이상 부신피질 호르몬 요법을 받았거나 장기적인 혈전 예방 약물(아스피린, 헤파린 등) 복용

⑧ 흡연, 음주, 카페인의 과다 섭취

⑨ 젊었을 때 본인 체중 10% 이상의 무리한 다이어트

⑩ 유전적인 요소

● **골다공증의 치료 및 예방**

① 충분한 칼슘 섭취로 골다공증 예방

② 의료기관에서 호르몬 치료

③ 적당한 체중 유지

④ 근육과 뼈에 힘을 주는 체중부하운동

⑤ 음식 및 햇볕으로 비타민 D 섭취

⑥ 음주는 성호르몬을 감소시키고 뼈 생성을 억제함

⑦ 흡연으로 여성호르몬 농도가 낮아지고 뼈가 약해짐

● **요실금 증상**

① 복압성 요실금 : 기침, 웃음, 재채기, 달리기, 줄넘기 등 복부 내 압력 증가로 인해 소변이 나오는 것

② 절박성 요실금 : 소변을 보고 싶다고 느끼자마자 바로 소변이 나오는 것

③ 역류성 요실금 : 소변의 배출이 원활하지 않아 소변이 가득 찬 방광에서 소변이 조금씩 넘쳐 계속적으로 흘러나오는 것

● 욕창의 단계별 증상

① 1단계 : 피부가 분홍색이나 푸른색을 띠고 누르면 색깔이 일시적으로 없어져 하얗게 보이고 열감이 있음
② 2단계 : 피부가 벗겨지고 물집이 생기고 조직이 상함
③ 3단계 : 깊은 욕창이 생기고 괴사조직이 발생
④ 4단계 : 뼈와 근육까지 괴사 진행

● 욕창 증상 초기 대처법

① 약간 미지근한 물수건으로 찜질하고 마른 수건으로 물기를 닦아낸다.
② 주위를 나선형을 그리듯 마사지하고 가볍게 두드려 혈액순환을 촉진한다.
③ 미지근한 바람으로 건조시킨다.
④ 춥지 않을 때에는 30분 정도 햇볕을 쪼인다.

● 대상포진의 원인

① 고령
② 과로, 스트레스
③ 백혈병, 골수나 기타 장기 이식
④ 자가 면역질환 및 면역 억제제 복용

● 녹내장 대상자의 일상생활 주의사항

① 목이 편한 복장을 한다.
② 담배를 끊는다.
③ 술은 1~2잔 정도로 줄인다.
④ 머리로 피가 몰리는 자세(물구나무서기 등)나 복압이 올라가는 운동(윗몸 일으키기 등)은 안압을 올릴 수 있으므로 피한다.
⑤ 고개를 숙인 자세에서 장시간 독서하거나 작업하는 것을 피한다.
⑥ 마음을 편하게 하고 흥분하지 않는다.
⑦ 녹내장은 추운 겨울이나 무더운 여름에 발작하기 쉬우므로 기온 변화에 유의한다.
⑧ 한 눈에 녹내장이 있으면 다른 눈에도 발생할 가능성이 많으므로 두 눈 모두 정기검사를 받는다.

● **백내장 원인**

① 노화
② 지나친 음주나 흡연
③ 눈 주위의 부상
④ 스테로이드 약물 복용
⑤ 당뇨병, 고혈압 등의 합병증
⑥ 과도한 자외선 노출 및 텔레비전 시청

● **백내장 증상**

① 색 구별 능력 저하
② 동공의 백색 혼탁
③ 불빛 주위에 무지개가 보임
④ 밤과 밝은 불빛에서의 눈부심
⑤ 통증이 없으면서 점차 흐려지는 시력
⑥ 시력 감소

● **고혈당 / 저혈당 증상**

① 고혈당 : 배뇨 증가, 체중 감소, 피로감, 식욕 증가 등
② 저혈당 : 땀을 많이 흘림, 두통, 시야 몽롱, 배고픔, 어지럼 등

● **당뇨병 치료 및 예방**

① 식이요법
 • 균형 있는 식사를 통해 표준 체중에 알맞은 열량 섭취
 • 혈당 조절을 위해 하루 세 번 규칙적 식사
 • 반찬은 싱겁게 골고루 섭취
 • 식사량과 영양소 등을 고려한 식단 계획
 • 저콜레스테롤 식이, 육류보다는 고섬유질 음식 섭취, 단 음식과 술의 섭취 제한
② 운동요법
 • 매일 규칙적으로 할 수 있는 쉽고 무리하지 않는 운동
 • 공복 시 운동을 하거나 장기간 등산 시 저혈당 대비
 • 혈당이 조절되지 않으면 의사와 상의 후 운동량 조절
 • 식후 30분~1시간 경에 혈당이 오르기 시작할 때, 하루에 최소 30분, 일주일에 5회 이상 운동

- 혈압이 높은 경우에는 혈압을 조절한 후에, 혈당이 300mg/dl 이상인 경우에는 혈당을 조절한 후에 운동 시작

③ **약물요법**
- 인슐린 생산이 부족하거나 대상자가 식이요법을 제대로 하지 못하여 혈당조절이 안 될 경우 경구용 혈당강하제나 인슐린 등 약물요법 병행
- 약물 복용 중에 식이요법과 운동요법 병행
- 인슐린 주사약은 입으로 복용하면 위장관에서 파괴되므로 반드시 주사로 주입

● **우울증의 원인**
① 뇌의 신경전달 물질의 변화
② 발견되지 않은 뇌경색 혹은 뇌혈관질환
③ 치매
④ 부신 피질, 갑상선, 뇌하수체 등에서 분비되는 호르몬의 변화
⑤ 노화에 따른 스트레스에 대한 저항력 감소
⑥ 주변 사람의 죽음, 퇴직, 경제력 상실 등 사회경제적 변화
⑦ 질병, 수술 등 신체적 원인
⑧ 유전적 요인

● **우울증과 치매의 비교**

우울증	치매
급격히 발병함	서서히 발생함
짧은 기간	긴 기간
정신과적 병력 있음	과거 정신과적 병력 없음
기억력 장애를 호소함	기억력에 문제가 없다고 주장하는 경우가 많음
모른다고 대답하는 경우가 많음	근사치의 대답을 함
인지기능 저하 정도의 편차가 심함	일관된 인지기능의 저하
단기 기억과 장기 기억이 동등하게 저하됨	단기 기억이 심하게 저하됨
우울이 먼저 시작됨	기억력 저하가 먼저 시작됨

● **섬망의 원인**

① 소인적 요인 : 인지 손상, 치매, 고령, 심한 뇌질환, 기능 손상, 우울, 만성 신기능 부전, 탈수, 영양 부족, 과다 음주, 시력 손상 등

② 촉진적 요인 : 약물 사용, 활동하지 않고 침상이나 실내에서만 지냄, 유치도뇨관 사용, 억제대 사용, 탈수, 영양 부족, 기동성 저하 등

● **섬망의 치료 및 예방**

① 지남력의 유지

② 신체통합성 유지

③ 개인의 정체성 유지

④ 초조의 관리

⑤ 착각 및 환각 관리

⑥ 야간의 혼돈 방지

● **섬망과 치매의 비교**

섬망	치매
갑자기 나타남	서서히 나타남
급성질환	만성질환
대체로 회복됨	대부분 만성으로 진행됨
초기에 사람을 못 알아봄	나중에 사람을 못 알아봄
신체 생리적 변화가 심함	신체 생리적 변화는 적음
의식의 변화가 있음	말기까지 의식의 변화는 적음
주의 집중이 매우 떨어짐	주의 집중은 별로 떨어지지 않음
수면 양상이 매우 불규칙함	수면 양상은 개인별로 차이가 있음

● **요양보호사의 활동**

요양보호사가 대상자의 질병명을 예측하여 말하거나 수술 혹은 약물 치료가 필요하다는 등의 말을 하면 안 됨 → 요양보호사의 부정확한 판단이 대상자 및 가족에게 혼란과 걱정을 유발할 수 있기 때문

Chapter 01 적중문제

· 노화에 따른 변화와 질환

01

노화에 따른 신체적 변화를 사정할 때 요양보호사가 고려해야 할 점이 아닌 것은?

① 대상자와 신뢰와 돌봄의 관계를 형성한다.
② 대상자에게 충분한 시간을 주면서 천천히 질문한다.
③ 대상자 자신의 건강에 대한 인식을 확인한다.
④ 대상자의 기력이 가장 좋지 않은 시간을 선택한다.
⑤ 대상자의 정서적 상태와 관심도를 파악하되 불안해하거나 지루해하면 일단 중단한다.

▶01
노화에 따른 신체적 변화를 사정할 때 요양보호사는 대상자의 기력이 가장 좋은 시간을 선택한다.

02 출제문제

노인성 질환의 특성에 대한 다음 설명 중 옳지 못한 것은?

① 단독 질병이 드물다.
② 원인이 명확한 만성 퇴행성 질병이 대부분이다.
③ 기능저하로 수분과 전해질 균형이 깨지기 쉽다.
④ 질병 위험요인에 민감도가 높아 질병에 걸리기 쉽다.
⑤ 질환 자체가 치유되어도 의존 상태가 지속되는 경우가 많다.

▶02
노인성 질환은 원인이 불명확한 만성 퇴행성 질병이 대부분인 특성을 갖는다.

03

노인 통증이 일상생활에 미치는 영향으로 옳지 못한 것은?

① 우울증　　　　　② 수면장애
③ 약물 과소복용　　④ 재활속도 저하
⑤ 사회성 감소

▶03
노인 통증이 일상생활에 미치는 영향
· 우울증
· 수면장애
· 약물 과다복용
· 신체상태 저하
· 보행 및 활동장애
· 건강관련 요구 증가
· 통증관련 비용 증가
· 재활속도 저하
· 사회성 감소

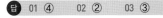
답　01 ④　　02 ②　　03 ③

04

다음 중 관상동맥이 동맥경화로 좁아져 심장근육에 산소를 충분히 공급하지 못할 때 유발되는 통증은?

① 두통　　　　　　　② 흉통
③ 복통　　　　　　　④ 요통
⑤ 신경통

05 출제문제

다음 중 소화기계 질환에 해당되지 않는 것은?

① 욕창　　　　　　　② 위궤양
③ 대장암　　　　　　④ 설사
⑤ 변비

06

다음 질환 중 위벽의 점막뿐만 아니라 근육층까지 손상된 위장병은?

① 위염　　　　　　　② 위궤양
③ 위암　　　　　　　④ 설사
⑤ 변비

07

변비 질환에 대한 다음 설명 중 옳지 못한 것은?

① 변을 보는 횟수가 일주일에 2~3회 이하인 경우
② 변을 볼 때 힘이 드는 경우
③ 변이 심하게 딱딱한 경우
④ 변을 보는 데 시간이 많이 걸리는 경우
⑤ 잔변감이 1개월 이상 지속되는 경우

▶04
노인에게 흔한 통증
· **두통** : 뇌질환의 원인, 눈 · 코 · 이 · 귀 통증
· **흉통** : 협심증 등 심혈관 질환의 경우 관상동맥이 동맥경화로 좁아져 심장근육에 산소를 충분히 공급하지 못할 때 발생되는 통증
· **복통** : 위장근육의 경련, 장 중첩, 신장결석 등의 통증
· **요통** : 허리디스크로 인한 요통, 다리로 뻗치는 듯한 방사통, 여성의 경우 자궁 · 신장 · 방광 질환으로 인한 요통

▶05
욕창은 피부계 질환에 해당되며 위염, 위궤양, 위암, 대장암, 설사, 변비 등이 소화기계 질환에 해당된다.

▶06
소화기계 질환 중 위벽의 점막뿐만 아니라 근육층까지 손상된 위장병은 위궤양이다.

▶07
잔변감이 3개월 이상 지속되는 경우 변비 질환에 해당된다.

08
다음 〈보기〉에서 설명하고 있는 호흡기계 질환은?

〈보기〉

기도의 만성 염증성 질환으로 기관지 벽의 부종과 기도 협착, 여러 가지 자극에 대해 기도가 과민반응을 보이는 상태이다.

① 독감   ② 만성기관지염
③ 폐렴   ④ 천식
⑤ 폐결핵

09 출제문제
다음 중 심혈관계 질환에 해당되지 않는 것은?

① 고혈압   ② 동맥경화증
③ 심부전   ④ 당뇨병
⑤ 빈혈

10 출제문제
심장의 수축력이 저하되어 신체조직에 필요한 만큼의 충분한 혈액을 내보내지 못하는 질환은?

① 고혈압   ② 동맥경화증
③ 심부전   ④ 당뇨병
⑤ 빈혈

11
다음 중 남성에게만 있는 질환은?

① 요실금   ② 전립선비대증
③ 욕창   ④ 대상포진
⑤ 파킨슨질환

▶08
〈보기〉에서 설명하고 있는 호흡기계 질환은 천식이다.
① 독감(인플루엔자) : 인플루엔자 바이러스에 의한 감염병으로 겨울철에 유행하며 고열과 함께 기침 등 호흡기 증상을 일으키는 질환
② 만성기관지염 : 기관지의 만성적 염증으로 기도가 좁아져 숨 쉬기가 힘든 질환
③ 폐렴 : 세균, 바이러스, 곰팡이, 화학물질에 의해 폐 조직에 염증이 생겨 기관지가 두껍게 되고 섬유화되어 폐로 산소를 흡수하는 능력이 감소하는 질환
⑤ 폐결핵 : 결핵균이 폐에 들어가 염증을 일으키는 질환

▶09
당뇨병은 심혈관계 질환이 아니라 내분비계 질환에 해당된다.

▶10
심부전은 심혈관계 질환으로, 심장의 수축력이 저하되어 신체조직에 필요한 만큼의 충분한 혈액을 내보내지 못하는 상태이다.

▶11
전립선비대증은 남성에게만 있는 방광 밑의 전립선이 커져서 요도를 압박하는 질환을 말한다.

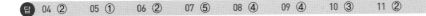
답   04 ②   05 ①   06 ②   07 ⑤   08 ④   09 ④   10 ③   11 ②

12
다음 〈보기〉의 설명에 해당하는 질환은?

― 〈보기〉―

병상에 오래 누워 있는 대상자의 후두부, 등, 허리, 어깨, 팔꿈치, 발뒤꿈치 등 바닥면과 접촉되는 피부가 혈액을 공급받지 못해서 괴사되는 상태이다.

① 욕창　　　　　　　② 퇴행성 관절염
③ 대상포진　　　　　④ 피부 건조증
⑤ 파킨슨질환

▶12
〈보기〉에서 설명하고 있는 질환은 욕창으로 피부계 질환에 해당된다.

13 꼭! 출제문제
다음 중 안압의 상승으로 시신경이 손상되어 시력이 점차 약해지는 질환은?

① 복시　　　　　　　② 녹내장
③ 백내장　　　　　　④ 안구건조증
⑤ 황반변성증

▶13
녹내장은 감각기계 질환으로, 안압의 상승으로 시신경이 손상되어 시력이 점차 약해지는 질환이다.

14
다음 중 내분비계 질환에 해당되는 것은?

① 당뇨병　　　　　　② 폐결핵
③ 고혈압　　　　　　④ 요실금
⑤ 뇌졸중

▶14
② 폐결핵 : 호흡기계 질환
③ 고혈압 : 심혈관계 질환
④ 요실금 : 비뇨 · 생식기계 질환
⑤ 뇌졸중 : 신경계 질환

15 꼭! 출제문제
다음 중 당뇨병과 가장 관련이 깊은 장기 기관은?

① 간　　　　　　　　② 췌장
③ 담낭　　　　　　　④ 충수
⑤ 십이지장

▶15
인슐린은 혈중 포도당 수치를 조절하는 호르몬으로 췌장에서 생성된다. 인슐린이 분비되지 않거나 분비는 되지만 부족한 경우 또는 인슐린에 대한 신체의 저항성으로 인해 포도당이 세포 내로 들어가지 못해 혈중 포도당 수치가 올라가서 소변에 당이 섞여 나오는 경우 당뇨병이 발생한다.

16 🔍 출제문제

다음 〈보기〉의 설명에 해당하는 질환은?

─────〈보기〉─────

의식장애로 인해 주의력 저하뿐만 아니라 감정, 정서, 사고, 언어 등 인지기능 전반에 장애와 정신병적 증상이 나타난다.

① 치매   ② 섬망
③ 우울증   ④ 조현병
⑤ 파킨슨질환

▶16
섬망
• 의식장애로 인해 주의력 저하뿐만 아니라 감정, 정서, 사고, 언어 등 인지기능 전반에 장애와 정신병적 증상
• 수 시간 내지 수일에 걸쳐 급격하게 발생하여 보통 며칠간 지속되지만, 몇 주 혹은 몇 달까지 지속되기도 함
• 증상의 기복이 심한 것이 특징

17

다음 중 위궤양의 원인으로 보기 어려운 것은?

① 잘못된 식습관
② 스트레스
③ 해열제, 진통제, 소염제의 잦은 사용
④ 하제 등 약물 남용
⑤ 위 내 헬리코박터균에 의한 감염

▶17
하제는 설사가 나게 하는 약으로 위궤양이 아니라 설사나 변비의 원인이 된다.

18 🔍 출제문제

위궤양의 치료 및 예방에 대한 다음 설명 중 옳지 못한 것은?

① 약물요법과 함께 식이요법, 충분한 수면, 심신 안정이 중요하다.
② 규칙적인 식사를 한다.
③ 위궤양으로 진단된 후에는 절대적으로 금연하여야 한다.
④ 진통제를 먹어야 할 경우 점막 보호제를 함께 복용해서는 안 된다.
⑤ 위 출혈, 위 천공, 위 협착 등의 증상이 발생한 경우 지체 없이 병원 치료를 받아야 한다.

▶18
진통제를 먹어야 할 경우에는 반드시 점막 보호제를 함께 복용해야 한다.

답 12 ①　　13 ②　　14 ①　　15 ②　　16 ②　　17 ④　　18 ④

19 쪽 출제문제

다음 중 위암의 원인으로 보기 어려운 것은?

① 악성 빈혈
② 짠 음식
③ 위암의 가족력
④ 음주 및 흡연
⑤ 저잔여식이의 섭취

▶19
저잔여식이는 섬유소가 적어 빨리 소화되고 흡수되어 장에는 별로 남지 않는 음식물로, 가공 정제된 저잔여식이의 섭취는 대장암의 원인이 된다.

20 쪽 출제문제

다음 중 위암의 위험인자에 대한 설명으로 옳지 못한 것은?

① 위수술의 과거력은 2~6배의 위험률이 높다.
② 만성 위축성 위염은 저산증을 유발한다.
③ 가족력이 있는 경우 위험도가 약 2배로 증가한다.
④ 남자가 여자보다 2배 정도 높게 발생한다.
⑤ 위암 발생 빈도는 연령대와 관계없다.

▶20
위암은 일반적으로 50대 이후에 발생 빈도가 높다.

21

다음 중 대장암 대상자의 식사 방법으로 옳지 못한 것은?

① 잦은 간식과 늦은 식사를 피한다.
② 자극을 주는 찬 음식을 피한다.
③ 통곡식, 생채소, 생과일을 많이 섭취한다.
④ 식물성 지방의 섭취를 피한다.
⑤ 하루에 6~8잔 생수를 마신다.

▶21
대장암 대상자는 동물성 식품의 섭취를 줄이고 식물성 지방을 섭취한다.

22

설사의 치료 및 예방에 대한 다음 설명 중 옳지 못한 것은?

① 의사의 처방에 따라 약물을 복용한다.
② 심신을 안정하고 몸을 따뜻하게 한다.
③ 음식물과 물의 섭취량을 줄인다.
④ 장운동을 증가시키는 음식의 섭취를 피한다.
⑤ 반드시 의사의 지시에 따라 지사제를 복용한다.

▶22
음식물 섭취량은 줄이되 물은 충분히 마셔 탈수를 예방해야 한다.

23 🔖 출제문제

다음 중 변비의 증상을 잘못 설명한 것은?

① 배변 횟수 감소

② 배변 무게 증가

③ 배변 시 어려움

④ 복부 통증과 팽만감

⑤ 식욕 저하

▶23
변비에 걸리면 하루 35g 미만으로 배변의 무게가 감소한다.

24

다음 중 만성 기관지염의 증상으로 옳지 못한 것은?

① 기침   ② 숨이 참

③ 잦은 호흡기 감염   ④ 체중 증가

⑤ 가래

▶24
만성 기관지염의 증상
- 심한 기침. 특히 이른 아침에 발생하는 가래 끓는 기침
- 점진적으로 호흡곤란 심화
- 전신 쇠약감, 체중 감소
- 잦은 호흡기 감염
- 흰색이나 회색 또는 점액성의 화농성 가래

25

다음 중 만성 기관지염의 치료 및 예방 방법으로 옳지 못한 것은?

① 심호흡과 기침을 삼간다.

② 처방받은 거담제와 기관지확장제를 사용한다.

③ 지나치게 뜨겁거나 차가운 음식을 피한다.

④ 소화가 잘 되는 음식으로 여러 번 나누어 식사한다.

⑤ 공기오염이 심한 지역은 공기청정기를 설치한다.

▶25
만성 기관지염에 걸리면 심호흡과 기침을 하여 기관지 내 가래를 배출해야 한다.

26

다음 중 폐렴의 치료 및 예방 방법에 대한 설명으로 옳지 못한 것은?

① 세균성 폐렴은 항생제 치료를 한다.

② 혈액의 산소 농도를 적절하게 유지한다.

③ 규칙적으로 환기하고 적절한 습도 및 온도를 유지한다.

④ 사람이 많은 장소에 출입하는 것을 제한한다.

⑤ 환절기 이후에 폐렴구균 예방접종을 한다.

▶26
환절기 이후가 아닌 환절기 이전에 폐렴구균 예방접종을 한다.

답   19 ⑤   20 ⑤   21 ④   22 ③   23 ②   24 ④   25 ①   26 ⑤

27

다음 중 천식의 원인에 해당되지 않는 것은?

① 감기
② 비염
③ 꽃가루
④ 황사
⑤ 스테로이드 복용

▶27
스테로이드와 같은 면역 억제제의 복용은 폐결핵의 원인이다.

28 꼭! 출제문제

다음 중 폐결핵에 대한 설명으로 옳지 못한 것은?

① 대부분 혈액 검사로 발견된다.
② 2주 이상의 기침과 흉통이 있다.
③ 오후에 고열이 있다가 늦은 밤에 식은땀과 함께 열이 내린다.
④ 점액성, 화농성, 혈액성 가래가 생긴다.
⑤ 호흡 곤란과 흉막염 등의 합병증이 발병한다.

▶28
폐결핵은 초기에는 대부분 무증상이다가 흉부방사선 촬영(X-ray)에서 우연히 발견되는 경우가 많다.

29 꼭! 출제문제

다음 중 가장 이상적인 혈압은?

	최고 혈압	최저 혈압		최고 혈압	최저 혈압
①	100mmHg	60mmHg	②	100mmHg	80mmHg
③	120mmHg	80mmHg	④	120mmHg	90mmHg
⑤	120mmHg	100mmHg			

▶29
가장 이상적인 혈압은 최고 혈압 120mmHg, 최저 혈압 80mmHg이다.

30 꼭! 출제문제

혈압에 대한 다음 설명 중 옳지 못한 것은?

① 혈압은 심장에서 뿜어내는 혈액이 혈관의 벽에 미치는 압력이다.
② 최고 혈압은 이완기 혈압이고 최저 혈압은 수축기 혈압이다.
③ 혈압은 정신적 긴장이나 감정 상태에 따라서도 변한다.
④ 전체 고혈압의 90% 이상이 일차성 고혈압이다.
⑤ 성인의 최고 혈압이 140mmHg이고 최저 혈압이 90mmHg 이상이면 고혈압이다.

▶30
최고 혈압은 수축기 혈압으로 심장에서 피를 짤 때의 압력이고, 최저 혈압은 이완기 혈압으로 심장이 늘어나면서 피를 가득 담고 있을 때의 압력이다.

31

다음 중 본태성(일차성) 고혈압의 원인에 해당되지 않는 것은?

① 유전   ② 흡연

③ 과도한 음주   ④ 운동 부족

⑤ 임신중독증

▶31
임신중독증과 같은 질병이 원인이 되는 고혈압은 속발성(이차성) 고혈압이다.

32 꼭 출제문제

다음 중 속발성 고혈압에 대한 설명으로 옳지 못한 것은?

① 이차성 고혈압이다.

② 다른 질병의 합병증으로 발생하는 고혈압이다.

③ 심장병, 신장질환, 내분비질환과 같은 질병이 원인이다.

④ 고혈압의 원인이 되는 질병이 치료되더라도 혈압이 정상화되기 힘들다.

⑤ 전체 고혈압의 5~10%가 속발성 고혈압에 해당된다.

▶32
속발성 고혈압은 본태성 고혈압과 달리 고혈압의 원인이 되는 질병이 치료되면 혈압도 정상화된다.

33 꼭 출제문제

고혈압 약물치료에 대한 다음 설명 중 옳은 것은?

① 증상이 없으면 치료하지 않아도 된다.

② 의사의 처방이 있으면 계속 약을 먹어야 한다.

③ 두통 등의 증상이 있을 때만 약을 먹는다.

④ 혈압약은 오래 복용할수록 몸에 좋다.

⑤ 혈압이 조절되면 약을 먹지 않아도 된다.

▶33
① 증상이 없어도 혈압이 높으면 치료해야 한다.
③ 고혈압은 증상이 없는 경우가 대부분이기 때문에 두통 등의 증상이 있을 때만 약을 먹어야 하는 것은 아니다.
④ 약을 오래 복용하는 것이 몸에 좋지는 않지만, 고혈압 합병증을 발생시키는 것보다는 안전하다.
⑤ 혈압이 조절되다가도 약을 안 먹으면 약효가 떨어지자마자 혈압이 다시 올라갈 수 있다.

답   27 ⑤   28 ①   29 ③   30 ②   31 ⑤   32 ④   33 ②

Part 1 요양보호와 인권
Part 2 노화와 건강증진
Part 3 요양보호와 생활 지원
Part 4 상황별 요양 보호 기술
Part 5 실전모의고사

34

다음 중 고혈압으로 인한 증상에 해당되지 않는 것은?

① 두통　　　　　　　　② 이명
③ 팔다리 저림　　　　　④ 코피
⑤ 고열

35 꾁! 출제문제

다음 중 동맥경화증의 원인으로 가장 거리가 먼 것은?

① 폐경　　　　　　　　② 흡연 및 과음
③ 가족적 소인　　　　　④ 콜레스테롤 과다 섭취
⑤ 탄수화물 과다 섭취

36

심부전 질환의 치료 및 예방에 대한 설명으로 가장 거리가 먼 것은?

① 규칙적인 운동
② 독감이나 폐렴 예방
③ 호르몬 치료
④ 매일 체중을 측정하여 부종 정도 확인
⑤ 고혈압과 고지혈증 치료

37

빈혈 환자가 철분의 흡수를 돕기 위해 함께 복용하면 좋은 보충제는?

① 비타민 A　　　　　　② 비타민 B
③ 비타민 C　　　　　　④ 비타민 D
⑤ 비타민 E

38 🔑 출제문제

다음 중 빈혈로 인한 증상이 아닌 것은?

① 현기증

② 빈맥

③ 고혈압

④ 소화불량

⑤ 성욕감퇴

▶38
빈혈로 인한 증상
- **중추신경계 증상** : 현기증, 두통, 집중력 저하, 손발 저림
- **피부 증상** : 창백, 설염
- **심혈관계 증상** : 빈맥, 저혈압, 숨가쁨, 호흡곤란
- **소화기 증상** : 소화불량, 오심, 변비, 복부팽만
- **비뇨생식기계 증상** : 성욕감퇴

39 🔑 출제문제

다음 중 빈혈 예방에 좋은 음식과 거리가 먼 것은?

① 굴

② 달걀흰자

③ 붉은 살코기

④ 콩류

⑤ 시금치

▶39
달걀흰자가 아니라 달걀노른자가 빈혈 예방에 좋은 음식이다.

40

다음 중 연골의 탄력성 저하와 가장 관련이 깊은 질환은?

① 퇴행성 관절염

② 골다공증

③ 고관절 골절

④ 오십견

⑤ 골연화증

▶40
퇴행성 관절염은 뼈를 보호해 주는 끝부분의 연골(물렁뼈)이 닳아서 없어지거나 관절에 염증성 변화가 생기는 질환으로 노화로 인한 연골의 탄력성 저하가 원인이다.

41

다음 중 골다공증의 원인에 해당되지 않는 것은?

① 과체중

② 갑상선 질환

③ 칼슘 섭취 부족

④ 카페인 과다 섭취

⑤ 장기적인 혈전예방 약물 복용

▶41
골다공증은 뼈세포가 상실되고 골밀도가 낮아져 골절이 발생하기 쉬운 상태로 골격이 약하고 저체중일 때 발생한다.

답 34 ⑤   35 ⑤   36 ③   37 ③   38 ③   39 ②   40 ①   41 ①

42 🔵 출제문제

다음 중 골다공증의 증상이 아닌 것은?

① 허리 통증 　　　　② 키가 작아짐
③ 관절 염증 　　　　④ 등이나 허리가 굽음
⑤ 잦은 골절

▶42
골다공증의 증상은 허리 통증, 키가 작아짐, 등이나 허리가 굽음, 잦은 골절 등이다.

43

다음 중 기침, 웃음, 재채기 등으로 인해 소변이 나오는 요실금 증상은?

① 복압성 요실금 　　　② 절박성 요실금
③ 역류성 요실금 　　　④ 신경성 요실금
⑤ 혼합성 요실금

▶43
기침, 웃음, 재채기, 달리기, 줄넘기 등 복부 내 압력 증가로 인해 소변이 나오는 요실금 증상은 복압성 요실금이다.

44 🔵 출제문제

다음 중 요실금 치료 및 예방 방법으로 옳지 않은 것은?

① 골반근육 강화 운동 　　② 규칙적인 성생활
③ 충분한 수분 섭취 　　　④ 채소와 과일 섭취
⑤ 체중 조절

▶44
요실금 치료 및 예방
• 발생 원인에 따라 약물요법이나 수술 치료
• 골반근육 강화 운동
• 충분한 수분 섭취로 방광 기능 유지
• 식이섬유소가 풍부한 채소와 과일 섭취로 변비 예방
• 비만은 복부 내 압력을 증가시켜 복압성 요실금을 유발하므로 체중 조절

45 🔵 출제문제

다음 중 전립선비대증으로 인한 증상이 아닌 것은?

① 요도가 좁아져 소변줄기가 가늘어짐
② 소변을 보고 나서도 시원하지 않음
③ 소변을 보고 싶다고 느끼자마자 바로 소변이 나옴
④ 배뇨 후 2시간 이내에 다시 소변이 마렵고 소변이 마려울 때 참기 힘듦
⑤ 밤에 자다가 소변을 보려고 자주 깸

▶45
소변을 보고 싶다고 느끼자마자 바로 소변이 나오는 증상은 절박성 요실금에 해당되며, 전립선비대증은 소변이 바로 나오지 않고 힘을 주어야 나오는 증상을 보인다.

46

다음의 〈보기〉는 욕창의 단계별 증상이다. 바르게 나열한 것은?

─────〈 보기 〉─────

ㄱ. 뼈와 근육까지 괴사가 진행된다.
ㄴ. 깊은 욕창이 생기고 괴사조직이 발생한다.
ㄷ. 피부가 벗겨지고 물집이 생기고 조직이 상한다.
ㄹ. 피부가 분홍색이나 푸른색을 띠고 누르면 색깔이 일시적으로 없어
   져 하얗게 보이고 열감이 있다.

① ㄱ → ㄴ → ㄷ → ㄹ   ② ㄴ → ㄱ → ㄷ → ㄹ
③ ㄴ → ㄷ → ㄱ → ㄹ   ④ ㄹ → ㄴ → ㄷ → ㄱ
⑤ ㄹ → ㄷ → ㄴ → ㄱ

▶46
욕창의 단계별 증상
• 1단계 : 피부가 분홍색이나 푸른색을 띠고 누르면 색깔이 일시적으로 없어져 하얗게 보이고 열감이 있다.
• 2단계 : 피부가 벗겨지고 물집이 생기고 조직이 상한다.
• 3단계 : 깊은 욕창이 생기고 괴사 조직이 발생한다.
• 4단계 : 뼈와 근육까지 괴사가 진행된다.

47 출제문제

다음 중 욕창을 치료 및 예방하기 위한 방법으로 옳지 못한 것은?

① 대상자를 이동시킬 때 피부가 밀리지 않도록 주의한다.
② 시트에 주름이 있으면 욕창이 더 잘 생긴다.
③ 파우더를 사용하여 피부 습기를 제거한다.
④ 뜨거운 물주머니는 피부 화상을 조심한다.
⑤ 피부는 순하고 부드러운 비누를 사용한다.

▶47
파우더는 화학물질이 피부를 자극하거나 땀구멍을 막으므로 사용을 금지한다.

48

다음 중 욕창 증상 초기 대처법으로 옳지 못한 것은?

① 약간 미지근한 물수건으로 찜질한다.
② 주위를 나선형을 그리듯 마사지한다.
③ 가볍게 두드려 혈액순환을 촉진한다.
④ 미지근한 바람으로 건조시킨다.
⑤ 피부에 자극을 주므로 햇볕 노출은 금한다.

▶48
춥지 않을 때에는 30분 정도 햇볕을 쪼이는 것이 욕창 치료에 효과적이다.

답 42 ③   43 ①   44 ②   45 ③   46 ⑤   47 ③   48 ⑤

49 꼭! 출제문제

다음 중 노화로 인한 피부 건조증의 치료 및 예방 방법으로 옳지 못한 것은?

① 가습기를 사용하여 습도를 조절한다.

② 물을 자주 마셔 수분을 충분히 섭취한다.

③ 샤워를 자주하여 피부 습기를 유지한다.

④ 따뜻한 물과 순한 비누를 사용한다.

⑤ 목욕 후 물기는 두드려 말리고 보습제를 충분히 바른다.

▶49
잦은 샤워나 목욕은 피부를 건조시켜 증상을 악화시킬 수 있으므로 주의해야 한다.

50

다음 중 대상포진의 원인과 가장 거리가 먼 것은?

① 고령   ② 섬망

③ 스트레스   ④ 골수나 기타 장기 이식

⑤ 자가 면역질환 및 면역 억제제 복용

▶50
대상포진의 원인
• 고령
• 과로, 스트레스
• 백혈병, 골수나 기타 장기 이식
• 자가 면역질환 및 면역 억제제 복용

51 꼭! 출제문제

다음 중 피부저림이나 작열감을 포함한 발진의 증상을 보이는 질환은?

① 폐렴   ② 욕창

③ 심부전   ④ 대상포진

⑤ 파킨슨질환

▶51
대상포진의 증상
• 가려움
• 피부저림이나 작열감을 포함한 발진
• 피부와 점막에 있는 감각신경말단 부위의 수포, 통증, 작열감

52

대상포진 자가진단법에 대한 다음 설명 중 옳지 못한 것은?

① 물집이 나타나기 전부터 감기 기운과 함께 일정 부위에 심한 통증이 느껴진다.

② 작은 물집이 몸의 한쪽에 모여 전체적으로 띠 모양으로 나타난다.

③ 물집을 중심으로 타는 듯하고 날카로운 통증이 느껴진다.

④ 어렸을 때 홍역을 앓았거나 과거 대상포진을 앓은 경험이 있다.

⑤ 평소 허약하거나 노인이거나 암 등의 질병으로 면역력이 약하다.

▶52
홍역이 아니라 수두이다. 어렸을 때 수두를 앓았거나 과거 대상포진을 앓은 경험이 있다면 대상포진에 걸릴 위험이 더욱 높다.

53 출제문제
다음 중 눈의 모양과 기능 유지를 위한 적정 안압으로 옳은 것은?

① 15~20mmHg　　　　　② 20~25mmHg

③ 25~30mmHg　　　　　④ 30~35mmHg

⑤ 35~40mmHg

▶53
눈의 모양과 기능 유지를 위한 적정 안압은 15~20mmHg이다.

54
다음 중 녹내장 대상자의 일상생활 주의사항으로 틀린 것은?

① 목이 편안 복장을 한다.
② 물구나무서기처럼 머리로 피가 몰리는 자세를 피한다.
③ 윗몸 일으키기처럼 복압이 올라가는 운동을 피한다.
④ 고개를 숙인 채 장시간 독서하는 것을 금한다.
⑤ 녹내장은 추운 겨울에 발작하기 쉬우므로 몸을 뜨겁게 유지한다.

▶54
녹내장은 추운 겨울이나 무더운 여름에 발작하기 쉬우므로 기온 변화에 유의한다.

55 출제문제
다음 중 백내장의 원인으로 옳지 않은 것은?

① 눈 주위의 부상　　　　② 카페인 과다 섭취

③ 당뇨병, 고혈압 등의 합병증　　④ 과도한 자외선 노출

⑤ 과도한 텔레비전 시청

▶55
백내장의 원인
• 노화
• 지나친 음주나 흡연
• 눈 주위의 부상
• 스테로이드 약물 복용
• 당뇨병, 고혈압 등의 합병증
• 과도한 자외선 노출 및 텔레비전 시청

56 출제문제
다음 중 백내장의 증상이 아닌 것은?

① 안구 통증　　　　　② 색 구별 능력 저하

③ 동공의 백색 혼탁　　④ 불빛 주위에 무지개가 보임

⑤ 밤과 밝은 불빛에서의 눈부심

▶56
녹내장은 안구 통증을 동반하지만, 백내장은 통증이 없으면서 점차 시력이 흐려진다.
백내장의 증상
• 색 구별 능력 저하
• 동공의 백색 혼탁
• 불빛 주위에 무지개가 보임
• 밤과 밝은 불빛에서의 눈부심
• 통증이 없으면서 점차 흐려지는 시력
• 시력 감소

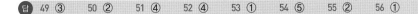

57

노화로 인한 난청의 치료 및 예방 방법으로 옳지 못한 것은?

① 난청을 악화시킬 수 있는 약물 복용을 피한다.
② 소음이 없는 장소에서 말한다.
③ 말하는 사람의 얼굴을 볼 수 있게 한다.
④ 난청이 심하면 보청기를 사용한다.
⑤ 천천히 또박또박 고음의 큰 소리로 말한다.

▶57
천천히 또박또박 말하는 것은 맞지만, 고음의 큰 소리보다는 저음의 차분한 소리로 말하는 것이 더 효과적이다.

58

다음 중 당뇨병 대상자의 식이요법으로 틀린 것은?

① 표준 체중에 알맞은 열량을 섭취한다.
② 반찬은 싱겁게 골고루 섭취한다.
③ 식사량과 영양소 등을 고려한 식단을 세워 실행한다.
④ 단 음식과 술의 섭취를 제한한다.
⑤ 고콜레스테롤의 고섬유질 음식을 섭취한다.

▶58
저콜레스테롤 식이를 기본으로 하여 육류보다는 곡류, 콩, 과일, 야채 등 고섬유질 음식을 섭취한다.

59 꼭! 출제문제

다음 중 당뇨병 대상자의 치료 및 예방 방법으로 옳지 못한 것은?

① 혈당 조절을 위해 하루 세 번 규칙적인 식사를 한다.
② 공복 시 운동을 하거나 장기간 등산 시 저혈당에 대비한다.
③ 혈당이 조절되지 않으면 의사와 상의 후 운동량을 조절한다.
④ 약물 복용 중에 식이요법과 운동요법을 병행한다.
⑤ 인슐린 주사약은 구강으로도 임시 복용이 가능하다.

▶59
인슐린 주사약은 입으로 복용하면 위장관에서 파괴되므로 반드시 주사로 주입한다.

60 출제문제

다음 중 **치매**와 비교하여 노인 우울증이 갖는 특징을 잘못 설명한 것은?

① 급격히 발병한다.
② 기억력 장애를 호소한다.
③ 모른다고 대답하는 경우가 많다.
④ 인지기능 저하 정도의 편차가 심하다.
⑤ 장기 기억보다 단기 기억이 심하게 저하된다.

▶60
노인 우울증은 단기 기억과 장기 기억이 동등하게 저하된다.

61

노인 우울증에 대한 다음 설명 중 옳지 못한 것은?

① 노인 우울증은 조기 발견하면 본인 스스로 극복할 수 있다.
② 우울증이 심하면 자살 위험이 증가한다.
③ 퇴직, 주변 사람의 죽음 등이 우울증의 원인이 된다.
④ 우울감은 잘 드러나지 않으며 불면증, 불안 증상이 흔하다.
⑤ 모임 등 사회적 활동은 노인 우울증 치료에 도움이 된다.

▶61
노인 우울증은 본인 스스로 극복하기 어렵기 때문에 주변의 긍정적인 지지가 필요하며, 가족에게 대상자를 많이 지지해주도록 조언하는 것이 좋다.

62

다음 중 섬망의 특징에 대한 설명으로 옳지 못한 것은?

① 의식장애로 인해 주의력이 저하된다.
② 인지기능 장애와 정신병적 증상은 나타나지 않는다.
③ 수 시간 내지 수일에 걸쳐 급격하게 발생한다.
④ 보통 며칠간 지속되지만 몇 주 혹은 몇 달까지 지속되기도 한다.
⑤ 증상의 기복이 심하다.

▶62
심리·정신계 질환인 섬망은 감정, 정서, 사고, 언어 등 인지기능 전반에 장애와 정신병적 증상이 나타난다.

답　57 ⑤　　58 ⑤　　59 ⑤　　60 ⑤　　61 ①　　62 ②

Part 1 요양보호와 인권
Part 2 노화와 건강증진
Part 3 요양보호와 생활 지원
Part 4 상황별 요양 보호 기술
Part 5 실전모의고사

63 꼭! 출제문제

섬망의 원인 중 촉진적 요인에 해당하는 것은?

① 고령
② 치매
③ 약물 사용
④ 과다 음주
⑤ 시력 손상

▶63
①·②·④·⑤는 섬망의 요인 중 소인적 요인에 해당된다.
촉진적 요인 : 약물 사용, 활동하지 않고 침상이나 실내에서만 지냄, 유치도뇨관 사용, 억제대 사용, 탈수, 영양 부족, 기동성 저하 등

64 꼭! 출제문제

다음 중 섬망의 증상에 대한 설명으로 옳지 못한 것은?

① 몹시 졸린 상태에서 행동하는 사람처럼 보인다.
② 주의력이 감퇴된다.
③ 수 시간이니 수일에 걸쳐 호전과 악화기 반복된다.
④ 시간, 장소, 사람에 대한 지남력 장애가 일어난다.
⑤ 섬망은 치매와 동반되지 않고 단독으로만 발생한다.

▶64
섬망은 단독으로 발생하기도 하기도 하지만 치매와 동반되어 나타나기도 한다.

65 꼭! 출제문제

다음 중 치매와 비교하여 섬망이 갖는 특징을 잘못 설명한 것은?

① 섬망은 갑자기 나타나고 치매는 서서히 나타난다.
② 섬망은 급성질환이고 치매는 만성질환이다.
③ 섬망은 의식의 변화가 있으나 치매는 말기까지 의식의 변화가 적다.
④ 섬망은 주의 집중이 매우 떨어지나 치매는 주의 집중이 별로 떨어지지 않는다.
⑤ 섬망의 수면 양상은 개인별로 차이가 있으나 치매의 수면 양상은 매우 불규칙하다.

▶65
섬망의 수면 양상은 매우 불규칙하나 치매의 수면 양상은 개인별로 차이가 있다.

66 🏆출제문제

〈보기〉에서 설명하고 있는 섬망의 치료 및 예방 방법은?

─〈 보기 〉─

• 낮에는 창문이나 커튼을 열어 시간을 알게 한다.
• 개인 사물, 사랑하는 사람의 사진, 달력, 시계 등을 가까이에 둔다.
• 일상생활 절차, 규칙, 도움을 요청할 사람 및 방법 등을 반복적으로 알려준다.

① 지남력의 유지   ② 신체통합성 유지
③ 초조의 관리   ④ 착각 및 환각 관리
⑤ 야간의 혼돈 방지

▶66
지남력(指南力)이란 시간과 장소, 상황이나 환경 따위를 올바로 인식하는 능력으로 섬망 대상자는 시간, 장소, 사람에 대한 지남력 장애가 발생한다.

67

다음 중 질환을 앓고 있는 대상자에 대한 요양보호사의 태도로 옳지 않은 것은?

① 자신이 돌보는 대상자에게 감염성 질환이 생긴 것으로 의심되면 기관에 보고 후 감염성이 없다고 판정될 때까지 격리한다.
② 대상자의 질병명을 예측해서 말하여, 빠르게 수술 혹은 약물 치료가 이루어지도록 한다.
③ 변비인 대상자가 관장을 요구할 경우 직접 하지 않고 간호사 등 의료인과 먼저 상의한다.
④ 기저귀나 소변 주머니 사용은 최대한 자제하고 되도록 스스로 할 수 있도록 유도하고 훈련해야 한다.
⑤ 수술을 받은 대상자는 회복을 위해 잔존기능을 최대한 활용할 수 있도록 돕는다.

▶67
요양보호사가 대상자의 질병명을 예측하여 말하거나 수술 혹은 약물 치료가 필요하다는 등의 말을 하면 안 된다. 요양보호사의 부정확한 판단이 대상자 및 가족에게 혼란과 걱정을 유발할 수 있기 때문이다.

답   63 ③   64 ⑤   65 ⑤   66 ①   67 ②

Chapter 02 치매, 뇌졸중, 파킨슨질환

● 치매 정의

정상적이던 사람이 나이가 들어가면서 뇌에 발생한 여러 가지 질환으로 인하여 인지기능을 상실하여 일상생활을 수행할 수 없게 되는 상태

● 치매의 원인

① 노인성 치매인 알츠하이머병 : 뇌에 베타아밀로이드 단백이 침착하여 생긴 노인성 신경반과 타우 단백질이 과인산화되면서 결합한 신경섬유다발로 불리는 비정상 물질이 뇌에 축적되어 세포의 기능이 마비됨으로써 발생함

② 혈관성 치매 : 뇌혈관이 터지거나 막혀 산소와 영양분의 공급이 차단되어 뇌세포가 손상되면서 생김

③ 대뇌병변 : 우울증, 약물 및 알코올 중독, 갑상선기능저하증 등의 대사성질환, 비타민 B_{12} 또는 엽산 결핍 등의 질환, 정상압 뇌 수두증, 경막하혈종, 뇌염 등으로 생김

● 건망증과 치매의 차이점

건망증	치매
생리적인 뇌의 현상	뇌의 질환
경험의 일부 중 사소하고 덜 중요한 일을 잊는다.	경험한 사건 전체나 중요한 일도 잊는다.
힌트를 주거나 시간이 지나 곰곰이 생각하면 기억이 난다.	힌트를 주거나 나중에 생각해도 거의 기억하지 못한다.
일상생활에 지장이 없다.	일상생활에 지장이 있고 수발이 필요하다.

● 치매의 증상

① 인지장애 : 기억력 저하, 언어능력 저하, 지남력 저하, 시공간 파악 능력 저하, 실행기능 저하

② 정신행동 증상 : 우울증, 정신증, 초조 및 공격성, 수면장애

치매의 단계별 특징과 증상

① **초기(경도)** : 가족이나 동료들이 문제를 알아차리기 시작하나 혼자서 지낼 수 있는 수준
- 물건을 둔 장소를 기억하지 못하며 물건을 자주 잃어버린다.
- 전화 통화 내용을 기억하지 못하고 반복해서 질문한다.
- 자기 물건을 잃어버리고는 남이 훔쳐 갔다고 의심한다.
- 공휴일, 납기일 등 연월일을 잊어버린다.
- 요리, 빨래, 청소, 은행 가기, 병원 방문 등 하던 일의 수행기능이 뚜렷이 저하된다.

② **중기** : 최근 기억과 더불어 먼 과거 기억의 부분적 상실, 시간 및 장소 지남력 장애, 언어이해 및 표현력 장애, 실행증, 판단력 및 수행기능 저하, 각종 정신행동 증상이 빈번히 나타나며, 도움 없이는 혼자 지낼 수 없는 수준
- 주소, 전화번호, 가까운 가족의 이름 등을 잊어버린다.
- 집 주변에서도 길을 잃거나 월, 요일에 대한 시간개념이 저하된다.
- 엉뚱한 대답을 하거나 말수가 줄어든다.
- 옷을 입거나 외모를 가꾸는 위생 상태를 유지하지 못한다.
- 쓸모없는 물건을 모아 두거나 쌌다 풀었다 하며 배회행동과 안절부절못하는 모습을 보인다.
- 혼자서는 집안일과 외출을 하지 못한다.

③ **말기(중증)** : 독립적인 생활이 불가능한 수준
- 의사소통이 거의 불가능하다.
- 판단을 하거나 지시를 따르지 못한다.
- 소리를 지르거나 심하게 화를 내는 등의 증세와 대변을 만지는 등의 심한 문제행동이 나타난다.
- 보행 장애와 대소변 실금, 욕창, 낙상 등이 반복되면서 와상상태가 된다.

치매의 치료

① **병원진료** : 3~6개월 간격
② **약물요법**
- 인지기능개선제, 아세틸콜린 분해효소 억제 약물 복용
- 우울증, 망상, 배회, 수면장애 등의 정신 행동증상은 항정신병약물, 항우울병약물, 항불안병약물, 항경련약물 복용
③ **비약물요법** : 환경개선, 행동개입, 인지 및 활동 자극

● 치매의 예방

① 고혈압, 당뇨병, 심장병 등 성인병 철저 관리

② 소량의 균형 잡힌 식사를 섭취하되 채소와 어류를 통해 항산화영양소 섭취

③ 적절한 운동을 꾸준히 규칙적으로 수행

④ 독서 등 개인적인 취미활동

⑤ 사교모임 등 사회활동

⑥ 기억력 장애 증상을 보이는 경우 치매안심센터를 통한 조기 검진

● 뇌졸중 정의

① 흔히 중풍이라 부르며, 뇌에 혈액을 공급하는 혈관이 막히거나 터져서 뇌 손상으로 오고 그에 따른 신체장애가 나타나는 뇌혈관 질환

② 뇌혈관이 막힌 뇌경색과 뇌혈관이 터진 뇌출혈로 구분

● 뇌졸중 원인

① 흡연

② 스트레스

③ 고령

④ 뇌졸중 가족력

⑤ 고혈압, 당뇨병, 심장병, 뇌졸중 과거력

⑥ 비만, 혈액 내 콜레스테롤 수치가 높은 고지혈증

● 뇌졸중 증상

① 반신마비

② 전신마비

③ 반신감각장애(감각이상 · 감각소실)

④ 언어장애

⑤ 두통 및 구토

⑥ 의식장애

⑦ 어지럼증

⑧ 운동 실조증

⑨ 시력장애

⑩ 삼킴장애

⑪ 치매

● 뇌졸중 약물요법

① 혈전용해제나 항응고제 등 복용
② 뇌경색 발생 4시간 이내에는 주사제인 혈전용해제로 치료 가능
③ 뇌경색 약물을 복용하던 대상자는 재발 가능성이 높으므로 갑자기 약을 끊으면 안 됨

● 뇌졸중 치료 및 예방

① 뇌부종 등으로 인해 생명이 위급할 때는 수술을 받는다.
② 현기증, 팔다리 저림, 뒷골 통증 등과 같은 뇌출혈의 전구증상을 주의 깊게 관찰한다.
③ 반신마비 등의 증상이나 근육의 위축이나 허약을 방지하기 위해 발병 초기부터 재활요법을 병행한다.
④ 동맥경화증, 고혈압 등을 예방하고 치료한다.
⑤ 휴식을 취하면서 갑작스럽게 자세를 바꾸지 않는다.
⑥ 삼키는 것이 어렵거나 발음이 어눌해진 대상자가 음식을 삼킬 때 폐로 흡입되지 않도록 주의해야 한다.
⑦ 뇌졸중의 전구증상을 주의 깊게 살펴야 한다.

● 뇌졸중의 전구증상

① 한쪽 팔다리가 마비되거나 감각이 이상하다.
② 말할 때 발음이 분명치 않거나, 말을 잘 못 한다.
③ 일어서거나 걸으려 하면 자꾸 한쪽으로 넘어진다.
④ 주위가 뱅뱅 도는 것처럼 어지럽다.
⑤ 갑자기 눈이 안 보이거나, 둘로 보인다.
⑥ 갑자기 벼락 치듯 심한 두통이 온다.
⑦ 의식장애로 깨워도 깨어나지 못한다.

● 파킨슨질환 정의

중추신경계에 서서히 진행되는 퇴행성 변화로 원인은 불명확하나 신경전달물질인 도파민을 만들어내는 신경세포가 파괴되는 질환

● 파킨슨질환 원인

① 중뇌의 이상으로 도파민이라는 물질의 분비 장애

② 염색체의 돌연변이

③ 뇌졸중, 중금속 중독 및 약물 중독, 다발성 신경계 위축증 등 기타 퇴행성 뇌질환

● 파킨슨질환 증상

① 무표정, 동작이 느려짐, 근육경직 및 안정 시 떨림

② 굽은 자세, 얼어붙는 현상, 자세 반사의 소실로 자주 넘어짐, 균형감각의 소실

③ 원인불명의 통증

④ 피로, 수면 장애, 변비, 방광과 다른 자율 신경의 장애, 감각적 불편감

⑤ 우울, 근심, 감정의 변화, 무감정, 사고의 느림, 인지능력의 감소 등

● 파킨슨질환 치료 및 예방

① 약물요법

② 관절과 근육이 경직되지 않도록 운동하며, 근육 스트레칭과 관절 운동을 수행

③ 많이 웃을 수 있고 적극적으로 질병에 대해 대처하도록 정신적으로 지지

Chapter 02 적중문제

• 치매, 뇌졸중, 파킨슨질환

01

치매에 대한 다음 설명 중 옳지 못한 것은?

① 뇌의 질환이다.
② 인지기능을 상실한다.
③ 경험한 사건 전체나 중요한 일도 잊는다.
④ 힌트를 주거나 시간이 지나 곰곰이 생각하면 기억이 난다.
⑤ 일상생활에 지장이 있고 수발이 필요하다.

▶01
건망증은 힌트를 주거나 시간이 지나 곰곰이 생각하면 기억이 나며, 치매는 힌트를 주거나 나중에 생각해도 거의 기억하지 못한다.

02

치매로 인한 증상 중 정신행동 증상에 해당되지 않는 것은?

① 우울증　　　　　② 정신증
③ 지남력 저하　　　④ 초조 및 공격성
⑤ 수면장애

▶02
치매의 증상
• 인지장애 : 기억력 저하, 언어능력 저하, 지남력 저하, 시공간 파악 능력 저하, 실행기능 저하
• 정신행동 증상 : 우울증, 정신증, 초조 및 공격성, 수면장애

03 출제문제

다음 〈보기〉에서 설명하고 있는 치매 증상은?

─〈 보기 〉─

• 시간 개념이 떨어져 날짜, 요일, 시간을 자주 착각하여 실수한다.
• 심하면 낮과 밤을 구분하는 것도 어려워한다.
• 오랫동안 지내던 집도 자신의 집이 아니라고 부인하고 가족의 얼굴을 보고 알아보지 못하기도 한다.

① 기억력 저하　　　② 언어능력 저하
③ 지남력 저하　　　④ 시공간 파악 능력 저하
⑤ 실행기능 저하

▶03
〈보기〉에서 설명하고 있는 치매 증상은 인지장애 중 지남력 저하에 해당된다. 지남력(指南力)이란 시간과 장소, 상황이나 환경 따위를 올바로 인식하는 능력을 말한다.

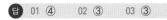
답　01 ④　　02 ③　　03 ③

04
망상, 환청, 환시가 나타나는 치매의 정신행동 증상은?

① 우울증
② 정신증
③ 초조 및 공격성
④ 수면장애
⑤ 실행기능 저하

▶04
정신증은 정신병적 증상으로 망상, 환청, 환시가 나타난다. 다른 사람이 자신의 것을 훔쳐 갔다고 주장하는 등 각종 의심이 증가하며 돌아가신 부모님이 집 밖에 와 계시다는 등 착각이 증가한다. 방 안에서 혼자 누군가와 대화를 나누거나 손짓을 하는 등의 증상을 보인다.

05 🔍 출제문제
다음 중 우울증과 비교한 치매의 증상으로 옳지 못한 것은?

① 급격히 발병한다.
② 기억력에 문제가 없다고 주장하는 경우가 많다.
③ 근사치의 대답을 한다.
④ 단기 기억이 심하게 저하된다.
⑤ 기억력 저하가 먼저 시작된다.

▶05
급격히 발병하는 것은 우울증이며 치매는 서서히 발병한다.

06 🔍 출제문제
다음 중 섬망과 비교한 치매의 증상으로 옳지 못한 것은?

① 대부분 만성으로 진행된다.
② 나중에 사람을 못 알아본다.
③ 신체 생리적 변화는 적다.
④ 주의 집중이 매우 떨어진다.
⑤ 수면 양상은 개인별로 차이가 있다.

▶06
섬망은 주의 집중이 매우 떨어지나 치매는 주의 집중이 별로 떨어지지 않는다.

07 🖐 출제문제

다음 중 치매 말기에 보이는 증상이 아닌 것은?

① 의사소통이 거의 불가능하다.

② 자기 물건을 잃어버리고는 남이 훔쳐 갔다고 의심한다.

③ 소리를 지르거나 심하게 화를 내는 증세를 보인다.

④ 대변을 만지는 등의 심한 문제행동이 나타난다.

⑤ 와상상태가 된다.

▶07
자기 물건을 잃어버리고는 남이 훔쳐 갔다고 의심하는 것은 치매 초기의 증상이다.

치매 말기 증상

• 의사소통이 거의 불가능하다.

• 판단을 하거나 지시를 따르지 못한다.

• 소리를 지르거나 심하게 화를 내는 등의 증세와 대변을 만지는 등의 심한 문제행동이 나타난다.

• 보행 장애와 대소변 실금, 욕창, 낙상 등이 반복되면서 와상상태가 된다.

08

다음 중 치매의 치료 방법에 대한 설명으로 옳지 못한 것은?

① 치매 대상자는 3~6개월 간격으로 병원에서 진료를 받는다.

② 비약물요법도 치매 치료에 도움이 된다.

③ 아세틸콜린 분해효소 억제 약물을 복용한다.

④ 인지기능 개선을 위해 복잡하고 구조화된 환경을 제공한다.

⑤ 행동 수정을 위해 필요시 격리 등의 방법을 사용한다.

▶08
치매 환자에게는 가급적 단순하고 구조화되어 있으며 안정적인 환경을 제공한다.

09

다음 중 치매의 예방 방법에 대한 설명으로 옳지 못한 것은?

① 고혈압, 당뇨병, 심장병 등 성인병을 철저히 관리한다.

② 채소는 섭취하되 어류 섭취는 피한다.

③ 적절한 운동을 꾸준히 규칙적으로 한다.

④ 독서 등 개인적인 취미활동을 꾸준히 한다.

⑤ 사교모임 등 사회활동을 지속한다.

▶09
치매를 예방하기 위해서 소량의 균형 잡힌 식사를 섭취하되 채소와 어류를 통해 항산화영양소를 섭취한다.

10

다음 〈보기〉에서 설명하는 질환으로 옳은 것은?

――――――〈 보기 〉――――――

뇌에 혈액을 공급하는 혈관이 막히거나 터져서 뇌 손상으로 오고 그에 따른 신체장애가 나타나는 뇌혈관 질환이다.

① 치매　　　　　　　　② 섬망
③ 우울증　　　　　　　④ 뇌졸중
⑤ 파킨슨질환

▶10
〈보기〉에서 설명하는 질환은 흔히 중풍이라 부르는 뇌졸중으로, 뇌혈관이 막힌 뇌경색과 뇌혈관이 터진 뇌출혈로 구분된다.

11 🔔 출제문제

다음 중 뇌졸중 원인과 가장 거리가 먼 것은?

① 당뇨병　　　　　　　② 스트레스
③ 고지혈증　　　　　　④ 뇌졸중 가족력
⑤ 도파민 분비 장애

▶11
도파민 분비 장애는 파킨슨질환의 원인이다.
뇌졸중 원인
• 흡연
• 스트레스
• 고령
• 뇌졸중 가족력
• 고혈압, 당뇨병, 심장병, 뇌졸중 과거력
• 비만, 혈액 내 콜레스테롤 수치가 높은 고지혈증

12

술 취한 사람처럼 비틀거리고 한쪽으로 자꾸 쓰러지려 하는 뇌졸중 증상은?

① 반신마비　　　　　　② 어지럼증
③ 연하곤란　　　　　　④ 운동 실조증
⑤ 반신감각장애

▶12
소뇌에 뇌졸중이 발생하였을 때 술 취한 사람처럼 비틀거리고 한쪽으로 자꾸 쓰러지려 하고, 물건을 잡으려고 할 때 정확하게 잡지 못하는 뇌졸중 증상은 운동 실조증이다.

13 🔔 출제문제

다음 중 음식이나 물을 삼키기 힘든 삼킴장애를 의미하는 것은?

① 연하곤란　　　　　　② 지남력 장애
③ 운동 실조증　　　　　④ 반신감각장애
⑤ 역류성 식도염

▶13
연하곤란은 음식이나 물을 삼키기 힘든 삼킴장애로, 음식물이나 이물질이 기도 내로 넘어가 기관지나 폐에 염증을 유발하는 흡인성 폐렴을 유발할 수 있다.

14
다음 중 뇌졸중의 치료 및 예방 방법으로 옳지 못한 것은?

① 뇌부종 등으로 인해 생명이 위급할 때는 수술을 받는다.
② 발병 초기 이후 증세 호전 시 재활요법을 병행한다.
③ 동맥경화증, 고혈압 등을 예방하고 치료한다.
④ 휴식을 취하면서 갑작스럽게 자세를 바꾸지 않는다.
⑤ 뇌졸중의 전구증상을 주의 깊게 살펴야 한다.

▶14
반신마비 등의 증상이나 근육의 위축이나 허약을 방지하기 위해 발병 초기부터 재활요법을 병행한다.

15 출제문제
다음 〈보기〉에서 설명하고 있는 질환으로 옳은 것은?

――――〈 보기 〉――――

중추신경계에 서서히 진행되는 퇴행성 변화로 원인은 불명확하나 신경전달물질인 도파민을 만들어내는 신경세포가 파괴되는 질환이다.

① 치매　　　　　　　　② 섬망
③ 우울증　　　　　　　④ 뇌졸중
⑤ 파킨슨질환

▶15
〈보기〉에서 설명하는 도파민 분비 장애는 파킨슨질환에 해당된다.

16 출제문제
다음 중 파킨슨질환의 원인과 가장 거리가 먼 것은?

① 인슐린 분비 장애　　　② 염색체 돌연변이
③ 뇌졸중　　　　　　　　④ 중금속 및 약물 중독
⑤ 다발성 신경계 위축증

▶16
파킨슨질환은 도파민 분비 장애와 관련이 있고, 인슐린 분비 장애와 관련이 있는 질환은 당뇨병이다.
파킨슨질환 원인
• 중뇌의 이상으로 도파민이라는 물질의 분비 장애
• 염색체의 돌연변이
• 뇌졸중, 중금속 중독 및 약물 중독, 다발성 신경계 위축증 등 기타 퇴행성 뇌질환

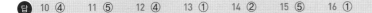

답　10 ④　　11 ⑤　　12 ④　　13 ①　　14 ②　　15 ⑤　　16 ①

Chapter 03 노인의 건강증진 및 질병예방

● 노화와 관련된 영양문제

① 감각기관의 기능 저하

② 조기 포만감을 느끼며 복부팽만감과 식욕부진

③ 위의 소화기능 및 흡수기능 감소

④ 활동 감소, 칼슘의 섭취 및 흡수의 감소

⑤ 만성질환으로 인한 영양부족

⑥ 약물복용

⑦ 신체 수분량 감소, 갈증에 대한 반응 저하로 탈수 발생

⑧ 치아 탈락, 의치 착용

⑨ 치매로 인한 인지기능의 저하로 음식의 과잉이나 결핍 발생

● 영양관리

① 적절한 칼로리 섭취는 이상적인 체중 유지

② 3끼 식사를 규칙적으로 함

③ 동물성 단백질은 체중 1kg당 0.5~0.6g 정도가 충분하고 적어도 1일 단백질의 1/3~1/4은 동물성 단백질로 공급하도록 함(1일 단백질 필요량은 체중 1kg당 1g)

④ 칼슘 등의 부족은 우유로 보충

⑤ 신장질환, 고혈압, 심장질환의 노인은 식염 섭취량을 줄임

⑥ 물, 섬유소가 풍부한 야채나 과일 등을 섭취하여 변비 예방

⑦ 육류는 기름을 제거하고 섭취

⑧ 콩이나 유제품을 매일 섭취

⑨ 해조류, 버섯류, 채소 및 과일류를 가능한 자주 먹도록 함

⑩ 음식은 먹을 만큼만 준비하고 만든 지 오래된 음식은 먹지 않음

⑪ 금기가 아니라면 물을 충분히 마시도록 함

⑫ 여러 음식을 함께 섭취하여 아미노산 보충

● 음식을 싱겁게 먹기 위한 조리법

① 식초, 겨자, 후추, 파, 마늘, 양파, 참깨 등을 사용한다.

② 간장, 고추장, 된장 등은 평소의 2/3만 사용한다.

③ 음식이 뜨거울 때 간을 맞추지 않는다.

④ 국물을 만들 때 마른 새우, 멸치, 표고버섯 등을 사용한다.

⑤ 배추김치, 간장, 된장, 라면, 고추장, 총각김치를 통한 소금 섭취를 주의한다.

● 암 발생을 예방하는 식생활

① 다채로운 식단으로 균형 잡힌 식사를 한다.

② 균형 잡힌 식사를 위하여 매끼 여섯 가지 식품군을 골고루 섭취한다.

③ 채소와 과일을 충분히 섭취한다.

④ 짠 음식을 덜 먹는다.

⑤ 탄 음식은 피한다.

● 수분 섭취 방법

① 물은 마시는 양보다 마시는 방법이 중요하다.

② 세계보건기구(WHO)가 제시한 물 섭취 하루 권장량은 200㎖ 8잔 정도인 1.5~2ℓ이다.

③ 질환에 따라 물 마시는 방법을 달리해야 한다.

마시는 양	자신의 체중 × 30~33(㎖)
마시는 간격	한 시간에 한 잔(200㎖)
마시는 방법	한 번에 500㎖ 이상 마시지 말고, 한두 모금씩 천천히 마심
물 이외 음료수	주스는 수분 보충 가능. 녹차 · 커피 · 맥주는 탈수 유발

● 수분 섭취와 질병

① 수분 섭취를 제한해야 하는 질병 : 간경화, 심부전, 신부전증, 부신기능저하증, 심한 갑상선기능저하증

② 수분을 충분히 마셔야 하는 질병 : 염증성 비뇨기 질환, 폐렴 · 기관지염, 고혈압 · 협심증, 당뇨병

● 운동관리

① 현재의 운동수준을 파악

② 운동금기 질환 및 투약상황을 확인

③ 즐거운 마음으로 운동

④ 시원하고 바람이 잘 통하고 땀을 흡수하는 옷을 입고 운동
⑤ 적어도 10분 이상 준비운동을 하여 유연성을 높이고 근육 손상을 방지
⑥ 저강도 운동으로 시작하고 근육피로, 호흡곤란, 협심증, 부정맥, 혈압의 변화 등을 관찰
⑦ 운동의 강도, 기간, 빈도를 서서히 증가
⑧ 안정 시 심박동수로 돌아올 때까지 마무리 운동
⑨ 운동 중간중간 충분한 휴식시간을 가짐
⑩ 개인의 능력에 맞는 운동프로그램을 실시
⑪ 빠르게 방향을 바꿔야 하는 운동(예 태권도, 농구, 탁구, 배드민턴, 스쿼시, 테니스)이나 동작은 금함

● 노화와 관련된 수면문제

① 수면 중에 자주 깸
② 수면량이 줄어듦
③ 잠들 때까지 오랜 시간이 걸림
④ 낮 시간 동안 졸림증이 많아짐

● 수면관리

① 아침 기상 시간을 일정하게 유지
② 카페인 함유 음료를 줄이거나 오후에는 피함
③ 금주, 금연
④ 저녁에 과식하면 숙면을 취하기 어려우므로 식사량 조절
⑤ 공복감으로 잠이 안 오면 따뜻한 우유를 마심
⑥ 침실의 온도, 소음, 침구 등을 살펴 편안하게 함
⑦ 편한 잠옷을 착용
⑧ 일정한 시각에 잠자리에 듦
⑨ 취침 전 지나치게 집중하는 일을 하지 않음
⑩ 코를 골거나 뒤척임이 심한 경우 다른 방을 사용
⑪ 매일 규칙적으로 적절한 양의 운동을 함
⑫ 수면제나 진정제를 장기복용하지 않음
⑬ 낮잠을 자지 않음

● 노인의 성 문제

① 여성 노인은 에스트로겐 분비 감소로 성교 시 불편감과 통증이 증가

② 남성 노인은 성적 자극에 반응이 지연

③ 배우자 중 한 사람이나 부부 모두가 질병이 있을 때 성기능 감소

④ 노인이 복용 중인 질병 치료제가 정상적인 성 활동 방해

⑤ 당뇨병 노인은 발기부전 경험

⑥ 관절염 대상자의 통증 완화를 위한 항염증성 약물은 성적 욕구를 감소

⑦ 심장질환을 가진 노인은 성교 시 심장마비 주의

⑧ 성생활은 뇌졸중 재발과 관련이 없으며, 체위 변화에 도움이 되는 기구로 취약점 보완

⑨ 자궁적출술과 유방절제술을 한 여성 노인의 실제 성기능은 불변

⑩ 전립선 절제술은 발기하는 데 문제를 유발하지 않음

⑪ 과도한 알코올 섭취는 여성의 오르가슴 지연, 남성의 발기 지연

⑫ 강심제, 이뇨제, 항고혈압제, 신경안정제, 항진정제 등은 남성과 여성 모두에게 성 문제 유발

⑬ 일부 항파킨슨 약물치료제는 성적 욕구를 높여주지만 성생활 수행능력까지 반드시 높여주는 것은 아님

노인의 성생활 관리

① 노인의 성적 욕구 및 성적 표현은 기본 욕구임

② 노화로 인한 성적 변화를 극복하기 위해 꾸준한 운동 및 정기검진

③ 여성노인은 질분비물이 줄어들므로 윤활제 사용 유익

④ 약물 처방 시 성기능에 미치는 영향 확인

⑤ 사생활 존중 및 개인의 특성에 맞는 성생활

⑥ 부부관계가 원활치 않을 때 서로를 감싸줌으로써 성기능 향상에 긍정적 작용

노인의 약물 관련 특징

① 만성질환으로 인한 약물 과다 복용

② 약물에 의존적 성향 증대

③ 위산 분비 감소로 약물 흡수 감소 효과 지연

④ 신장으로 가는 혈류량 감소로 순환 혈류 내에 약물이 축적되어 약물중독 위험 증가

⑤ 약의 상표나 지시사항에 대한 이해능력 감소로 약물의 부적절한 사용

⑥ 투약에 대한 부적절한 지식

노인의 약물사용 원칙

① 복용하는 약물 효과 숙지

② 적합한 약, 정해진 양, 올바른 복용방법, 정해진 시간, 올바른 경로로 복용하는지 확인

③ 약물의 부작용 확인

④ 비처방약도 복용하기 전에 의사와 상담

⑤ 다른 사람에게 처방된 약 복용 금지

⑥ 비상약은 상시 구입이 가능함을 고지

⑦ 자신의 신체적 문제, 주치의 약물 알레르기 반응, 현재의 복용 약물에 대한 최근 기록 휴대

⑧ 진료나 건강 상담 시 평소 복용 중인 약물 사전 제시

● 노인의 약물사용 방법

① 복용하던 약을 의사의 처방 없이 중단하면 안 된다.

② 약을 술과 함께 먹으면 효과가 떨어지거나 부작용이 있을 수 있다.

③ 증상이 비슷하다고 해서 다른 사람에게 처방된 약을 먹거나 자기 약을 남에게 주면 안 된다.

④ 가급적 단골 병원과 약국을 지정하여 다니는 것이 좋다.

⑤ 진료 후 이전 처방약을 이어서 복용하지 않는다.

⑥ 약 복용시간을 준수해야 한다.

⑦ 약이 쓰다고 다른 것과 함께 복용하면 안 된다.

⑧ 우유, 녹차, 커피 등 카페인 음료와 함께 복용하면 약의 흡수가 방해되므로 미지근한 물 한 컵과 함께 복용하는 것이 좋다.

⑨ 약을 자몽주스와 함께 복용하면 고혈압, 고지혈증의 부작용이 증가한다.

⑩ 철분제는 오렌지주스와 함께 복용하면 흡수가 잘 된다.

⑪ 약 삼키는 것이 힘들다고 쪼개서 복용하면 안 된다.(분할선이 있는 약만 분할 가능)

⑫ 약 복용을 잊어버렸다고 그 다음 복용 시간에 2배로 복용하면 안 된다.

⑬ 건강기능식품도 의약품은 아니지만 의사, 약사와 충분히 상의한 후 복용한다.

● 약물의 종류별 복용시간

① 식후 : 위장장애를 줄이는 대부분의 약제

② 식전 : 일부 당뇨약, 위장관 운동 조절제, 갑상선호르몬제

③ 식사 중 또는 식사 직후 : 칼슘제, 철분제

● 금연 후 신체적 변화

① 2분 뒤 : 혈압 수준이 좋아지고, 맥박과 손발 체온이 정상으로 돌아온다.

② 8시간 뒤 : 혈중 일산화탄소와 산소량이 정상으로 회복되기 시작한다.

③ 24시간 뒤 : 심장발작 위험이 줄어든다.

④ 48시간 뒤 : 후각과 미각이 향상되고, 기도 점막의 감각 끝부분이 되살아나기 시작한다.

⑤ 2주~3개월 : 폐 기능의 30%가 회복되고, 혈액순환이 좋아진다.

⑥ 3개월 이상 : 정자 수가 증가하고 성기능이 향상된다.

⑦ 1년 뒤 : 심장병 발병 위험이 절반으로 줄어든다.

⑧ 5~10년 뒤 : 폐암으로 사망할 확률이 흡연자의 절반으로 감소한다.

⑨ 10년 이상 : 기대 수명이 금연 전보다 10~15년 늘어난다.

절주 방법

① 암 예방을 위해서는 한두 잔의 술도 피한다.

② 음주를 권하는 환경에 대비해 방안을 마련해 둔다.

③ 필요한 경우, 관할 보건소나 알코올 상담 전문가의 도움을 받는다.

④ 절주 환경을 조성한다.

⑤ 스트레스를 피한다.

⑥ 술자리에서의 대처 방안을 마련하고 실천한다.

⑦ 빈속에 술을 마시지 않는다.

⑧ 음주 대신 할 수 있는 일을 생각해 본다.

⑨ 음주 일지를 작성해 본다.

예방접종 종류와 주기

대상 전염병	50~64세	65세 이상
파상풍 / 디프테리아 / 백일해	1차 기본 접종은 디프테리아, 파상풍, 백일해를 접종하고, 이후 10년마다 파상풍과 디프테리아를 추가 접종	
인플루엔자	매년 1회	
폐렴구균	위험군에 대해 1~2회 접종	1회
대상포진	1회	1회

폭염 대응 안전수칙(여름)

① 가급적 야외 활동이나 야외 작업을 자제한다.

② 한낮에는 외출이나 논밭일, 비닐하우스 작업 등을 삼가고 부득이 외출할 때는 헐렁한 옷차림에 챙이 넓은 모자와 물을 휴대한다.

③ 현기증, 메스꺼움, 두통, 근육 경련 등이 있을 때는 시원한 장소에서 쉬고 시원한 물이나 음료를 천천히 마신다.

Part 1 요양보호와 인권

Part 2 노화와 건강증진

Part 3 요양보호의 생활 지원

Part 4 상황별 요양 보호 기술

Part 5 실전모의고사

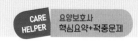
④ 식사는 가볍게 하고 물은 평소보다 자주 마신다.

⑤ 선풍기는 환기가 잘되는 상태에서 사용하고 커튼 등으로 햇빛을 가린다.

● 뇌졸중 예방 안전수칙(겨울)

① 고혈압 등 뇌졸중의 선행 질환을 철저히 관리한다.

② 실외 운동을 삼가고 실내 운동을 하는 것이 좋다.

③ 새벽보다는 낮 시간에 운동한다.

④ 운동 시 준비 운동과 마무리 운동을 평소보다 충분히 한다.

⑤ 술을 많이 마신 다음 날 아침에는 가급적 외출을 삼간다.

⑥ 따뜻한 곳에 있다가 갑자기 찬 곳으로 나가지 말아야 한다.

⑦ 따뜻한 곳에서 찬 곳으로 나갈 때는 양말과 신발, 장갑, 방한복, 방한모자, 마스크, 목도리 등을 착용해 몸을 따뜻하게 한 후 나가야 한다.

● 골절 예방 안전수칙(겨울)

① 눈이나 비가 오는 날에는 가급적 외출을 삼간다.

② 손을 주머니에 넣고 걷지 않는다.

③ 움직임이 둔한 옷은 피하고, 가볍고 따뜻한 옷을 입는다.

④ 평소에 근력강화 운동을 한다.

Chapter
03 적중문제

• 노인의 건강증진 및
  질병예방

01

다음 중 노인의 영양문제에 대한 설명으로 옳지 못한 것은?

① 감각기관의 기능이 저하된다.
② 포만감을 늦게 느껴 과식하기 쉽다.
③ 칼슘의 섭취 및 흡수가 감소된다.
④ 만성질환에 약물복용이 잦다.
⑤ 갈증에 대한 반응 저하로 탈수가 발생한다.

▶01
노인은 조기 포만감을 느끼며 복부
팽만감과 식욕부진의 영양문제를 보
인다.

02

노인의 영양관리에 대한 다음 설명 중 옳지 못한 것은?

① 적절한 칼로리 섭취로 이상적인 체중을 유지한다.
② 하루 세끼 식사를 규칙적으로 한다.
③ 부족한 열량을 채우기 위해 동물성 지방 섭취를 늘린다.
④ 고혈압, 심장병 등을 예방하기 위해 염분 섭취를 줄인다.
⑤ 금기가 아니라면 물은 충분히 마신다.

▶02
육류는 기름을 제거하고 섭취하여
동물성 지방 섭취를 줄인다.

03 [찍] 출제문제

다음 중 암 발생을 예방하는 식생활 습관으로 옳지 못한 것은?

① 다채로운 식단으로 균형 잡힌 식사를 한다.
② 균형 잡힌 식사를 위하여 세끼 중 한끼는 여섯 가지 식품군을 골고루
  섭취한다.
③ 채소와 과일을 충분히 섭취한다.
④ 짠 음식을 덜 먹는다.
⑤ 탄 음식은 피한다.

▶03
균형 잡힌 식사를 위하여 매끼 여섯
가지 식품군을 골고루 섭취한다.

답 01 ② 02 ③ 03 ②

04 꼭! 출제문제

다음 중 수분 섭취 방법으로 옳지 못한 것은?

① 물은 마시는 양보다 마시는 방법이 중요하다.
② 세계보건기구(WHO)가 제시한 물 섭취 하루 권장량은 1.5~2ℓ이다.
③ 질환에 따라 물 마시는 방법을 달리해서는 안 된다.
④ 한 시간에 한 잔(200㎖)을 마신다.
⑤ 한 번에 500㎖ 이상 마시지 말고 한두 모금씩 천천히 마신다.

▶04
질환에 따라 물 마시는 방법을 달리해야 한다.

05 꼭! 출제문제

다음 중 수분을 충분히 마셔야 하는 질병에 해당되지 않는 것은?

① 폐렴
② 심부전
③ 고혈압
④ 협심증
⑤ 당뇨병

▶05
심장에 들어온 혈액이 많으면 심장에 부담이 되므로 심부전 환자는 물을 하루 1ℓ 이내로 마셔야 한다.
• 수분 섭취를 제한해야 하는 질병 : 간경화, 심부전, 신부전증, 부신기능저하증, 심한 갑상선기능저하증
• 수분을 충분히 마셔야 하는 질병 : 염증성 비뇨기 질환, 폐렴 · 기관지염, 고혈압 · 협심증, 당뇨병

06

노인의 운동관리에 대한 다음 설명 중 옳지 못한 것은?

① 현재의 운동수준을 파악한다.
② 운동금기 질환 및 투약상황을 파악한다.
③ 적어도 10분 이상 준비운동을 한다.
④ 빠르게 방향을 바꿔야 하는 운동이나 동작은 금한다.
⑤ 고강도 운동으로 시작하고 근육피로, 호흡곤란, 협심증, 부정맥, 혈압의 변화 등을 관찰한다.

▶06
고강도 운동이 아닌 저강도 운동으로 시작하고 근육피로, 호흡곤란, 협심증, 부정맥, 혈압의 변화 등을 관찰한다.

07

노인의 수면관리에 대한 다음 설명 중 옳지 못한 것은?

① 아침 기상 시간을 일정하게 유지한다.
② 카페인 함유 음료를 줄이거나 오후에는 피한다.
③ 공복감으로 잠이 안 오면 따뜻한 녹차를 마신다.
④ 취침 전 집중하는 일을 하지 않는다.
⑤ 수면제나 진정제를 장기복용하지 않는다.

▶07
녹차에도 카페인이 함유되어 있으므로 공복감으로 잠이 안 오면 따뜻한 우유를 마시는 것이 더 좋다.

08 _픽 출제문제

절주 방법에 대한 다음 설명 중 옳지 못한 것은?

① 필요한 경우, 관할 보건소나 알코올 상담 전문가의 도움을 받는다.
② 암 예방을 위해서 하루에 한두 잔의 술은 마셔도 된다.
③ 빈속에 술을 마시지 않는다.
④ 음주 대신 할 수 있는 일을 생각해본다.
⑤ 음주 일지를 작성한다.

▶08
최근에 보건복지부에서는 예전에는 '술은 하루 2잔 이내로만 마시기'로 되어 있던 암 예방 지침을 '암 예방을 위하여 하루 한두 잔의 소량 음주도 피하기'로 변경하였다.

09 _픽 출제문제

노인의 성에 대한 다음 설명 중 옳지 못한 것은?

① 여성 노인은 에스트로겐 분비 감소로 성교 시 불편감이 증가한다.
② 남성 노인은 성적 자극에 반응이 지연된다.
③ 당뇨병 노인은 발기부전을 경험할 수 있다.
④ 항염증성 약물은 성적 욕구를 감소시킬 수 있다.
⑤ 성생활은 뇌졸중 재발과 관련이 깊다.

▶09
노인의 성생활은 뇌졸중 재발과 관련이 없으며, 체위 변화에 도움이 되는 기구로 취약점이 보완 가능하다.

10

노인의 성생활 관리에 대한 다음 설명 중 옳지 못한 것은?

① 노인의 성적 욕구 및 성적 표현은 기본 욕구의 하나이다.
② 노화로 인한 성적 변화를 극복하기 위해 꾸준한 운동이 필요하다.
③ 여성노인은 질분비물이 줄어들므로 윤활제를 사용하는 것이 좋다.
④ 약물 처방을 받을 때 성기능에 미치는 영향을 꼭 확인할 필요는 없다.
⑤ 성에 대한 개념은 개인차가 있으므로 사생활을 존중해 준다.

▶10
성기능에 영향을 미치는 약물이 많으므로 몸에 꼭 필요한 약물만 복용하고, 약물 처방을 받을 때는 성기능에 어떤 영향을 주는지를 꼭 확인한다.

답 04 ③   05 ②   06 ⑤   07 ③   08 ②   09 ⑤   10 ④

11

노인의 약물 복용 관련 특징으로 옳지 못한 것은?

① 만성질환으로 인해 약물을 과다 복용한다.
② 약물에 의존하는 성향이 증대된다.
③ 위산 분비 감소로 약물 흡수 속도가 빠르다.
④ 순환 혈류 내에 약물이 축적되어 약물중독 위험이 증가한다.
⑤ 약의 지시사항에 대한 이해부족으로 약물을 부적절하게 사용할 수 있다.

▶11
나이가 들면서 위산 분비가 감소하여 약물 흡수가 줄어들며, 약물이 흡수되는 부위에 이르기까지 시간이 길어져 약물의 효과가 늦게 나타난다.

12

노인의 약물복용 원칙에 대한 다음 설명 중 옳지 못한 것은?

① 복용하는 약물 효과를 알아야 한다.
② 약물의 부작용 등이 있는지 확인한다.
③ 비처방약은 의사의 상담 없이 복용할 수 있다.
④ 다른 사람에게 처방된 약은 절대로 복용해서는 안 된다.
⑤ 진료나 건강 상담 시 평소 복용 중인 약물을 사전에 제시한다.

▶12
비처방약도 복용하기 전에 의사와 상담해야 한다.

13 꼭! 출제문제

노인의 약물사용 방법에 대한 다음 설명 중 옳지 못한 것은?

① 복용하던 약을 의사의 처방 없이 중단하면 안 된다.
② 가급적 단골 병원과 약국을 지정하여 다니는 것이 좋다.
③ 진료 후 이전 처방약을 이어서 복용하지 않는다.
④ 약이 쓰다고 다른 것과 함께 복용하면 안 된다.
⑤ 약 삼키는 것이 힘들면 쪼개서 복용한다.

▶13
약 삼키는 것이 힘들다고 쪼개서 복용하면 안 된다. 분할선이 있는 약만 쪼갤 수 있으며 장용 코팅제, 서방제 등은 분할 · 분쇄가 불가한 약제이다.

14 꼭! 출제문제

다음 중 65세 이상 노인에게 권장하는 예방접종 종류가 아닌 것은?

① 결핵　　　　　　② 인플루엔자
③ 폐렴구균　　　　④ 대상포진
⑤ 디프테리아

▶14
65세 이상 노인은 반드시 인플루엔자, 폐렴구균, 대상포진, 파상풍, 디프테리아 예방접종을 하도록 권장하고 있다.

15 🔥 출제문제

다음 〈보기〉의 전염병 중 10년마다 추가 접종해야 하는 것은?

─── 〈보기〉 ───

ㄱ. 파상풍   ㄴ. 디프테리아   ㄷ. 백일해
ㄹ. 인플루엔자   ㅁ. 폐렴구균   ㅂ. 대상포진

① ㄱ, ㄴ   ② ㄴ, ㄷ
③ ㄷ, ㄹ   ④ ㄹ, ㅁ
⑤ ㅁ, ㅂ

▶15
1차 기본 접종은 디프테리아, 파상풍, 백일해를 접종하고, 이후 10년마다 파상풍과 디프테리아를 추가 접종한다.

16

다음 중 폭염 대응 안전수칙으로 옳지 못한 것은?

① 가급적 야외 활동이나 야외 작업을 자제한다.
② 한낮에는 논밭일, 비닐하우스 작업 등을 삼간다.
③ 현기증, 메스꺼움 등이 있을 때는 시원한 장소에서 쉰다.
④ 식사는 체력을 위해 평소보다 많이 한다.
⑤ 선풍기는 환기가 잘되는 상태에서 사용한다.

▶16
식사는 가볍게 하고 물은 평소보다 자주 마신다.

17 🔥 출제문제

다음 중 뇌졸중 예방 안전수칙으로 옳지 못한 것은?

① 고혈압 등 뇌졸중의 선행 질환을 철저히 관리한다.
② 실외 운동을 삼가고 실내 운동을 하는 것이 좋다.
③ 낮 시간보다는 새벽에 운동한다.
④ 운동 시 준비 운동과 마무리 운동을 평소보다 충분히 한다.
⑤ 술을 많이 마신 다음 날 아침에는 가급적 외출을 삼간다.

▶17
새벽보다는 낮 시간에 운동하는 것이 뇌졸중 예방에 도움이 된다.

답   11 ③   12 ③   13 ⑤   14 ①   15 ①   16 ④   17 ③

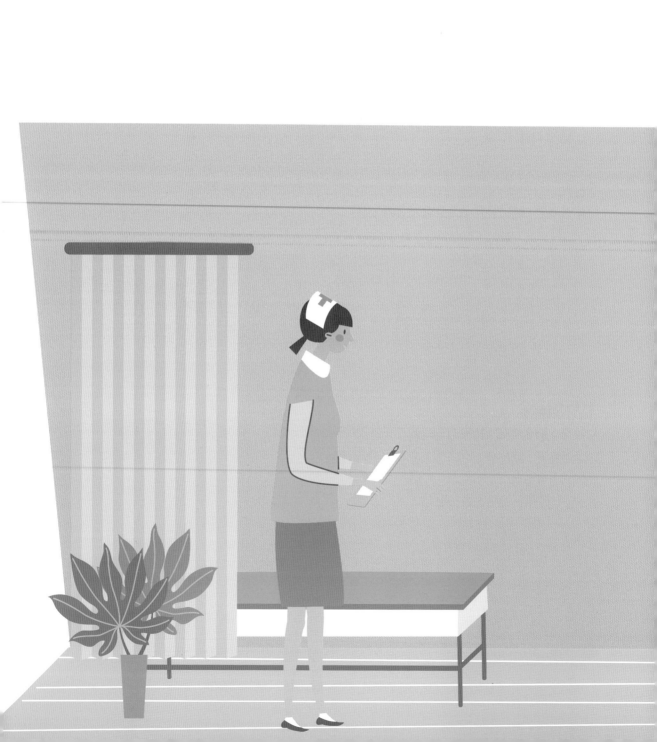

Part **3**

요양보호와 생활 지원

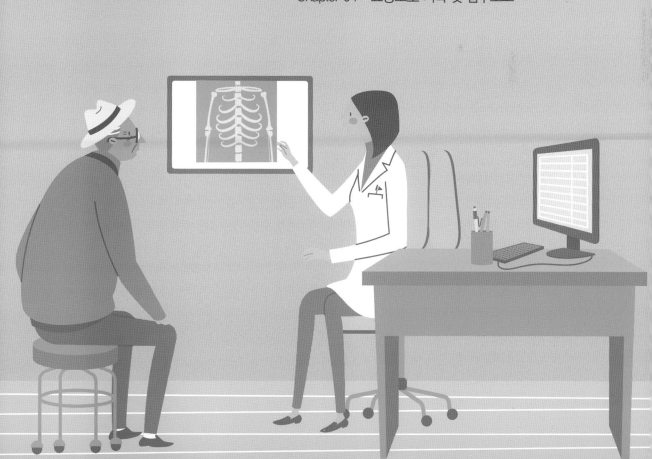

Chapter 01 신체활동 지원

대상자를 대하는 일반 원칙

① 무엇이든 강제로 하지 않는다.
② 수면은 기억능력을 유지하는 데 중요한 요소이므로 대상자가 수면을 하는 동안 방해하지 않는다.
③ 억제대는 하지 않는다.
④ 노인은 어깨 주변 근육과 인대가 약해서 겨드랑이를 잡아 올리면 어깨 관절이 탈구될 위험이 있으므로 겨드랑이를 잡아 올리지 않는다.

대상자 대면하기

① 상대방과 가까운 거리의 정면에서 같은 눈높이로 한참 동안 바라보고, 힐끗 보지 않는다.
② 대상자의 상태를 살피거나 서비스를 시작하기 전에 의향을 물을 때 '옳은 방법'으로 보아야 한다.
③ 쳐다보기만 하면 적대적으로 느낄 수 있으므로 눈을 맞추고 나서 2초 이내에 인사하거나 말을 건넨다.
④ 대상자가 벽 쪽으로 돌아누워 시선을 피하면 침대와 벽 사이에 틈을 만들어서라도 눈을 맞추며 "제 눈을 봐주세요"라고 요청한다.
⑤ 대상자에게 가까이 갈 때, 서비스를 제공할 때 옳은 방법으로 눈을 맞추며 보아야 한다.

대상자에게 말하기

① 혼자 지내는 대상자의 방 안으로 들어갈 때나 대상자가 졸고 있거나 아직 잠에서 덜 깨었을 때는 침대판을 두드리고, 대답이 없으면 약 3초간 잠시 기다렸다가 다시 한 번 두드려 대상자를 깨운 뒤 말을 시작한다.
② 아무 말도 안 하는 대상자에게도 말을 건다. 요양보호사 혼자서라도 상황을 설명하며 말하면 대답은 하지 못해도 어쩌면 알아듣고 있을 수 있다.
③ 항상 긍정형 문장으로 이야기한다.
④ 무언가 이야기를 한 후 최소 3초 이상 기다린다. 요양보호사가 한 말을 이해하고 행동으로 옮기는 데 시간이 필요하기 때문이다.
⑤ 봐야 할 것을 눈높이에서 보여주며 말을 한다.

● **대상자 만지기**

① 붙잡지 않고 천천히 밑에서부터 받쳐 살짝 힘을 주는 것이 좋다.

② 손끝이 아니라 손바닥 전체를 이용해 접촉한다.

③ 절대 급격한 행동으로 붙잡거나 할퀴거나 꼬집거나 때리거나 하면 안 된다.

④ 인지를 자극하기 위해서는 손이나 얼굴을 만지는 것이 효과적이다. 다만, 손이나 얼굴, 입술을 갑자기 만지면 팔이나 등을 만질 때보다 놀랄 수 있으므로 주의해야 한다.

● **대상자를 일어서게 하기**

① 최소 하루 20분 정도는 일부러라도 서있거나 일어서서 걷도록 도와야 한다.

② 2~3분이라도 서 있을 수 있는 대상자라면 세수하는 동안이라도 서 있게 해야 한다. 잠깐이라도 서 있는 시간이 대상자에게 중요한 시간임을 알아야 한다.

③ 느리더라도 부축하지 말고 가급적 혼자 움직이게 해야 한다.

④ 서서 움직이고, 스스로 활동하는 동안 기분 좋은 이야기를 하며 격려해야 한다.

● **섭취 요양보호의 일반 원칙**

① 대상자의 식사 습관과 소화능력 고려

② 대상자의 신체적, 심리적, 사회적, 경제적 상황, 질병 등을 고려하여 음식 선택

③ 대상자에게 맞는 식사방법, 속도, 음식의 온도 등을 배려

④ 식사 전에 손을 씻고, 주변 환경을 청결히 정리

⑤ 사례, 구토, 청색증 등 이상이 나타나는지 주의 깊게 관찰 및 대처

⑥ 대상자를 존중하고 요구를 최대한 반영

⑦ 대상자가 스스로 할 수 있는 것들은 최대한 스스로 하게 함

● **영양결핍의 위험 요인과 주요 지표**

① 위험 요인 : 부적절한 음식섭취, 빈곤, 사회적 고립, 의존/불능, 급성/만성질환, 장기간의 약물 사용, 80세 이상의 고령, 우울, 알코올 중독, 인지장애, 식욕부진, 오심(토할 것 같은 느낌), 연하곤란 등

② 주요 지표 : 체중감소, 마르고 약해보임, 신체기능 저하, 부적절한 식이, 배변양상 변화, 피로, 무감동, 상처회복 지연, 탈수 등

● **유동식**

① **경구 유동식** : 입으로 먹는 미음 형태의 액체형 음식

Part 1 요양보호와 인권

Part 2 노화와 건강증진

Part 3 요양보호와 생활 지원

Part 4 상황별 요양보호 기술

Part 5 실전모의고사

② **경관 유동식** : 대상자가 연하 능력이 없고 의식장애가 있을 때 비위관을 통해 코에서 위로 넣어 제공하는 액체형 음식

식사 자세

① 식탁의 높이는 의자에 앉았을 때 식탁의 윗부분이 대상자의 배꼽 높이에 오는 것이 가장 좋다.
② 의자의 높이는 발바닥이 바닥에 닿을 수 있는 정도이어야 안전하다.
③ 의자 안쪽에 깊숙이 앉고 식탁에 팔꿈치를 올릴 수 있도록 의자를 충분히 당긴다.
④ 침대에서 일어나거나 앉을 수 없는 경우에는 침대를 약 30~60° 높인다.
⑤ 머리를 앞으로 약간 숙이고 턱을 당기면 음식을 삼키기가 쉬워진다.
⑥ 편마비대상자는 건강한 쪽을 밑으로 하여 약간 옆으로 누운 자세를 취한다.
⑦ 마비된 쪽을 베개나 쿠션으로 지지하고 안정된 자세를 취하게 한 후 음식을 제공한다.

경구영양 돕기 기본 원칙

① 요양보호사는 대상자가 편안히 식사하도록 노와야 한다.
② 식사 전에 몸을 움직이거나 잠시 밖에 나가서 맑은 공기를 마시면 기분이 좋아지고 식욕이 증진된다.
③ 입맛이 없는 경우에는 다양한 음식을 조금씩 준비하여 반찬의 색깔을 보기 좋게 담아내 식욕을 돋운다.
④ 노인요양시설에 입소한 대상자는 균형 잡힌 식단을 규칙적으로 제공받으므로 요양보호사는 적절한 양을 섭취하도록 도와야 한다.
⑤ 재가요양보호 대상자는 음식 준비부터 섭취까지 모든 과정을 돕는다.
⑥ 대상자의 씹고 삼키는 능력을 고려하여 일반식, 잘게 썬 음식, 갈아서 만든 음식, 유동식 등의 식사를 준비한다.
⑦ 식사할 때 대상자가 사레들리거나 숨 쉬기가 어려울 경우에는 식사를 중단하고 즉시 시설장이나 관리책임자에게 알려야 한다.
⑧ 대상자가 식사 도중 사레에 들리지 않도록 예방해야 한다.
⑨ 대상자가 천식이나 폐에 질병이 있는 경우에는 평소에도 숨 쉬기 힘들므로 음식을 줄 때 더욱 주의해야 한다.

경구영양 돕기 방법

① 대상자의 배설 여부를 확인하고, 적절하게 조치한다.
② 시력이 저하된 대상자에게는 스스로 식사할 수 있도록 음식을 시계 방향으로 둔다.

③ 대상자의 상태에 맞춰 최대한 스스로 음식을 먹을 수 있도록 격려한다.

④ 누워있는 상태라도 삼키고 소화하기 쉽도록 가능한 한 상체를 세운 편안한 자세를 취한다.

⑤ 옷과 침구가 더러워지지 않도록 앞치마나 턱받이를 대상자 턱 밑에 대어준다.

⑥ 음식물을 삼키기 쉽게 식사 전에 물을 한 모금 마시게 하고, 음식의 온도를 확인한다.

⑦ 음식을 조금씩 제공하고 한 손을 받쳐서 대상자 입 가까이 가져간다.

⑧ 숟가락 끝 부분을 입술 옆쪽에 대고 숟가락 손잡이를 머리쪽으로 약간 올려 음식을 먹인다.

⑨ 대상자가 오른손잡이라면 오른쪽에서 밥을 먹여줘야 편안하게 느끼며, 편마비대상자는 건강한 쪽에서 넣어준다.

⑩ 음식물을 다 삼킨 것을 확인한 후에 음식물을 다시 넣어준다.

⑪ 빨대를 사용해야 할 경우 손가락 사이에 빨대를 고정한 후 대상자 입에 물린다.

⑫ 편마비대상자는 마비된 쪽의 입가에 흐르는 음식물을 자연스럽게 닦아준다.

⑬ 얼굴에 마비가 있는 대상자는 식사 후 입안에 음식이 남아 있어도 이를 알지 못하므로 남아 있는 음식은 삼키든지 뱉을 수 있게 도와준다.

⑭ 양치질을 하거나 입안을 헹구고 입 주위와 치아(의치)를 깨끗이 닦는다.

⑮ 편마비대상자는 마비된 쪽의 뺨 부위에 음식 찌꺼기가 남기 쉬우므로 식후 구강 관리를 한다.

⑯ 가능하다면 식사 후 30분 정도 앉아 있게 한다.

● 사레 예방을 위한 식사 돕기

① 가능하면 앉아서 상체를 약간 앞으로 숙이고 턱을 당긴 자세로 식사

② 의자에 앉을 수 없는 대상자는 몸의 윗부분을 높게 해 주고 턱을 당긴 자세를 취하게 함

③ 배 부위와 가슴을 압박하지 않는 옷을 입힘

④ 음식을 삼키기 쉽게 국이나 물, 차 등으로 먼저 목을 축이고 음식을 먹게 함

⑤ 대상자가 충분히 삼킬 수 있을 정도의 적은 양을 입에 넣어 줌

⑥ 완전히 삼켰는지 확인한 다음에 음식을 입에 넣어 줌

⑦ 음식을 먹고 있는 도중에 대상자에게 질문 삼가

⑧ 수분이 적은 음식은 삼키기 어렵고 신맛이 강한 음식은 침을 많이 나오게 하여 사레가 들기 쉬우므로 주의

● 경관(비위관)영양 돕기 주의사항

① 대상자의 의식이 없어도 청각기능이 남아 있으므로 시작과 끝을 알림

② 시판 영양액의 유효기간 확인

③ 영양주머니는 매번 깨끗이 씻어서 말린 후 사용

④ 비위관을 반창고 등으로 잘 고정
⑤ 비위관이 새거나 영양액이 역류하는지 관찰하다가 새거나 역류하면 간호사에게 연락
⑥ 관이 막히지 않도록 주의
⑦ 위관영양액은 체온 정도로 데워서 준비
⑧ 주입 속도가 너무 느리지 않도록 주의
⑨ 영양액의 농도나 속도 주의(농도가 진하거나 속도가 빠르면 설사나 탈수 유발)
⑩ 입안 청결 유지, 입술보호제 바르기
⑪ 비위관 주변 청결 유지, 윤활제 바르기

● 경관(비위관)영양 돕기 방법

① 물과 비누로 손을 씻음
② 너무 차갑거나 뜨겁지 않게 영양액 준비
③ 식사시간을 알림
④ 대상자를 앉게 하거나 침상머리를 올리고 만약 일어나지 못하면 오른쪽으로 눕히기
⑤ 영양액을 위장보다 높은 위치에 섦
⑥ 비위관이 빠지거나 새는지 관찰
⑦ 구토, 청색증이 나타나면 비위관을 잠근 후 바로 시설장이나 간호사에게 알리기
⑧ 경관영양 주입 후 상체를 높이고 30분 정도 앉아 있도록 보조
⑨ 물품과 주위 정돈
⑩ 섭취량 기록
⑪ 비위관이 빠졌다고 요양보호사가 임의로 넣거나 빼면 안 됨 → 간호사 등에게 알림

● 투약 돕기 주의사항

① 되도록 약국에서 가져온 상태로 투약
② 약을 임의로 쪼개거나 분쇄하지 말고 의료진의 지시에 따름
③ 정확한 약물, 정확한 대상자, 정확한 용량, 정확한 경로, 정확한 시간에 투약 보조
④ 유효기간이 지났거나 확실하지 않은 약은 절대 사용 금지
⑤ 처방된 이외의 약 섞어 주지 않기
⑥ 투약의 부작용 관찰
⑦ 잘못 복용했을 경우 시설장이나 관리책임자에게 보고
⑧ 금식인 경우에도 혈압약 등 매일 투약해야 하는 약물은 반드시 투약

● 경구약 복용 시 주의점

① **가루약** : 중간 크기의 숟가락, 바늘 제거한 주사기 이용

② **알약**

- 약병에서 약 뚜껑에 따르고 손으로 만지지 않기
- 개수가 많으면 2~3번에 나누어 투약
- 손 떨거나 분실 우려가 있으므로 직접 입 안에 넣어주기
- 충분한 물 주기

③ **물약**

- 계량컵을 눈높이로 들고 약을 따른 후 투약
- 라벨 붙은 쪽이 손바닥에 오도록 쥐고 라벨의 반대 방향으로 따르도록 함
- 입구를 닦고 병뚜껑을 씌우도록 함
- 적은 용량은 바늘을 제거한 주사기 사용

● 안약 투여

① 멸균수나 생리식염수에 적신 멸균 솜으로 눈 안쪽에서 바깥쪽으로 닦기

② 대상자에게 천장을 보도록 하고 눈 하부 결막낭의 중앙이나 외측에 안약 투여

③ 안연고 사용 시 처음 나오는 것은 버리고 안쪽에서 바깥쪽으로 짜 넣기

④ 튜브를 멸균수나 생리식염수에 적신 솜으로 닦고 뚜껑 닫기

● 귀약 투여

① 치료할 귀를 위쪽으로 자세 취해주기

② 면봉으로 대상자 귓바퀴와 외이도 닦기

③ 귓바퀴를 후상방으로 잡아당겨 이도가 일직선이 되게 한 후 측면을 따라 약물을 점적

④ 귀 입구를 부드럽게 눌러주고 5분간 누워 있게 함

⑤ 작은 솜을 15~20분 동안 이도에 느슨하게 끼워놓음

● 주사 주입 대상자 돕기

① 수액 세트가 당겨지거나 주사바늘이 빠지지 않도록 주의

② 수액병은 심장보다 높게 유지

③ 정맥 주입 속도 확인

④ 주사 부위의 발적, 부종, 통증 시 조절기를 잠근 후 시설장이나 관리책임자에게 보고

⑤ 바늘 제거 후 절대 비비지 않기

● 약 보관

① 아동, 애완동물의 손에 닿지 않게 보관

② 유효기간이 지난 것은 폐기

③ 알약은 직사광선과 습기 주의

④ 시럽제는 플라스틱 계량컵이나 스푼에 덜어먹고 다시 병에 넣지 않음

● 배설 돕기의 일반 원칙

① 배설물을 치울 때 표정을 찡그리지 말고 대상자가 최대한 편안하게 배설하도록 배려

② 배설하는 모습이 보이지 않도록 가려 주어 프라이버시 배려

③ 배설물을 깨끗이 바로 치우고 대변이나 소변이 묻어 피부가 헐 수 있으므로 피부상태 관찰

④ 대상자가 변의를 느낄 때 요양보호사는 도움이 필요한 부분만 도와줌

⑤ 항문은 앞에서 뒤로 닦아야 요로계 감염 예방

⑥ 대상자의 요구를 최대한 반영하고 존중

● 화장실 사용 돕기

① 편마비 대상자의 경우, 건강한 쪽에 휠체어를 두고 침대 난간에 빈틈없이 붙이거나, $30 \sim 45°$ 비스듬히 붙이고 잠금장치를 걸고 발 받침대를 올린다.

② 한쪽 팔은 대상자의 어깨를 지지하고 다른 한쪽은 대상자의 모아진 두 발의 무릎 쪽을 감싸 침대 끝으로 두 다리를 이동하고 침대 가장자리에 앉혀 두 발이 바닥에 닿게 한다.

③ 양팔로 대상자의 겨드랑이 밑으로 등 뒤를 감싸 안아 반동을 이용 · 회전시켜 휠체어에 앉힌다.

④ 화장실로 이동 후에는 대상자를 감싸 안아 일으켜 세운 후 대상자의 몸을 $90°$ 회전시켜 변기 앞에 세우고 바지를 내린 후 변기에 앉힌다.

⑤ 대상자는 요양보호사가 바로 옆에서 배설이 끝나기를 기다리는 것에 부담과 수치심을 느낄 수 있으므로 대상자의 의향을 확인하고 원한다면 호출기를 두고 밖에서 기다린다.

● 침상배설 돕기

① 대상자를 확인하고 절차를 설명한 뒤 커튼이나 스크린으로 가린다.

② 손을 씻은 후 일회용 장갑을 낀다.

③ 변기는 따뜻한 물로 데워서 침대 옆이나 의자 위에 놓는다.

④ 요양보호사가 한 손으로 대상자의 허리를 가볍게 들어 올려 둔부 밑에 방수포를 깔아둔다.

⑤ 요양보호사가 허리 밑에 한 손을 넣어 대상자가 둔부를 들도록 하고, 다른 손으로 변기를 밀어 넣은 후 항문이 변기 중앙에 오도록 한다.

⑥ 대상자가 협조할 수 없으면 옆으로 돌려 눕힌 후 둔부에 변기를 대고 변기 위로 대상자를 돌

려 눕힌다.

⑦ 대상자의 손 가까이에 화장지와 호출 벨을 두고 밖에서 기다리면서도 중간중간 대상자에게 말을 걸어 상태를 살핀다.

⑧ 배설이 끝난 것을 확인한 후 화장지로 회음부나 항문 부위를 닦는다.

⑨ 따뜻한 수건이나 마른 수건으로 물기를 닦아준다.

시설장이나 간호사에게 배설물 상태를 보고해야 하는 경우

① 대상자의 소변이 탁하거나 뿌옇다.

② 거품이 많이 난다.

③ 소변의 색이 진하다.

④ 소변 냄새가 심하다.

⑤ 소변에 피가 섞여 나오거나 푸른빛의 소변이 나온다.

⑥ 대변에 피가 섞여 나와 선홍빛이거나 검붉다.

⑦ 대변이 심하게 묽거나, 대변에 점액질이 섞여 나온다.

이동변기 사용 돕기

① 스크린 등으로 가려주고 배설 중에는 하반신을 무릎덮개로 덮어준다.

② 손을 씻고 일회용 장갑을 낀다.

③ 침대와 이동식 좌변기를 높이가 같도록 맞춘다.

④ 안전을 위해 미끄럼 매트를 깔아준다.

⑤ 편마비의 경우 이동식 좌변기는 건강한 쪽으로 빈틈없이 붙이거나 30~45° 각도로 놓는다.

기저귀 사용 돕기

① 면 덮개를 이불 위에 덮은 후 이불은 다리 아래로 접어 내린다.

② 면 덮개의 아래에서 윗옷을 허리까지 올리고 바지를 내린다.

③ 기저귀의 배설물을 안으로 말아 넣고, 기저귀를 뺀다. 이 때 기저귀의 바깥 면(깨끗한 부분) 이 보이도록 말아 넣는다.

④ 둔부 및 항문 부위, 회음부를 따뜻한 물티슈로 닦아내며, 회음부는 앞에서 뒤로 닦는다.

⑤ 마른 수건으로 물기를 닦아 건조시킨다.

⑥ 둔부 주변부터 꼬리뼈 부분까지 가볍게 두드려 마사지한다.

⑦ 옆으로 누운 상태에서 새 기저귀와 커버를 둔부 밑에 댄다.

⑧ 새 기저귀로 둔부를 감싼다.

⑨ 바로 눕히고 기저귀의 테이프를 붙인다.

Part 1 요양보호와 인권

Part 2 노화와 건강증진

Part 3 요양보호의 생활 지원

Part 4 상황별 요양 보호 기술

Part 5 실전모의고사

⑩ 기저귀를 쓰면 대상자가 기저귀에 의존하게 되어 스스로 배설하던 습관이 사라지고 치매 증상 및 와상 상태가 더욱 심해질 수 있으므로 부득이한 경우에만 기저귀를 사용한다.

유치도뇨관 사용 돕기

① 소변이 담긴 주머니를 방광 위치보다 높게 두지 않기
② 유치도뇨관을 통해 소변이 제대로 나오는지, 소변량, 소변 색깔을 매 2~3시간마다 확인
③ 연결관이 꺾여 있거나 눌러서 소변이 소변주머니로 제대로 배출되지 못하는 경우 주의깊게 살핌
④ 지시가 있을 경우 수분섭취량과 배설량을 확인하고 기록
⑤ 유치도뇨관의 교환·삽입과 방광세척 등은 의료행위이므로 하면 안 됨
⑥ 수분섭취 권장

유치도뇨관 보유 대상자의 감염관리

① 손 씻기를 잘한다.
② 요관이 당겨지지 않게 한다.
③ 튜브가 꼬이거나 막히지 않도록 한다.
④ 소변주머니로부터 소변이 역류되지 않도록 한다.
⑤ 의자나 침대에 위치한 대상자의 소변주머니를 방광보다 낮은 위치에 고정시키고, 바닥에 닿지 않게 주의한다.
⑥ 대상자가 이동할 때는 소변주머니를 잠그고 이동한다.
⑦ 소변주머니의 배출구는 알코올 솜으로 소독한다.
⑧ 소변이 나오지 않거나 요도 주위로 새는 경우, 뇨관이 빠지는 경우, 요통이나 탁한 소변 또는 체온 상승이 있는 경우에는 간호사 등에게 보고한다.

구강청결 주의사항

① 구강 내 염증이 있는지를 확인한 후 치아와 혀를 닦아주며 입술 관리도 같이 한다.
② 누워 있는 상태에서 양치질을 도와줄 경우 머리를 높게 하여 양치액을 삼키지 않도록 한다.
③ 누워 있는 상태에서 양치를 할 때는 옆으로 누운 자세를 해야 사레들리지 않고 안전하다.
④ 입안을 닦아낼 때 혀 안쪽이나 목젖을 자극하면 구토나 질식을 일으킬 수 있으므로 너무 깊숙이 닦지 않는다.
⑤ 칫솔 사용이 어려우면 거즈를 감은 설압자 또는 일회용 스펀지 브러시를 물에 적셔 닦는다.
⑥ 치약을 묻힌 칫솔을 45° 각도로 치아에 대고 잇몸에서 치아 쪽으로 3분간 세심하게 닦는다.
⑦ 의치는 칫솔을 사용하여 닦아내며 너무 뜨거운 물이나 표백제를 사용하면 금이 가거나 모양

이 변하므로 헹굴 때는 찬물을 사용한다.

칫솔질 할 때 유의사항

① 치약을 칫솔모 위에서 눌러 짜서 치약이 솔 사이에 끼어들어가게 한다.
② 치약의 양이 너무 많으면 입 안에 거품이 가득차서 칫솔질이 어렵고, 치약으로 인한 청량감 때문에 치아가 잘 닦였을 거라고 오해하기 쉽다.
③ 칫솔질로 치아뿐만 아니라 혀까지 잘 닦아준다.
④ 칫솔을 옆으로 강하게 문지르면 잇몸이 닳아져 시리게 되므로 잇몸에서 치아 쪽으로 부드럽게 회전하면서 쓸어내린다.
⑤ 가능한 한 대상자 스스로 구강관리를 하게 하여 독립성을 증진한다.
⑥ 혈액응고 장애가 있는 대상자는 출혈 가능성이 있으므로 치실은 사용하지 않는다.
⑦ 칫솔질은 잠자기 전과 매 식사 후 30분 이내에 3분간 하도록 습관화한다.

의치 손질하기

① **의치 빼기** : 윗니를 먼저 빼고 부분 의치는 클래스프를 끌어 올려 빼고 아래 의치는 왼쪽을 오른쪽보다 낮게 하면서 돌려 뺀다.
② **의치 세척법** : 흐르는 미온수에 칫솔을 이용하여 깨끗이 닦는다. 이때 칫솔이나 의치용솔에 의치세정제를 묻혀서 닦고 미온수에 헹군다.
③ **의치 보관** : 의치세정제나 찬물이 담긴 보관용기에 의치를 보관하고, 분실예방을 위해 일정한 장소와 용기에 보관한다.
④ **의치 끼우기** : 윗니를 끼울 때는 엄지와 검지로 잡아 엄지가 입안으로 들어가게 하여 한 번에 끼우고, 아랫니는 검지가 입안으로 향하게 하여 아래쪽으로 밀어 넣는다.

머리 감기

① 머리 감기기 전 기분, 안색, 통증 유무를 확인
② 신체적으로 힘든 경우, 두발전용세정제 사용
③ 공복, 식후는 피하고 추울 때는 따뜻한 낮 시간대에 이용
④ 머리를 감기 전에 대소변을 먼저 보게 함
⑤ 두피를 손톱이 아닌 손가락 끝으로 마사지한 후 헹굼

손발청결 돕기

① **피부보호 방법**
  • 보습을 고려한 클렌저나 비누 선택

- 주기적으로 오일이나 로션 등을 사용
- 가습기를 사용하여 습도 조절
- 피부에 상처가 나지 않도록 조심
- 피부에 자극을 적게 주는 면제품을 사용하는 것이 바람직함

② 손발닦기 : 악취나 무좀을 예방하고 손발의 말초 부위를 따뜻하게 함으로써 혈액순환을 증진시키고 기분을 상쾌하게 한다.

③ 주의사항 : 손톱은 둥근 모양으로 발톱은 일자 모양으로 자른다.

● 회음부 청결 돕기

① 여성 : 앞에서 뒤(요도 → 질 → 항문)로 닦는다.

② 남성 : 음경을 수건으로 잡고 양쪽의 겹치는 부분과 음낭의 뒷면도 잘 닦는다.

③ 대상자가 수치심을 느낄 수 있으므로 불필요한 노출은 삼간다.

● 세수 돕기

세수 순서 : 눈 밑 → 코 → 뺨 → 입 주위 → 이마(머리 쪽) → 귀의 뒷면 → 귓바퀴 → 목

눈	• 눈곱이 끼었다면 눈곱이 없는 쪽부터 먼저 닦는다. • 깨끗한 수건으로 부드럽게 안쪽에서 바깥쪽으로 닦는다. • 한 번 사용한 수건의 면은 다시 사용하지 않도록 한다.
귀	정기적으로 면봉이나 귀이개로 귀 입구의 귀지를 닦아내고 귓바퀴나 귀의 뒷면도 따뜻한 물수건으로 닦아낸다.
코	세안 시 코 안을 깨끗이 닦고 콧방울을 닦고 코 밖의 코털은 깎아준다.
입, 이마, 볼, 목, 수염	수건에 비누를 묻혀 입술과 주변을 깨끗이 닦은 후 이마와 볼, 목의 앞뒤를 골고루 세심하게 닦는다.

● 목욕 돕기 주의사항

① 목욕 전 대소변 보게 하기

② 할 수 있는 한 대상자 스스로 하게 하기

③ 욕조 안에 미끄럼 방지 매트 깔기

④ 심장에서 먼 곳부터 물 닿게 하기

⑤ 목욕 중 자주 따뜻한 물 뿌려주기

⑥ 목욕 물 온도는 40℃ 내외로 따뜻하게 맞춤

⑦ 식사 직전 · 직후에는 목욕 삼가

⑧ 목욕시간은 20~30분 이내

● **통 목욕**

① 발끝에 물을 묻혀 미리 온도 느끼게 하기
② 다리, 팔, 몸통 순서로 물로 헹구고 회음부 닦아냄
③ 편마비대상자는 건강한 쪽으로 손잡이나 보조도구를 잡게 함
④ 마비된 쪽 겨드랑이를 잡고 건강한 쪽 다리, 마비된 쪽 다리 순으로 옮겨 놓게 함
⑤ 욕조에 있는 시간은 5분 정도
⑥ 등을 대고 안전하게 앉게 함
⑦ 욕조에서 나오게 하여 목욕의자에 앉히고 머리를 감김
⑧ 말초에서 중심으로 몸을 닦고, 되도록 스스로 씻게 하며 도움이 필요한 부분만 보조
⑨ 목욕 후 물기를 빨리 닦고 필요시 머리카락은 헤어드라이어를 사용
⑩ 오일 등 피부유연제를 전신에 바르고 옷 입는 것을 도움
⑪ 어지러움, 피로감이 있는지 상태를 확인하고 따뜻한 우유, 차 등으로 수분을 섭취하고 휴식을 취하게 함

● **샤워**

① 서서하는 샤워는 몸에 무리가 가거나 낙상의 위험이 있으므로 목욕의자를 이용하여 앉은 자세로 함
② 샤워방법은 통목욕과 동일함

● **침상 목욕**

① 얼굴 : 눈, 코, 뺨, 입 주위, 이마, 귀, 목 순서로 닦기
② 양쪽 상지 : 손끝에서 겨드랑이 쪽(말초에서 중심으로)
③ 복부 : 배꼽 중심으로 시계 방향
④ 양쪽 하지 : 말초에서 중심으로
⑤ 등과 둔부 : 옆으로 눕게 하여 목 뒤에서 둔부까지 닦기
⑥ 회음부 : 자존심 유지

● **옷 갈아입히기 기본원칙**

① 기분상태, 안색, 통증, 어지러움, 열이 있는지 확인한다.
② 실내온도는 따뜻하게 유지하고 겨울에는 요양보호사의 손과 의복의 보온을 유지한다.
③ 목욕수건 등을 걸쳐서 노출되는 부분을 적게 하여 수치심을 느끼지 않도록 한다.

④ 상·하지의 마비 유무, 걷거나 서는 동작, 앉는 자세의 가능성 유무를 확인한다.

⑤ 편마비나 장애가 있는 경우, 옷을 벗을 때는 건강한 쪽부터 벗고 옷을 입힐 때는 불편한 쪽부터 입힌다.

⑥ 상의와 하의가 분리된 것이 좋다.

⑦ 옷의 색상, 개인의 생활 리듬을 고려하고 신체동작이 편한 옷, 입고 벗기 쉬운 옷을 선택한다.

⑧ 대상자가 누워만 있는 경우 옷의 구김이 욕창의 원인이 되지 않도록 펴준다.

⑨ 시간이 걸리더라도 가능한 한 대상자 스스로 하도록 한다.

● 단추 있는 상의 입히기

① 상의의 한쪽 소매 끝에서 어깨선, 목선까지 모아 쥔다.

② 마비된 쪽 손을 모아 쥐고 한쪽 소매를 어깨 위까지 올린다.

③ 건강한 쪽 팔을 넣어 입게 한다.

④ 단추를 잠근다.

⑤ 수액이 있는 경우, 마비된 쪽 팔을 끼고 바로 누운 자세에서 수액을 먼저 건강한 쪽 소매의 안에서 밖으로 빼서 건다. 그 후에 건강한 쪽 팔을 끼우고 단추를 잠근다.

● 상의 벗기기

① 대상자의 얼굴 쪽에서 시작하여 머리 쪽으로 옷을 벗긴다.

② 마비된 쪽 어깨, 팔꿈치, 손목 순으로 옷을 벗긴다.

③ 수액이 있는 경우, 건강한 쪽 팔(수액을 맞고 있는 팔)을 먼저 벗기고 수액을 빼서 건강한 쪽 팔 소매의 밖에서 안으로 빼고 수액을 건다. 그 후에 마비된 쪽 팔을 벗긴다.

● 하의 벗기기·입히기

① 대상자의 두 다리를 모아 무릎을 세운다.

② 팔과 발을 바닥에 지지하고 엉덩이를 들어올리게 한다

③ 마비된 쪽 발은 요양보호사의 무릎으로 살짝 지지해준다.

④ 대상자의 허리 부분 양옆을 모아 쥐고 허리, 엉덩이, 허벅지 순으로 바지를 내린다.

⑤ 바지를 발목까지 내려놓고 건강한 쪽을 먼저 벗긴다.

⑥ 마비된 쪽 발목 아래에 손을 받치고 손을 펴면서 다리를 내려 놓아 바지를 벗긴다.

⑦ 하의를 입힐 때는 두 다리를 모아 무릎을 세우고 마비된 쪽 발목의 하의를 먼저 끼운 후 건강한 쪽 바지의 허리 부분을 벌려 다리를 넣고 엉덩이를 들어 바지를 올려 입힌다.

● 침상환경

온도	• 실내 온도 유지 • 땀과 손발 온도를 확인하여 실내 온도 조절 • 방, 복도와 화장실의 온도를 일정하게 유지하여 혈압상승 예방
습도	• 쾌적한 습도 유지(40~60%) • 습도가 낮으면 구강, 목, 피부의 건조와 오한 발생 • 습도가 높으면 불쾌감 발생
환기	• 공기가 피부에 직접 닿아 피로나 한기를 느끼지 않게 주의 • 드레싱, 폐기물, 변기, 배설물 등의 냄새 발생 시 환기 필수
채광	• 피로감과 불쾌감을 줄 수 있는 직사광선을 조절 • 스크린, 커튼을 이용하여 밝기 조절
조명	• 시력, 초점 조절, 식별력, 어두운 곳에서 적응력이 떨어지므로 조명은 밝게 유지 • 수면을 위해 밤에는 개인등 사용 • 복도, 화장실, 계단에 밝은 조명을 사용하여 사고를 예방
소음	수면장애나 불안과 흥분을 유발시키지 않도록 소음을 줄임
실내구조	• 휠체어, 보행기, 지팡이의 사용이 가능한 공간을 확보함 • 현관이나 화장실의 문턱을 없애야 함 • 문턱이 있으면 경사로를 설치함(휠체어가 다닐 수 있도록) • 계단, 화장실, 복도에는 미끄럼 방지턱과 손잡이를 설치 • 헛딛거나 넘어지지 않게 바닥, 벽, 마루, 문, 선반의 색깔을 구별함 • 복도 벽에 손잡이 설치

● 체위변경의 기본원칙

① 대상자의 신체상황을 고려한다. 대상자의 안정도 및 운동의 능력, 통증, 장애, 질병상황, 심리적인 측면 등을 고려한다.

② 대상자에게 동작을 설명하고 동의를 구한다. 이는 대상자 스스로 하려고 하는 의욕·의지를 촉진하는 기회가 되기도 한다.

③ 정상적인 움직임으로 신체에 해를 주지 않는다. 돌아눕고, 앉고, 일어서는 등의 동작은 머리, 팔꿈치, 손과 발, 몸 등 자연스러운 동작에서 비롯된다. 정상적인 움직임을 거스르지 않아야 안전하다.

④ 신체상태와 상황에 따라 돕는 속도와 빈도를 적절하게 하여 안전하고 편안하게 실시한다.

● 올바른 신체정렬 방법

① 요양보호사의 허리와 가슴 사이의 높이로 몸 가까이에서 잡고 보조해야 한다. 대상자와 멀어

질수록 요양보호사 신체 손상 위험이 증가한다.

② 안정성과 균형을 위하여 발을 적당히 벌리고 서서 한 발은 다른 발보다 약간 앞에 놓아 지지 면을 넓힌다.

③ 양다리에 체중을 지지한 후 무릎을 굽히고 중심을 낮게 하여 골반을 안정시킨다.

④ 대상자 이동 시 다리와 몸통의 큰 근육을 사용하여 척추의 안정성을 유지한다.

⑤ 갑작스러운 동작은 피하고 보조 후 적절한 휴식을 취한다.

침상이동 돕기

① 침대 머리로 올리기
② 옆으로 눕히기
③ 침대 오른쪽 또는 왼쪽으로 이동하기
④ 상체 일으키기
⑤ 침대에 걸터앉히기
⑥ 일으켜 세우기

옆으로 눕히기 순서

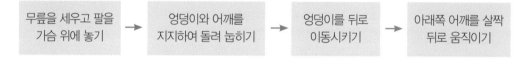

무릎을 세우고 팔을 가슴 위에 놓기 → 엉덩이와 어깨를 지지하여 돌려 눕히기 → 엉덩이를 뒤로 이동시키기 → 아래쪽 어깨를 살짝 뒤로 움직이기

체위변경의 목적

① 호흡기능의 원활과 폐 확장 촉진
② 관절의 움직임을 돕고 변형 방지
③ 부종과 혈전 예방
④ 혈액순환을 도와 욕창 예방 및 피부괴사 방지
⑤ 허리와 다리의 통증 등 고정된 자세로 인한 불편감 경감

체위변경 시 고려할 점

① 대상자의 몸을 잡고 체위변경을 할 경우 관절 밑 부분을 지지해야 한다.
② 체위에 따라 들어간 부분이나 다리 사이를 베개나 수건으로 지지해 주면 편안하다.
③ 보통 2시간마다 체위를 변경하며, 욕창이 이미 발생한 경우 더 자주 변경해야 한다.

● 기본 체위의 형태

① **똑바로 누운 자세(앙와위)** : 휴식하거나 잠을 잘 때 자세
  - 천장을 쳐다보며 똑바로 누운 자세이다.
  - 대상자의 머리 밑에 작은 베개를 받쳐준다.
  - 편안함을 위하여 무릎과 발목 밑에 동그랗게 말은 수건이나 작은 베개를 받쳐줄 수 있다.

② **반 앉은 자세(반좌위)** : 숨차거나 얼굴을 씻을 때, 식사 시나 위관 영양을 할 때 자세
  - 천장을 보며 누운 상태에서 침상머리를 45° 정도 올린 자세이다.
  - 등 뒤에 베개 두세 개를 사용하여 A자 형태로 받쳐 자세를 유지하거나, 베개 하나를 사용하여 목과 어깨 밑에 받쳐 바른 자세를 만들어 준다.
  - 다리 쪽의 침대를 살짝 올려 주면 대상자가 미끄러져 내려가지 않고 편안하다.

③ **엎드린 자세(복위)** : 등에 상처가 있거나 등 근육을 쉬게 해줄 때 자세
  - 엎드린 상태에서 머리를 옆으로 돌린 자세를 하거나, 작은 베개 또는 수건 두 개를 말아서 얼굴 부위에 홈을 만들어 준다.
  - 대상자의 아랫배에 낮은 베개를 놓아 허리 앞굽음을 감소시켜 편안한 자세가 된다.
  - 아랫배와 발목 밑에 작은 배게 등을 받치면 허리와 넙다리의 긴장을 완화할 수 있다.

④ **옆으로 누운 자세(측위)** : 둔부의 압력을 피하거나 관장할 때 자세
  - 대상자의 머리, 몸통, 엉덩이를 바르게 정렬한 자세로 침대 가운데에 눕힌다.
  - 대상자의 엉덩관절과 무릎관절은 굽힘 자세가 되어야 한다.
  - 엉덩이를 뒤로 많이 이동시켜 주면 자세는 더욱 편안해진다.
  - 머리 아래 및 위에 있는 다리 밑에 베개를 받쳐 준다.
  - 대상자의 가슴 앞에 베개를 놓아 위에 있는 팔이 지지되게 한다.
  - 돌아눕기의 방법과 동일하게 돕는다.

● 휠체어 다루는 법

① **휠체어 접는 법** : 잠금장치를 한다 → 발 받침대를 올린다 → 시트를 들어 올린다 → 팔걸이를 잡아 접는다
② **휠체어 펴는 법** : 잠금장치를 한다 → 팔걸이를 펼친다 → 시트를 눌러 편다

● 휠체어 작동법

① **문턱 오르는 법** : 양팔에 힘을 주고 휠체어 뒤를 발로 눌러 휠체어를 뒤쪽으로 기울이고 앞바퀴를 들어 문턱을 오른다.
② **문턱 내려오는 법** : 요양보호사가 뒤에 서서 뒷바퀴를 내려놓고 앞바퀴를 올리며 뒷바퀴를 천천히 뒤로 빼면서 앞바퀴를 조심히 내려놓는다.

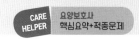
③ 언덕 오르고 내리는 법 : 휠체어가 항상 높은 쪽을 향하도록 하고 요양보호사가 뒤에서 휠체어를 지탱하면서 오르고 내린다. 대상자의 체중이 많이 나가거나 경사도가 큰 경우에는 지그재그로 오르고 내려간다.

④ 울퉁불퉁한 길 : 앞바퀴는 들어 올리고 뒷바퀴만으로 이동한다.

⑤ 엘리베이터 타고 내리는 법 : 엘리베이터에 탈 때는 뒤로, 내릴 때는 앞으로 향한다.

● 휠체어 이동 돕기

① 침대에서 휠체어로 옮기기

② 휠체어에서 침대로 옮기기

③ 바닥에서 휠체어로 옮기기

④ 휠체어에서 바닥으로 옮기기

⑤ 휠체어에서 이동식 좌변기로 옮기기

⑥ 휠체어에서 자동차로 이동하기

⑦ 자동차에서 휠체어로 이동하기

● 바닥에서 휠체어로 옮기기 순서

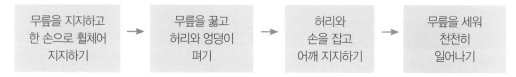

무릎을 지지하고 한 손으로 휠체어 지지하기 → 무릎을 꿇고 허리와 엉덩이 펴기 → 허리와 손을 잡고 어깨 지지하기 → 무릎을 세워 천천히 일어나기

● 성인용 보행기 사용 돕기

팔꿈치가 30° 구부러지도록 대상자를 둔부 높이로 조절한다.

양쪽 다리 모두 약한 경우	• 보행기를 앞으로 한 걸음 정도 옮긴다. • 보행기 쪽으로 한쪽 발을 옮긴다. • 나머지 한쪽 발을 먼저 옮긴 발이 나간 지점까지 옮긴다.
한쪽 다리만 약한 경우	• 약한 다리와 보행기를 함께 앞으로 한 걸음 정도 옮긴다. • 일단 체중을 보행기와 손상된 다리 쪽에 의지하면서 건강한 다리를 앞으로 옮긴다.

● 지팡이 이용 보행 돕기

① 대상자의 건강한 쪽 손에 지팡이를 쥐여 준다.

② 대상자 발의 앞 15cm, 옆 15cm 지점에 지팡이 끝이 오게 한다.

③ 지팡이를 쥔 쪽 반대편 불편한 발을 먼저 옮긴 후 건강한 다리를 옮긴다.

④ 옆에서 보조 : 요양보호사는 지팡이를 쥐지 않은 옆쪽에 위치하여 겨드랑이에 손을 끼워 넣어 대상자가 넘어지지 않도록 단단하게 잡는다.

⑤ 뒤에서 보조 : 요양보호사는 대상자의 뒤쪽에 위치하여 한 손은 대상자의 허리 부위를 잡고 다른 한 손은 대상자의 어깨 부위를 잡는다.

⑥ 계단을 오를 때 : 지팡이 → 건강한 쪽 다리 → 마비된 쪽 다리

⑦ 계단을 내려갈 때 : 지팡이 → 마비된 다리 → 건강한 쪽 다리

● 지팡이 길이 결정 방법

① 지팡이를 한 걸음 앞에 놓았을 때 팔꿈치가 약 $30°$ 구부러지는 정도

② 지팡이의 손잡이가 대상자의 둔부 높이

③ 평소 신는 신발을 신고 똑바로 섰을 때 손목 높이

● 이송 돕기

외상이 없는 경우	• 굴리거나 밀고 당길 수 없는 대상자는 들어올린다. • 대상자의 체중이 요양보호사의 양쪽 발에 골고루 나누어 실리도록 등을 곧게 펴게 하고 무릎을 굽힌다. • 요양보호사는 대상자 쪽으로 바짝 붙어서 손 전체를 이용하여 대상자를 잡는다. • 요양보호사의 한쪽 발을 다른 쪽 발보다 약간 앞쪽에 위치하며 발에 단단히 힘을 준다.
외상이 의심될 경우	• 척추고정판을 대상자 바로 옆에 놓아둔다. • 대상자의 몸을 요양보호사 쪽으로 돌린다. • 척추고정판을 대상자 밑에 넣는다. • 척추고정판 중앙에 대상자를 놓도록 한다. • 척추고정판에 무릎, 손목과 엉덩이, 위팔 순서로 고정시킨다.
1인 부축하기	요양보호사는 대상자의 손상되지 않은 쪽에 서서 대상자의 건강한 팔을 요양보호사의 어깨에 걸치게 하고 대상자의 손목을 잡고 이송한다.

● 손 씻기

① 흐르는 미온수로 손을 적시고, 일정량의 항균 액체 비누를 바른다. (일반적인 바 형태의 고체 비누는 세균으로 감염될 수 있다.)

② 비누와 물이 손의 모든 표면에 묻도록 한다.

③ 손바닥과 손바닥을 마주 대고 문지른다.

④ 손바닥과 손등을 마주 대고 문질러 준다.

⑤ 손바닥을 마주 대고 손깍지를 끼고 문질러 준다.

⑥ 손가락을 마주잡고 문질러 준다.

⑦ 엄지손가락을 다른 편 손바닥으로 돌려주면서 문질러 준다.

⑧ 손가락을 반대쪽 손바닥에 놓고 문지르며 손톱 밑을 깨끗하게 한다.

⑨ 흐르는 온수로 비누를 헹구어 낸다.

⑩ 일회용 수건 등으로 손의 물기를 제거한다. 젖은 수건에는 세균이 서식할 수 있으니, 사용한 수건은 세탁하여 건조한 후 다시 사용한다.

● 손 씻기 6단계 과정

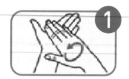

제1단계
손바닥과 손바닥을 마주대고
문지른다.

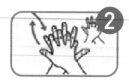

제2단계
손등과 손바닥을 마주대고
문지른다.

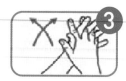

제3단계
손바닥을 마주대고 손깍지를
끼고 문지른다.

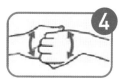

제4단계
손가락을 마주잡고
문지른다.

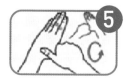

제5단계
엄지손가락을 다른 편 손바닥으로
돌려주면서 문지른다.

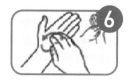

제6단계
손가락을 반대편 손바닥에 놓고
문지르며 손톱 밑을 깨끗하게 한다.

● 대상자 위생관리

① 목욕은 대상자의 피부에 있는 미생물을 제거하고 균의 전파를 줄이며 기분을 상쾌하게 한다.

② 계속 누워있는 대상자는 땀이나 실금으로 인해 침구가 더러워진다. 침구를 깨끗하고 위생적으로 관리하여 감염 위험을 줄인다.

③ 대상자가 입었던 옷도 깨끗이 세탁하여 청결을 유지한다.

● 요양보호사 위생관리

① 요양보호사는 철저한 위생관리를 통해 감염 위험으로부터 자신을 보호하고 대상자에게 감염 전파 위험도 줄일 수 있다.

② 청결을 위해 매일 샤워나 목욕을 하며 자주 칫솔질을 하여 치아의 건강을 유지한다.

③ 손을 자주 씻고, 피부가 트거나 갈라지면 세균이 자라기 쉬우므로 로션을 발라 보습한다.

④ 손톱 밑은 균이 많으므로 손톱은 짧게 깎고, 가운이나 신발을 깨끗하게 유지한다.

⑤ 대상자와 접촉할 때는 분비물이 묻지 않게 주의한다.

⑥ 분비물에 오염된 물품은 정해진 곳에 버린다.

⑦ 필요시 보호 장구(마스크, 가운, 장갑 등)를 착용하고, 사용한 후에는 일회용 보호 장구는 재사용하지 말고 버린다.

● 흡인 물품관리

① 흡인은 기도의 분비물을 배출하지 못하거나 연하를 못하여 생기는 코와 입의 가래나 분비물을 제거하는 것이다.

② 흡인은 음압을 이용하여 가래를 제거하는 것으로 감염과 출혈의 위험이 있다.

③ 가래가 담긴 흡인병은 분비물을 버리고, 1일 1회 이상 깨끗이 닦는다.

④ 한 번 사용한 카테터는 분비물이 빠질 수 있게 물에 담가 놓은 후 흐르는 물에 비벼 씻는다.

⑤ 카테터 등 고무 제품은 15분 이상 끓인 후 쟁반에 널어서 그늘에서 말린다.

⑥ 흡인은 의료인이 실시하는 것이 원칙이다.

● 흡인의 목적

① 기도를 폐쇄하는 분비물을 효과적으로 제거하여 기도를 유지한다.

② 환기를 도모한다.

③ 진단 목적으로 분비물을 채취한다.

④ 분비물 축적으로 인한 감염을 방지한다.

● 복지용구

① 대상 : 심신기능이 저하되어 일상생활을 수행하는 데 지장이 있는 자

② 목적 : 일상생활 또는 신체활동 지원

③ 고시 : 보건복지부장관

④ 한도 : 장기요양등급자는 연간 160만 원 한도 내에서 복지용구를 구입하거나 대여하여 사용 가능

복지용구 품목 구분

대여 품목(8종)	구입 품목(12종)
• 수동휠체어 • 전동침대 • 수동침대 • 이동욕조 • 목욕리프트 • 배회감지기 • 실외용 경사로 • 욕창예방 매트리스	• 이동변기 • 목욕의자 • 성인용 보행기 • 안전손잡이 • 미끄럼방지 용품(미끄럼방지 매트, 미끄럼방지액, 미끄럼방지 양말) • 간이변기(간이대변기 · 소변기) • 지팡이 • 욕창예방 방석 • 자세변환 용구 • 요실금 팬티 • 실내용 경사로 • 욕창예방 매트리스

※ 욕창예방 매트리스는 대여 또는 구입이 둘 다 가능한 품목이다.
※ 2020.3.1. 복지용구 급여범위 및 급여기준 등에 관한 고시에 의하여 대여만 가능했던 경사로가 실외용/실내용으로 구분된다.

수동휠체어

① 보행이 불가능하거나 장시간 보행이 힘든 경우 사용하며, 내구연한은 5년이다.

② 휠체어를 사용하지 않을 때는 평평한 지면에 두며 반드시 잠금장치를 잠가둔다.

③ 휠체어의 적정 공기압은 엄지손가락으로 힘껏 눌렀을 때 0.5㎝ 정도 들어가는 상태이다.

④ 타이어 공기압은 잠금장치 작동과 밀접한 관계가 있으므로 항상 적당한 공기압을 유지해야 한다.

⑤ 타이어 뒷바퀴 공기압이 너무 낮으면 잘 굴러가지 않고 잠금장치 기능이 약해진다.

⑥ 타이어 뒷바퀴 공기압이 너무 높으면 진동 흡수가 잘 되지 않는다.

⑦ 잠금장치가 고정되지 않을 때는 타이어 공기압을 확인하고 공기압이 정상이라면 휠체어 뒤 주머니에 있는 스패너로 잠금장치 고정 볼트를 조절한 후 고정한다.

침대

① 높낮이와 경사도 등을 리모콘으로 조절하는 전동 침대와 크랭크 손잡이를 돌려서 조절하는 수동 침대가 있다.

② 크랭크 손잡이는 침대의 다리판 쪽에 위치해야 하며, 사용하지 않을 경우에는 안전을 위하여 안으로 들어가는 수납 방식이어야 한다.

③ 바퀴가 구르지 않도록 잠금장치는 항상 잠가둬야 한다.

④ 잠금장치를 잠근 상태에서 강제로 이동하지 않는다.

⑤ 크랭크 손잡이는 회전방향 표시에 따라 작동시키며, 크랭크 손잡이 회전이 멈춘 상태에서 강

제로 회전시키지 않는다.

⑥ 사용하지 않을 때는 높낮이를 가장 낮은 위치에 오도록 한다.

⑦ 낙상을 예방하기 위해 대상자가 침대 위에 있을 때는 항상 침대난간을 올려놓는다.

지팡이

① 보행이 불편한 대상자가 사용하는 보행 보조도구로, 가장 많이 사용하는 지팡이는 T자형 한 발 지팡이이다.

② 지팡이의 길이는 대상자의 키에 맞춰야 하며 내구연한은 2년이다.

③ 지팡이를 사용하는 쪽 발의 새끼발가락부터 바깥쪽 15㎝ 지점에 지팡이로 바닥을 짚은 상태에서 팔꿈치를 20~30° 정도 구부린 높이가 좋다.

④ 지팡이는 조금만 짧거나 길어도 걷기가 매우 불편하므로 길이를 적절하게 맞춰야 한다.

⑤ 지팡이 바닥 끝 고무의 닳은 정도를 수시로 확인해야 하며, 고무가 닳았을 경우 미끄러져 넘어질 수 있다.

성인용 보행기

① 보행이 불편한 경우 실내외에서 스스로 이동할 수 있도록 보조바퀴가 달린 기구로, 내구연한은 5년이다.

② 체중을 지탱할 수 있어야 하며, 키에 맞춰 높이를 조절할 수 있어야 한다.

③ 휴식 시에는 반드시 잠금장치를 잠가 낙상을 예방한다.

④ 보행기가 갑자기 꺾이거나 바퀴가 빠져서 넘어지는 사고가 많으므로 항상 주의한다.

성인용 보행기의 종류

일반보행기	보행보조차(실버카)	보행차
• 대체로 안정성이 높다. • 팔과 손을 이용하므로 다리의 체중부하 없이 이동할 수 있다. • 느린 걸음으로 걸어야 한다.	• 다른 보행기에 비해 빠르게 걸을 수 있다. • 의자와 바구니가 달린 것이 특징이다. • 잠금장치 손잡이가 있다. • 가장 불안정한 보행기로 어느 정도 균형감각과 보행능력이 있는 대상자가 사용해야 한다. • 손과 팔 지지대는 체중지지 기능이 거의 없다. • 잠시 휴식할 때 앉을 곳이 필요한 대상자에게 적합하다.	• 잘 걷지 못하는 대상자가 주로 실내외에서 사용하는 보행보조 도구이다. • 체중을 지지하고 균형을 잡아주기 때문에 지팡이보다 안정적으로 걸을 수 있다. • 뒤로 잘 넘어지는 사람이나 뇌졸중으로 반신마비가 된 사람은 사용에 신중해야 한다. • 지팡이로 걷는 연습을 하기 바로 전 단계에서 사용한다.

● 배회감지기

① 치매증상이 있거나 배회 또는 길 잃음 등 문제행동을 보이는 대상자의 실종을 미연에 방지하는 장치로, 내구연한은 5년이다.
② 매트형의 경우 밟거나 센서를 통과할 때 작동이 잘 되는지 점검한다.
③ GPS형의 경우 분실 위험이 있으며, 물에 젖으면 오작동할 수 있으므로 주의한다.

● 낙상 유발 위험요인

① 보행 장애가 있는 질환을 앓고 있는 사람
② 기립성 저혈압이 있는 사람
③ 4가지 이상 약물을 복용하고 있는 사람
④ 발에 이상이 있거나 적절한 신발을 착용하지 않은 사람
⑤ 시력이 떨어져 있는 사람
⑥ 집 안에 낙상 위험 요인이 있는 경우

● 낙상 예방법

① 약물 복용에 대해 의사에게 확인받고 과음 삼가기
② 시력이 나빠지면 자신에게 맞는 안경 쓰기
③ 집 안 환경을 안전하게 만들기
④ 하지 근력 강화를 위해 꾸준히 운동하기

● 전기사고

① 하나의 콘센트에 여러 개의 전기코드를 꽂지 않도록 하며 연결코드는 가급적 사용하지 않는다.
② 의료기기는 반드시 접지용 3핀 플러그를 사용한다.
③ 물은 전기를 전도시키므로 습기가 있는 곳에서는 가급적 전기 기구를 사용하지 않는다.
④ 전기가 꼭 필요한 세면대, 욕조, 샤워장 등에서는 콘센트에 보호용 커버를 씌워 사용한다.
⑤ 전기기구 물품 세척 시나 수선 시에는 절대 전기를 연결하지 않는다.
⑥ 만일 전기 쇼크를 입으면 전류가 차단될 때까지 다른 사람이 닿지 않도록 해야 한다.

Chapter 01 적중문제

· 신체활동 지원

01 출제문제

섭취 요양보호의 일반 원칙에 대한 다음 설명 중 옳지 못한 것은?

① 대상자의 식사 습관과 소화능력을 고려한다.
② 대상자의 경제적 상황을 고려하여 음식을 선택한다.
③ 대상자에게 맞는 식사 방법, 속도 등을 배려한다.
④ 사레, 구토, 청색증 등 이상이 나타나는지 주의 깊게 관찰한다.
⑤ 요양보호사는 할 수 있는 한 대상자의 식사를 최대한 돕는다.

▶01
대상자가 스스로 할 수 있는 것들은 최대한 스스로 하게 한다.

02

다음 중 영양결핍의 위험 요인에 해당되지 않는 것은?

① 인지장애
② 체중감소
③ 만성질환
④ 식욕부진
⑤ 연하곤란

▶02
체중감소는 영양결핍의 주요 지표에 해당한다.
영양결핍의 위험 요인 : 부적절한 음식섭취, 빈곤, 사회적 고립, 의존/불능, 급성/만성질환, 장기간의 약물 사용, 80세 이상의 고령, 우울, 알코올 중독, 인지장애, 식욕부진, 오심(토할 것 같은 느낌), 연하곤란 등

03

다음 중 영양결핍의 주요 지표에 해당되지 않는 것은?

① 사회적 고립
② 신체기능 저하
③ 부적절한 식이
④ 배변양상 변화
⑤ 상처회복 지연

▶03
사회적 고립은 영양결핍의 위험 요인에 해당된다.
영양결핍의 주요 지표 : 체중감소, 마르고 약해보임, 신체기능 저하, 부적절한 식이, 배변양상 변화, 피로, 무감동, 상처회복 지연, 탈수 등

 답 01 ⑤   02 ②   03 ①

04 꼭! 출제문제

대상자가 연하 능력이 없고 의식장애가 있을 때 비위관을 통하여 제공하는 식이는?

① 일반식
② 잘게 썬 음식
③ 갈아서 만든 음식
④ 경구 유동식
⑤ 경관 유동식

▶04
유동식은 수분이 많은 미음 형태의 삼키기 쉬운 음식으로, 대상자가 연하 능력이 없고 의식장애가 있을 때 비위관을 통하여 제공하는 식이는 경관 유동식이다.

05

다음 중 요양보호 대상자의 식사 자세로 옳지 못한 것은?

① 식탁의 높이는 대상자의 가슴 높이에 오는 것이 좋다.
② 의자의 높이는 발바닥이 바닥에 닿아야 안전하다.
③ 의자 안쪽에 깊숙이 앉고 식탁에 팔꿈치를 올린다.
④ 머리를 앞으로 약간 숙이고 턱을 당긴다.
⑤ 마비된 쪽을 베개나 쿠션으로 지지한다.

▶05
식탁의 높이는 의자에 앉았을 때 식탁의 윗부분이 대상자의 배꼽 높이에 오는 것이 가장 좋다.

06 꼭! 출제문제

식사 자세에 대한 다음 설명 중 옳은 것은?

① 의자에 앉을 때는 깊숙이 앉지 않는다.
② 휠체어에 앉아서 식사하지 않는다.
③ 침대에 걸터앉는 경우는 발이 바닥에 닿을 필요가 없다.
④ 침대에서 일어날 수 없을 경우에는 침대를 약 10~20° 높인다.
⑤ 편마비대상자는 건강한 쪽이 밑으로 가게 한다.

▶06
식사 시 편마비대상자는 건강한 쪽이 밑으로 가야 안정감이 있고 지지가 된다.
① 의자에 앉을 때는 안쪽 깊숙이 앉게 한다.
② 휠체어에 앉을 때도 휠체어를 식탁 가까이 붙이고 팔을 올렸을 때 편안한 자세를 취하게 해준다.
③ 침대에 걸터앉는 경우에도 발이 바닥에 완전히 닿아야 안전하다.
④ 침대에서 일어나거나 앉을 수 없는 경우에는 침대를 약 30~60° 높인다.

07

다음 중 식사(경구영양) 돕기의 기본 원칙으로 옳지 못한 것은?

① 대상자가 편안히 식사하도록 돕는다.
② 다양한 음식을 조금씩 준비한다.

▶07
음식을 삼키기 쉽게 국이나 물, 차 등으로 먼저 목을 축이고 음식을 먹게 하면 식사 도중 사레 들리는 것을 예방할 수 있다.

③ 적절한 양을 섭취하도록 돕는다.

④ 씹고 삼키는 능력을 고려하여 식사를 준비한다.

⑤ 음식을 먹기 전에 국이나 물 등을 먼저 주지 않는다.

08

다음 중 식사(경구영양) 돕기의 기본 원칙으로 옳지 못한 것은?

① 식사 전에 대상자가 균형 잡힌 식사를 하고 있는지 살핀다.

② 식사 전에 밖에 나가 맑은 공기를 마시면 식욕이 증진된다.

③ 반찬의 색깔을 보기 좋게 담아내 식욕을 돋운다.

④ 재가요양보호 대상자의 음식 준비 과정은 돕지 않는다.

⑤ 식사 도중 사레에 들리지 않도록 주의한다.

▶08
요양보호사가 식사를 도울 때 시설 대상자는 음식 섭취를 돕고, 재가요양보호 대상자는 음식 준비부터 섭취까지 모든 과정을 돕는다.

09 출제문제

다음 중 식사(경구영양) 돕기 방법으로 옳지 못한 것은?

① 대상자의 배설 여부를 확인한다.

② 시력 저하 대상자에게는 음식을 시계 반대 방향으로 둔다.

③ 대상자 스스로 음식을 먹을 수 있도록 격려한다.

④ 대상자가 오른손잡이라면 오른쪽에서 밥을 먹여줘야 한다.

⑤ 가능하다면 식사 후 30분 정도 앉아 있게 한다.

▶09
시력이 저하된 대상자에게는 스스로 식사할 수 있도록 음식을 시계 방향으로 둔다.

10 출제문제

다음 중 편마비대상자의 식사 돕기 방법으로 옳지 못한 것은?

① 편마비대상자는 건강한 쪽에서 음식물을 넣어준다.

② 음식물을 다 삼킨 것을 확인한 후에 음식물을 다시 넣어준다.

③ 마비된 쪽의 입가에 흐르는 음식물을 자연스럽게 닦아준다.

④ 안면마비 대상자는 식사 후 입안에 음식이 남아 있어도 이를 알지 못한다.

⑤ 편마비대상자는 건강한 쪽의 뺨 부위에 음식 찌꺼기가 남기 쉽다.

▶10
편마비대상자는 마비된 쪽의 뺨 부위에 음식 찌꺼기가 남기 쉬우므로 식후 구강 관리를 한다.

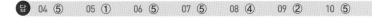

11 출제문제

다음 중 사례 예방을 위한 식사 돕기 방법으로 옳지 못한 것은?

① 배 부위와 가슴을 압박하지 않는 옷을 입힌다.

② 충분히 삼킬 수 있을 정도의 적은 양을 입에 넣어준다.

③ 완전히 삼켰는지 확인한 다음에 입에 넣어 준다.

④ 음식을 먹고 있는 도중에는 대상자에게 질문을 하지 않는다.

⑤ 수분이 적고 신맛이 강한 음식은 사례 예방에 좋다.

▶11
수분이 적은 음식은 삼키기 어렵고 신맛이 강한 음식은 침을 많이 나오게 하여 사례가 들릴 수 있으므로 주의한다.

12

다음 중 비위관을 사용한 경관영양 돕기를 해야 하는 경우가 아닌 것은?

① 의식이 없거나 혼수에 빠진 경우

② 얼굴, 목, 머리 부위에 부상이 있는 경우

③ 수술을 했거나 마비가 있는 경우

④ 임플란트 시술로 치아에 문제가 있는 경우

⑤ 삼키기 힘든 경우

▶12
경관영양을 하는 경우
• 대상자가 의식이 없거나 혼수에 빠진 경우
• 얼굴, 목, 머리 부위에 음식을 먹기 힘들 정노로 부상이 있는 경우
• 수술을 했거나 마비가 있는 경우
• 삼키기 힘든 경우

13 출제문제

경관영양 돕기의 기본 원칙에 대한 다음 설명 중 옳지 못한 것은?

① 시판되는 영양액은 유효기간을 확인한다.

② 영양주머니는 하루 1회 소독한다.

③ 비위관을 반창고 등으로 잘 고정한다.

④ 대상자에게 입술보호제를 발라준다.

⑤ 비위관 주변을 청결히 하고 윤활제를 바른다.

▶13
영양주머니는 매회 세척하고 건조시켜 사용한다.

14 🔥 출제문제

다음 중 경관영양 돕기 방법으로 옳지 못한 것은?

① 너무 차갑거나 뜨겁지 않게 영양액을 준비한다.
② 대상자를 앉게 하거나 침상머리를 올린다.
③ 영양주머니는 위장과 동일한 위치에 건다.
④ 비위관이 빠지거나 새는지 관찰한다.
⑤ 반좌위로 30분 정도 앉아 있도록 보조한다.

▶14
영양액이 중력에 의해 흘러 내려와 위장 속으로 들어가도록 위장보다 높은 위치에 건다.

15

경관영양 돕기에 대한 다음 설명 중 옳지 못한 것은?

① 대상자가 의식이 없으면 식사 시작과 끝을 알리지 않는다.
② 비위관이 새거나 역류되면 간호사에게 연락한다.
③ 영양액의 온도는 체온 정도가 적절하다.
④ 너무 진한 농도의 영양을 주입하지 않는다.
⑤ 대상자가 토하거나 청색증이 나타나면 비위관을 잠근다.

▶15
대상자가 의식이 없어도 청각 기능이 남아 있어 들을 수 있기 때문에 식사 시작과 끝을 알린다.

16

다음 중 투약 돕기의 주의사항으로 옳지 못한 것은?

① 의사나 간호사의 지시에 따라 투약을 돕는다.
② 대상자가 약을 삼키지 못할 경우 갈아서 투약을 돕는다.
③ 유효기간이 지난 약은 절대 사용하지 않는다.
④ 처방된 이외의 약을 섞어 주지 않는다.
⑤ 투약의 부작용을 관찰한다.

▶16
대상자의 신체 상태로 인해 약을 삼키지 못할 경우 요양보호사가 임의로 약을 갈거나 쪼개지 말고 약사나 의사에게 문의하여 지시에 따른다.

17 출제문제

다음 중 알약 복용 시 주의점으로 옳지 못한 것은?

① 알약은 약병에서 약 뚜껑으로 옮긴 후에 손으로 옮긴다.

② 남은 알약은 다시 손으로 집어 약병에 넣어 보관한다.

③ 알약의 개수가 많은 경우에는 2~3번으로 나누어 투약한다.

④ 손을 떨거나 분실 우려가 있으면 직접 입 안에 넣어준다.

⑤ 위장관에서 흡수가 잘 되도록 충분히 물을 준다.

▶17
손으로 만진 약은 약병에 다시 넣지 않는다.

18 출제문제

다음 중 물약 복용 시 주의점으로 옳지 못한 것은?

① 뚜껑을 열어 뚜껑의 위가 바닥으로 가도록 놓는다.

② 계량컵을 눈높이로 들고 약을 따른 후 투약한다.

③ 라벨이 붙은 방향으로 용액을 따른다.

④ 입구를 닦고 병뚜껑을 씌운다.

⑤ 적은 용량은 바늘을 제거한 주사기를 사용한다.

▶18
라벨이 젖지 않도록 용액병의 라벨이 붙은 쪽을 잡고, 라벨의 반대쪽 방향으로 용액을 따른다.

19

다음 중 안약 투여 돕기 방법으로 옳지 못한 것은?

① 눈 안쪽에서 바깥쪽으로 닦는다.

② 눈 상부 결막낭의 안쪽에 안약을 투여한다.

③ 안연고 사용 시 처음 나오는 것은 버린다.

④ 비루관을 눌러 안약이 코 안으로 흐르지 않게 한다.

⑤ 튜브를 멸균 솜으로 닦고 뚜껑을 닫는다.

▶19
대상자에게 천장을 보도록 하고 눈 하부 결막낭의 중앙이나 외측에 안약을 투여한다.

20 🔖출제문제

다음 중 귀약 투여 돕기 방법으로 옳지 못한 것은?

① 치료할 귀를 위쪽으로 하여 자세를 취한다.

② 면봉으로 대상자의 귓바퀴와 외이도를 닦는다.

③ 귓바퀴를 후하방으로 잡아당겨 약물투여가 쉽도록 한다.

④ 귀 입구를 부드럽게 눌러주고 5분간 누워 있게 한다.

⑤ 작은 솜을 15~20분 동안 귀에 느슨하게 끼워놓는다.

▶20
귓바퀴를 후상방으로 잡아당겨 이도 가 일직선이 되게 한 후 측면을 따라 약물을 점적한다.

21 🔖출제문제

다음 중 주사주입 돕기 방법으로 옳지 못한 것은?

① 수액 세트가 당겨지거나 주사바늘이 빠지지 않도록 주의한다.

② 수액병은 심장보다 높게 유지한다.

③ 정맥 주입 속도를 확인한다.

④ 주사 부위의 발적, 부종 시 조절기를 잠근 후 간호사에게 보고한다.

⑤ 바늘을 제거한 후 알코올 솜으로 비빈다.

▶21
간호사가 바늘을 제거한 후에는 1~2 분간 알코올 솜으로 지그시 누르고, 절대 비비지 않는다.

22

약물 보관 방법에 대한 다음 설명 중 옳지 못한 것은?

① 아동, 애완동물의 손에 닿지 않게 보관한다.

② 유효기간이 지난 약물은 폐기한다.

③ 알약은 습기를 피해 건조한 곳에 보관한다.

④ 시럽제는 플라스틱 계량컵이나 스푼에 덜어먹는다.

⑤ 치매 대상자의 약상자는 눈에 잘 띄는 곳에 보관한다.

▶22
치매 대상자의 약은 안전한 곳에 보 관하고 가능하면 약상자에 잠금장치 를 한다.

23

배설 돕기의 일반 원칙에 대한 다음 설명 중 옳지 못한 것은?

① 대상자가 최대한 편안하게 배설하도록 배려한다.

② 배설하는 모습이 보이지 않도록 프라이버시를 배려한다.

③ 배설물은 오래 두지 말고 바로 깨끗이 치운다.

④ 대상자가 변의를 느낄 때 모든 부분을 전적으로 돕는다.

⑤ 항문은 앞에서 뒤로 닦는다.

▶23
대상자가 변의를 느낄 때 요양보호사는 도움이 필요한 부분만을 도와주고 대상자가 할 수 있는 부분은 스스로 하게 하는 것이 대상자의 자존감을 높여주고 자립심을 키워줄 수 있다.

24

다음 중 배설 전 관찰내용으로 옳은 것은?

① 요의나 변의 유무   ② 배변 어려움

③ 배설 시간   ④ 잔뇨감

⑤ 배설량

▶24
배설 시 관찰내용

• 배설 전 : 요의/변의 유무, 하복부 팽만감, 이전 배설과의 간격

• 배설 중 : 통증, 불편함, 물안 성노, 소변흐름 이상 유무

• 배설 후 : 색깔, 혼탁의 유무, 배설 시간, 잔뇨감, 설사횟수, 배설량

25 🏅출제문제

화장실 이용 돕기에 대한 다음 설명 중 옳지 못한 것은?

① 휠체어를 대상자의 불편한 쪽에 댄다.

② 휠체어는 침상난간에 바짝 붙이거나 30~45° 비스듬히 붙인다.

③ 대상자의 허리를 끌어안아 90°로 회전하여 휠체어로 옮긴다.

④ 화장실로 이동한 후 잠금장치를 걸어 휠체어를 고정한다.

⑤ 배설물에 특이사항이 있는 경우 간호사에게 보고한다.

▶25
편마비대상자의 경우, 휠체어는 건강한 쪽에 댄다.

26 ⚡출제문제

침상배설 돕기에 대한 다음 설명 중 옳지 못한 것은?

① 변기는 따뜻한 물로 데워 놓는다.
② 둔부 밑에 방수포를 깔아둔다.
③ 조용한 환경에서 배설할 수 있도록 돕는다.
④ 회음부와 둔부를 앞에서 뒤로 잘 닦아준다.
⑤ 수건과 물티슈로 피부를 깨끗하게 닦고 물기를 말려준다.

▶26
배설 시 소리가 나는 것에 부담을 느끼지 않도록 변기 밑에 화장지를 깔고 텔레비전을 켜거나 음악을 틀어놓아 심리적으로 안정된 상태에서 용변을 보게 한다.

27

다음 중 시설장이나 간호사에게 배설물 상태를 보고해야 하는 경우에 해당되지 않는 것은?

① 대상자의 소변이 탁하거나 뿌옇다.
② 거품이 많이 난다.
③ 소변의 색이 진하다.
④ 소변 냄새가 심하다.
⑤ 연노랑 색의 소변이 나온다.

▶27
연노랑 색의 소변은 정상적인 소변 색깔로, 소변에 피가 섞여 나오거나 푸른빛의 소변이 나오면 시설장이나 간호사에게 보고해야 한다.

28

이동변기 사용 돕기에 대한 다음 설명 중 옳지 못한 것은?

① 스크린 등으로 가려주고 배설 중에는 하반신을 무릎덮개로 덮어준다.
② 손을 씻고 일회용 장갑을 낀다.
③ 침대보다 이동식 좌변기의 높이를 낮게 한다.
④ 안전을 위해 미끄럼 매트를 밑에 깔아준다.
⑤ 편마비의 경우 이동식 좌변기는 건강한 쪽으로 빈틈없이 붙이거나 30~45° 각도로 놓는다.

▶28
침대와 이동식 좌변기를 높이가 같도록 맞춘다.

답 23 ④   24 ①   25 ①   26 ③   27 ⑤   28 ③

29
배설이 어려운 대상자에게 미지근한 물을 항문이나 요도에 끼얹는 이유로 옳은 것은?

① 긴장 촉진을 위해
② 회음부 청결을 위해
③ 변비 예방을 위해
④ 요도와 항문의 피부 건조를 예방하기 위해
⑤ 괄약근과 주변 근육의 이완으로 변의를 느끼도록 하기 위해

▶29
배설이 어려운 대상자에게 미지근한 물을 항문이나 요도에 끼얹으면 괄약근과 주변 근육이 이완되면서 변의를 느낄 수 있다.

30 꼭 출제문제
요양보호사의 기저귀 사용 돕기에 대한 다음 설명 중 옳지 못한 것은?

① 기저귀의 배설물을 안으로 말아 넣는다.
② 회음부는 앞에서 뒤로 닦는다.
③ 허리를 들 수 없는 경우, 대상자를 옆으로 눕혀 더러워진 기저귀를 뺀다.
④ 바로 눕히고 기저귀의 테이프를 붙인다.
⑤ 기저귀 사용은 치매 증상 및 와상 상태에 좋다.

▶30
기저귀를 쓰면 대상자가 기저귀에 의존하게 되어 스스로 배설하던 습관이 사라지고 치매 증상 및 와상 상태가 더욱 심해질 수 있으므로 부득이한 경우에만 기저귀를 사용한다.

31 꼭 출제문제
유치도뇨관 사용 돕기에 대한 다음 설명 중 옳지 못한 것은?

① 소변이 담긴 주머니를 방광 위치보다 높게 둔다.
② 유치도뇨관을 통해 나온 소변량과 색깔을 2~3시간마다 확인한다.
③ 연결관이 꺾여 있거나 눌려 소변이 제대로 배출되지 못하는지 살핀다.
④ 지시가 있을 경우 수분섭취량과 배설량을 확인하고 기록한다.
⑤ 소변주머니는 확인 후 바로 비워 냄새가 나지 않도록 한다.

▶31
소변주머니가 높이 있으면 소변이 역류하여 감염의 원인이 되므로 소변주머니를 방광 위치보다 높게 두지 않는다.

32 🏅출제문제

대상자의 구강청결 돕기 방법으로 옳지 못한 것은?

① 구강 내 염증이 있는지 확인한 후 치아와 혀를 닦아준다.
② 혀 안쪽이나 목젖 깊숙이까지 깨끗이 닦아준다.
③ 칫솔을 사용할 수 없는 경우 설압자에 거즈를 감아 물에 적셔 닦는다.
④ 의치를 끼우기 전에 대상자의 구강을 청결하게 한다.
⑤ 입술에 입술보호제를 발라준다.

▶32
입안을 닦아낼 때 혀 안쪽이나 목젖을 자극하면 구토나 질식을 일으킬 수 있으므로 너무 깊숙이 닦지 않는다.

33

다음 중 칫솔질 할 때 유의사항으로 옳지 못한 것은?

① 치약을 칫솔모 위에서 눌러 짜서 치약이 솔 사이에 끼어들어가게 한다.
② 칫솔질로 치아뿐만 아니라 혀까지 잘 닦아준다.
③ 칫솔을 치아에서 잇몸 쪽으로 부드럽게 올려 닦는다.
④ 혈액응고 장애가 있는 대상자는 출혈 가능성이 있으므로 치실은 사용하지 않는다.
⑤ 칫솔질은 잠자기 전과 매 식사 후 30분 이내에 3분간 하도록 습관화한다.

▶33
칫솔을 잇몸에서 치아 쪽으로 부드럽게 회전하면서 쓸어내린다.

34

다음 중 의치를 관리하는 방법으로 옳지 못한 것은?

① 아래쪽 의치를 먼저 빼서 의치 용기에 넣는다.
② 부분의치는 클래스프를 손톱으로 끌어 올려 빼낸다.
③ 흐르는 물에 칫솔을 이용하여 깨끗이 닦는다.
④ 의치세정제나 물이 담긴 보관용기에 의치를 보관한다.
⑤ 의치를 끼울 때 아랫니는 검지가 입안으로 향하게 하여 아래쪽으로 밀어 넣는다.

▶34
위쪽 의치를 먼저 빼서 의치 용기에 넣는다.

답　29 ⑤　　30 ⑤　　31 ①　　32 ②　　33 ③　　34 ①

35 🔖 출제문제

대상자의 머리 감기 방법으로 옳지 못한 것은?

① 머리를 감기기 전 기분, 안색, 통증 유무를 확인한다.
② 신체적으로 힘든 경우 두발전용세정제를 사용한다.
③ 식후에 감고 추울 때는 따뜻한 낮 시간대를 이용한다.
④ 머리를 감기 전에 대소변을 보게 한다.
⑤ 두피를 손톱이 아닌 손가락 끝으로 마사지한 후 헹군다.

▶35
공복, 식후는 피하고 추울 때에는 비교적 덜 추운 낮 시간대에 감는다.

36

다음 중 요양보호 대상자의 피부보호 방법으로 옳지 못한 것은?

① 보습을 고려한 클렌저나 비누를 선택한다.
② 수기석으로 오일이나 로션 등을 바른다.
③ 가습기를 사용하여 습도를 조절한다.
④ 피부에 상처가 나지 않도록 조심한다.
⑤ 모직 제품을 사용하는 것이 바람직하다.

▶36
피부에 자극을 주는 침구나 모직의류 등은 피하고 면제품을 사용하는 것이 바람직하다.

37 🔖 출제문제

다음 중 대상자의 손발톱 깎기 모양으로 옳은 것은?

	손톱	발톱
①	둥글게	둥글게
②	둥글게	일자로
③	일자로	둥글게
④	일자로	일자로
⑤	모양에 상관없이 대상자 기호대로	

▶37
손톱깎이를 이용하여 손톱은 둥글게, 발톱은 일자로 자른다.

손톱은 둥글게   발톱은 일자로

38

다음 중 요양보호 대상자의 회음부 청결 돕기 방법으로 옳지 못한 것은?

① 회음부 청결은 방광염과 요로감염을 예방한다.
② 회음부나 음경을 닦을 때는 전용수건이나 거즈를 사용한다.
③ 여성은 질, 요도, 항문 순으로 닦는다.
④ 남성은 겹치는 부분과 음낭의 뒷면도 잘 닦는다.
⑤ 대상자가 수치심을 느낄 수 있으므로 불필요한 노출은 삼간다.

▶38
여성은 요도, 질, 항문 순서로 닦으며 뒤쪽에서 앞쪽으로 닦을 경우 감염을 일으킬 수 있으므로 앞쪽에서 뒤쪽으로 닦아낸다.

39 꼭! 출제문제

다음 중 요양보호 대상자의 세수 돕기 방법으로 옳지 못한 것은?

① 눈곱이 끼었다면 눈곱이 없는 쪽부터 먼저 닦는다.
② 한 번 사용한 수건의 면은 다시 사용하지 않는다.
③ 귀 안쪽에 있는 귀지를 면봉으로 제거한다.
④ 세안 시 코 안을 깨끗이 닦고 양쪽 코볼과 둘레도 닦는다.
⑤ 입술과 주변을 닦은 후 이마와 볼, 목의 앞뒤를 골고루 닦는다.

▶39
귀지 제거는 요양보호사의 업무가 아니며 의료기관에 가서 제거하는 것이 안전하다.

40

다음 중 요양보호 대상자의 면도 돕기 방법으로 옳지 못한 것은?

① 면도 전 따뜻한 물수건으로 덮어 건조함을 완화한다.
② 되도록 전기면도기를 사용하는 것이 안전하다.
③ 피부가 주름져 있다면 아래 방향으로 부드럽게 잡아 당겨 면도한다.
④ 턱 쪽에서 귀밑으로, 코밑에서 입 주위 순서로 진행한다.
⑤ 면도 후 로션이나 크림을 바른다.

▶40
면도는 귀밑에서 턱 쪽으로, 코밑에서 입 주위 순서로 진행한다.

답 35 ③　　36 ⑤　　37 ②　　38 ③　　39 ③　　40 ④

Part 1 요양보호와 인권
Part 2 노화와 건강증진
Part 3 요양보호와 생활 지원
Part 4 상황별 요양 보호 기술
Part 5 실전모의고사

41

면도날은 얼굴 피부와 어느 정도의 각도를 유지하는 것이 적당한가?

① 15° ② 30°

③ 45° ④ 60°

⑤ 90°

▶41
면도날은 얼굴 피부와 45° 정도의 각도를 유지하며, 짧게 나누어 일정한 속도로 면도한다.

42 🔖 출제문제

다음 중 목욕 돕기의 주의사항으로 옳지 못한 것은?

① 목욕 전 대소변을 보게 한다.

② 목욕 물 온도는 40℃ 내외로 따뜻하게 맞춘다.

③ 식사 직전보다는 식사 직후에 목욕을 시킨다.

④ 목욕 시간은 20~30분 이내가 적당하다.

⑤ 심장에서 먼 곳부터 물이 닿게 한다.

▶42
식사 직전과 직후에는 목욕을 피한다.

43

다음 중 목욕 돕기 순서로 옳은 것은?

① 팔 → 발 → 다리 → 몸통 → 회음부

② 팔 → 몸통 → 회음부 → 다리 → 발

③ 발 → 다리 → 팔 → 몸통 → 회음부

④ 발 → 다리 → 팔 → 회음부 → 몸통

⑤ 회음부 → 팔 → 발 → 다리 → 몸통

▶43
목욕 돕기 순서 : 발 → 다리 → 팔 → 몸통 → 회음부

44

침상 목욕 돕기에 대한 다음 설명 중 옳지 못한 것은?

① 양쪽 상지는 겨드랑이에서 손끝 쪽으로 닦는다.

② 복부는 배꼽을 중심으로 시계방향으로 닦는다.

③ 양쪽 하지는 발끝에서 허벅지 쪽으로 닦는다.

④ 등과 둔부는 옆으로 눕게 하여 목 뒤에서 둔부까지 닦는다.

⑤ 회음부를 씻을 때는 대상자가 수치심을 느끼지 않도록 한다.

▶44
목욕 시 손끝에서 겨드랑이 쪽으로, 발끝에서 허벅지 쪽으로 닦는 것은 말초 부위에서 몸의 중심부로 닦으면 정맥 혈액을 심장 쪽으로 밀어 올리는 데 도움이 되기 때문이다.

45 출제문제

다음 중 옷 갈아입히기의 기본 원칙으로 옳지 못한 것은?

① 실내온도는 따뜻하게 유지한다.

② 상·하지의 마비 유무를 확인한다.

③ 편마비대상자의 경우 옷을 입을 때는 건강한 쪽부터 입힌다.

④ 상·하의가 분리되어 입고 벗기 쉬운 옷을 선택한다.

⑤ 옷의 구김이 욕창의 원인이 되므로 펴준다.

▶45
편마비대상자의 경우 옷을 벗을 때는 건강한 쪽부터 벗고 옷을 입을 때는 불편한 쪽부터 입힌다.

46 출제문제

다음 중 좌측 편마비대상자의 상의 입히기 순서로 옳은 것은?

① 왼팔 → 머리 → 오른팔   ② 왼팔 → 오른팔 → 머리

③ 오른팔 → 머리 → 왼팔   ④ 오른팔 → 왼팔 → 머리

⑤ 머리 → 왼팔 → 오른팔

▶46
편마비대상자의 경우 옷을 입을 때는 불편한 쪽부터 입히므로, 좌측 편마비대상자의 경우 왼팔 → 머리 → 오른팔 순서로 상의를 입히면 된다.

답   41 ③   42 ③   43 ③   44 ①   45 ③   46 ①

47

통 목욕 돕기에 대한 다음 설명 중 옳지 못한 것은?

① 발 끝에 물을 묻혀 미리 온도를 확인하게 한다.

② 팔, 몸통, 다리 순으로 헹군다.

③ 마비된 쪽 겨드랑이를 잡고 건강한 다리, 마비된 다리 순으로 옮겨 놓는다.

④ 욕조에서 나오게 하여 목욕의자에 앉히고 머리를 감긴다.

⑤ 목욕 후 물기를 빨리 닦고 필요하면 머리카락은 헤어드라이어로 말린다.

▶47
다리, 팔, 몸통 순서로 헹군다.

48 🔑 출제문제

옷 갈아입히는 방법으로 옳지 않은 것은?

① 옷을 벗길 때는 건강한 쪽부터, 입힐 때는 마비된 쪽부터 입힌다.

② 수액이 있는 경우, 건강한 쪽 소매로 수액을 빼야 한다.

③ 체위변경이 필요한 대상자의 옷을 벗길 때는 입히기의 역순으로 한다.

④ 바지를 입힐 때는 양쪽 다리를 동시에 넣도록 해야 한다.

⑤ 바지를 벗길 때는 한쪽 손을 마비된 쪽 발목 아래에 받치고 벗겨야 한다.

▶48
바지를 입힐 때는 마비된 쪽 발을 먼저 하의에 끼우고 건강한 쪽 바지의 허리 부분을 벌려 건강한 쪽 다리를 바지에 넣은 후 엉덩이를 들게 하여 입혀야 한다.

49 🔑 출제문제

다음 중 쾌적한 환경을 유지하기 위한 방법으로 옳지 못한 것은?

① 방, 복도와 화장실의 온도는 다르게 유지한다.

② 40~60%로 쾌적한 습도를 유지한다.

③ 피로감과 불쾌감을 줄 수 있는 직사광선을 조절한다.

④ 다른 사람의 숙면을 위해 밤에는 개인등을 사용한다.

⑤ 침구는 부드럽고 땀 흡수가 잘되는 면제품을 사용한다.

▶49
방, 복도와 화장실의 온도는 혈압상승을 예방하기 위해 일정하게 유지한다.

50

다음 중 요양보호 대상자를 위한 침상 환경이 아닌 것은?

① 공기가 피부에 직접 닿아 한기를 느끼지 않게 한다.
② 복도, 화장실 등은 프라이버시를 위해 어두운 조명을 설치한다.
③ 휠체어, 보행기, 지팡이를 사용할 수 있는 공간을 확보한다.
④ 현관이나 화장실의 문턱을 없앤다.
⑤ 헛딛거나 넘어지지 않도록 바닥, 벽, 문 등에 색깔을 칠해 구별한다.

▶50
복도, 화장실, 계단에는 밝은 조명을 사용하여 사고를 예방한다.

51

침대에서 대상자를 옆으로 눕히는 방법으로 옳지 못한 것은?

① 요양보호사가 돌려 눕히려고 하는 반대쪽에 선다.
② 돌려 눕히려고 하는 쪽으로 머리를 돌린다.
③ 눕히려는 쪽의 손을 위로 올리거나 양손을 가슴에 포개놓는다.
④ 무릎을 굽히거나 돌려 눕는 방향과 반대쪽 발을 다른 쪽 발 위에 올려놓는다.
⑤ 어깨와 엉덩이에 손을 대고 옆으로 돌려 눕힌다.

▶51
요양보호사는 반대쪽이 아니라 돌려 눕히려고 하는 쪽에 선다.

52 🎯 출제문제

다음의 〈보기〉는 침대에서 대상자를 옆으로 눕히는 방법을 나열한 것이다. 올바른 순서는?

─〈 보기 〉─
(가) 엉덩이와 어깨를 지지하여 돌려 눕히기
(나) 무릎을 세우고 팔을 가슴 위에 놓기
(다) 아래쪽 어깨를 살짝 뒤로 움직이기
(라) 엉덩이를 뒤로 이동시키기

① (가) – (나) – (다) – (라)　② (가) – (다) – (나) – (라)
③ (나) – (가) – (다) – (라)　④ (나) – (가) – (라) – (다)
⑤ (다) – (나) – (가) – (라)

▶52
옆으로 눕히기 순서
(나) 무릎을 세우고 팔을 가슴 위에 놓기
(가) 엉덩이와 어깨를 지지하여 돌려 눕히기
(라) 엉덩이를 뒤로 이동시키기
(다) 아래쪽 어깨를 살짝 뒤로 움직이기

53
다음 중 침대 오른쪽 또는 왼쪽 이동하기 방법으로 옳지 못한 것은?

① 대상자를 이동하고자 하는 쪽에 선다.

② 대상자의 두 팔을 가슴 위에 포갠다.

③ 상반신과 하반신을 동시에 이동시킨다.

④ 하반신은 허리와 엉덩이 아래에 손을 깊숙이 넣고 이동시킨다.

⑤ 대상자의 머리에 베개를 받쳐 안락한 자세를 취하게 한다.

▶53
대상자를 침대 오른쪽 또는 왼쪽으로 이동시킬 때는 상반신을 먼저 옮기고 하반신을 이동시킨다.

54 꼭! 출제문제
다음 중 침상에서 체위를 변경하는 목적으로 옳지 못한 것은?

① 호흡기능의 원활과 폐 확장 촉진

② 유연성 증진을 통한 관절의 가동 범위 확대

③ 부종과 혈전 예방

④ 혈액순환을 도와 욕창 예방 및 피부괴사 방지

⑤ 허리와 다리의 통증 등 고정된 자세로 인한 불편감 경감

▶54
유연성 증진을 통한 관절의 가동 범위 확대는 스트레칭의 목적에 해당된다. 체위변경은 관절의 움직임을 돕고 변형 방지를 목적으로 한다.

55
다음의 체위 형태 중 똑바로 누운 자세를 의미하는 것은?

① 앙와위　　　　　　② 반좌위

③ 복위　　　　　　　④ 측위

⑤ 절석위

▶55
기본 체위의 형태
• **앙와위** : 똑바로 누운 자세
• **반좌위** : 반 앉은 자세
• **복위** : 엎드린 자세
• **측위** : 옆으로 누운 자세

56 꼭! 출제문제
다음 중 천장을 보며 누운 상태에서 침상머리를 45° 정도 올린 체위 형태는?

① 앙와위　　　　　　② 반좌위

③ 복위　　　　　　　④ 측위

⑤ 절석위

▶56
천장을 보며 누운 상태에서 침상머리를 45° 정도 올린 체위 형태는 반 앉은 자세를 의미하는 반좌위이다.

57 🖍출제문제

다음 중 반좌위 체위가 필요한 경우가 아닌 것은?

① 숨이 찰 때   ② 얼굴을 씻을 때
③ 식사를 할 때   ④ 위관 영양을 할 때
⑤ 관장을 할 때

▶57
둔부의 압력을 피하거나 관장을 할 때 필요한 체위 형태는 옆으로 누운 자세, 즉 측위이다.

58

등에 상처가 있거나 등 근육을 쉬게 해줄 때 필요한 체위 형태는?

① 앙와위   ② 반좌위
③ 복위   ④ 측위
⑤ 절석위

▶58
등에 상처가 있거나 등 근육을 쉬게 해줄 때 필요한 체위 형태는 엎드린 자세, 즉 복위이다.

59

체위의 형태 중 측위 변경에 대한 설명으로 옳지 못한 것은?

① 대상자의 엉덩관절과 무릎관절은 굽힘 자세가 되어야 한다.
② 엉덩이를 앞으로 많이 이동시켜 주면 자세는 더욱 편안해진다.
③ 머리 아래 및 위에 있는 다리 밑에 베개를 받쳐 준다.
④ 대상자의 가슴 앞에 베개를 놓아 위에 있는 팔이 지지되게 한다.
⑤ 돌아눕기의 방법과 동일하게 돕는다.

▶59
엉덩이를 뒤로 많이 이동시켜 주면 자세는 더욱 편안해진다.

답 53 ③   54 ②   55 ①   56 ②   57 ⑤   58 ③   59 ②

60 출제문제

다음의 〈보기〉는 휠체어를 펴는 방법을 나열한 것이다. 올바른 순서는?

─── 〈보기〉 ───

(가) 잠금장치를 한다.
(나) 시트를 눌러 편다.
(다) 팔걸이를 펼친다.

① (가) - (나) - (다)　　② (가) - (다) - (나)
③ (나) - (가) - (다)　　④ (나) - (다) - (가)
⑤ (다) - (나) - (가)

▶60
휠체어 펴는 법
(가) 잠금장치를 한다
(다) 팔걸이를 펼친다
(나) 시트를 눌러 편다

61

휠체어 이동 시 다음 〈보기〉에 해당하는 상황은?

─── 〈보기〉 ───

요양보호사가 뒤에 서서 뒷바퀴를 내려놓고, 앞바퀴를 들어 올린 상태로 뒷바퀴를 천천히 뒤로 빼면서 앞바퀴를 조심히 내려놓는다.

① 문턱 오를 때　　② 문턱 내려갈 때
③ 오르막길을 갈 때　　④ 엘리베이터를 탈 때
⑤ 울퉁불퉁한 길을 갈 때

▶61
〈보기〉에 해당하는 상황은 휠체어로 문턱을 내려갈 때의 이동 돕기 방법에 해당된다. 휠체어로 문턱을 내려갈 때에는 뒤로 돌려 내려가야 한다.

62

대상자의 체중이 많이 나가거나 경사도가 큰 오르막길을 갈 때의 휠체어 이동 방법은?

① 휠체어를 앞에서 밀고 올라간다.
② 뒷바퀴를 천천히 뒤로 빼면서 올라간다.
③ 지그재그로 밀고 올라간다.
④ 휠체어를 뒤로 돌려 뒷걸음으로 올라간다.
⑤ 앞바퀴를 들어 올려 뒤로 젖힌 상태로 올라간다.

▶62
휠체어로 오르막길을 갈 때 대상자의 체중이 많이 나가거나 경사도가 큰 경우 지그재그로 밀고 올라가는 것도 방법이 될 수 있다.

63 🦊 출제문제

다음 중 울퉁불퉁한 길을 휠체어로 이동할 때의 방법으로 옳은 것은?

① 지그재그로 이동하기

② 뒷바퀴를 들고 앞바퀴로 이동하기

③ 휠체어를 뒤로 돌려 뒷걸음으로 이동하기

④ 네 바퀴가 모두 지면에 닿은 상태로 이동하기

⑤ 앞바퀴를 들어 올려 뒤로 젖힌 상태에서 이동하기

▶63
휠체어로 울퉁불퉁한 길을 이동할 때는 크기가 작은 앞바퀴가 지면에 닿게 되면 휠체어를 밀기가 힘들고, 대상자가 진동을 많이 느끼기 때문에 휠체어 앞바퀴를 들어 올려 뒤로 젖힌 상태에서 이동한다.

64 🦊 출제문제

다음의 〈보기〉는 대상자를 침대에서 휠체어로 옮기는 과정을 설명한 것이다. 빈칸 (A), (B)에 들어갈 말로 옳은 것은?

─────〈 보기 〉─────

편마비 대상자의 경우에는 휠체어 대상자의 ____(A)____ 쪽으로 ____(B)____ 비스듬히 두고 잠금장치가 잠겨 있는 것을 확인한다.

	(A)	(B)		(A)	(B)
①	건강한	$30\sim45°$	②	마비된	$30\sim45°$
③	건강한	$45\sim60°$	④	마비된	$45\sim60°$
⑤	건강한	$60\sim75°$			

▶64
편마비 대상자의 경우에는 휠체어 대상자의 건강한 쪽으로 $30\sim45°$ 비스듬히 두고(또는 침대 난간에 붙이고) 잠금장치가 잠겨 있는 것을 확인한다.

65

다음의 〈보기〉는 대상자를 바닥에서 휠체어로 옮기는 방법을 나열한 것이다. 올바른 순서는?

─〈보기〉─

(가) 무릎을 꿇고 허리와 엉덩이 펴기
(나) 무릎을 지지하고 한 손으로 휠체어 지지하기
(다) 무릎을 세워 천천히 일어나기
(라) 허리와 손을 잡고 어깨 지지하기

① (가) – (나) – (다) – (라) ② (가) – (다) – (나) – (라)
③ (나) – (가) – (다) – (라) ④ (나) – (가) – (라) – (다)
⑤ (다) – (나) – (가) – (라)

▶65
바닥에서 휠체어로 옮기기 순서
(나) 무릎을 지지하고 한 손으로 휠체어 지지하기
(가) 무릎을 꿇고 허리와 엉덩이 펴기
(라) 허리와 손을 잡고 어깨 지지하기
(다) 무릎을 세워 천천히 일어나기

66 출제문제

다음 〈보기〉의 내용 중 빈칸 (A), (B)에 들어갈 말로 옳은 것은?

─〈보기〉─

대상자를 휠체어에서 자동차로 옮길 때는 대상자의 ___(A)___ 부터 앉게 하고, 자동차에서 휠체어로 옮길 때는 대상자 ___(B)___ 부터 밖으로 내린다.

	(A)	(B)		(A)	(B)
①	상체	하체	②	하체	상체
③	엉덩이	다리	④	다리	엉덩이
⑤	몸통	팔			

▶66
대상자를 휠체어에서 자동차로 옮길 때는 대상자의 엉덩이부터 자동차 시트에 앉게 하고, 자동차에서 휠체어로 옮길 때는 대상자 다리부터 밖으로 내린다.

67

다음 중 대상자의 보행벨트 사용 돕기 방법으로 옳지 못한 것은?

① 보행벨트의 안전잠금을 위한 끈이나 패드의 상태를 확인한다.
② 보행벨트 손잡이의 바느질 상태를 확인한다.
③ 대상자의 허리 부분에 맞춰 벨트를 묶는다.

▶67
요양보호사는 대상자의 불편한 쪽 뒤에 서서 벨트 손잡이를 잡는다.

④ 보행 전에 벨트나 끈이 풀리지 않았는지 확인한다.

⑤ 요양보호사는 대상자의 건강한 쪽 뒤에 서서 벨트 손잡이를 잡는다.

68 꼭! 출제문제

다음 중 오른쪽 다리가 약한 대상자의 보행기 사용방법으로 옳은 것은?

① 오른쪽 다리 → 보행기 → 왼쪽 다리

② 왼쪽 다리 → 보행기 → 오른쪽 다리

③ 보행기 → 오른쪽 다리 → 왼쪽 다리

④ 오른쪽 다리와 보행기 → 왼쪽 다리

⑤ 왼쪽 다리와 보행기 → 오른쪽 다리

▶68
한쪽 다리만 약한 경우 약한 다리와 보행기를 함께 앞으로 한 걸음 정도 옮긴다. 일단 체중을 보행기와 손상된 다리 쪽에 의지하면서 건강한 다리를 앞으로 옮긴다.

69 꼭! 출제문제

지팡이 이용 보행 돕기에 대한 다음 설명 중 옳지 못한 것은?

① 대상자의 건강한 쪽 손에 지팡이를 쥐어 준다.

② 대상자 발의 앞 15㎝, 옆 15㎝ 지점에 지팡이 끝이 오게 한다.

③ 지팡이를 쥔 쪽 반대편 불편한 발을 먼저 옮긴 후 건강한 다리를 옮긴다.

④ 옆에서 보조 시 요양보호사는 지팡이를 쥔 쪽 옆쪽에 위치한다.

⑤ 요양보호사가 뒤에서 보조 시 한 손은 대상자의 허리 부위를, 다른 한 손은 어깨 부위를 지지한다.

▶69
옆에서 보조 시 요양보호사는 지팡이를 쥐지 않은 옆쪽에 위치한다.

70

다음 중 지팡이를 이용하여 계단을 오를 때의 순서로 옳은 것은?

① 지팡이 → 마비된 다리 → 건강한 다리

② 지팡이 → 건강한 다리 → 마비된 다리

③ 마비된 다리 → 지팡이 → 건강한 다리

④ 건강한 다리 → 지팡이 → 마비된 다리

⑤ 건강한 다리 → 마비된 다리 → 지팡이

▶70
지팡이를 이용하여 계단을 오를 때 '지팡이 → 건강한 다리 → 마비된 다리' 순서로 이동한다.

답 65 ④   66 ③   67 ⑤   68 ④   69 ④   70 ②

71 [찍] 출제문제

오른쪽 다리가 불편한 대상자가 지팡이를 짚고 계단을 내려갈 때의 순서로 옳은 것은?

① 지팡이 → 왼쪽 다리 → 오른쪽 다리
② 지팡이 → 오른쪽 다리 → 왼쪽 다리
③ 왼쪽 다리 → 지팡이 → 오른쪽 다리
④ 오른쪽 다리 → 지팡이 → 왼쪽 다리
⑤ 오른쪽 다리 → 왼쪽 다리 → 지팡이

▶71
지팡이를 이용하여 계단을 내려갈 때 '지팡이 → 마비된 다리 → 건강한 다리' 순서로 이동하므로, 오른쪽 다리가 불편한 대상자가 지팡이를 짚고 계단을 내려갈 때는 '지팡이 → 오른쪽 다리 → 왼쪽 다리' 순서로 이동한다.

72

외상이 없는 대상자의 이송 돕기 방법으로 옳지 못한 것은?

① 밀고 당길 수 없는 대상자는 들어 올린다.
② 대상자의 체중이 요양보호사의 한 쪽 발에 집중하여 실리노복 한다.
③ 요양보호사는 대상자 쪽으로 바짝 붙어 손 전체를 이용한다.
④ 요양보호사의 한 쪽 발은 다른 쪽 발보다 약간 앞쪽에 위치한다.
⑤ 발에 단단히 힘을 준 다음 대상자를 들어올린다.

▶72
대상자의 체중이 요양보호사의 양쪽 발에 골고루 나누어 실리도록 한다.

73 [찍] 출제문제

외상이 의심되는 대상자를 척추고정판에 고정시키는 순서로 옳은 것은?

① 손목과 엉덩이 → 무릎 → 위팔
② 위팔 → 손목과 엉덩이 → 무릎
③ 위팔 → 무릎 → 손목과 엉덩이
④ 무릎 → 손목과 엉덩이 → 위팔
⑤ 무릎 → 위팔 → 손목과 엉덩이

▶73
외상이 의심되는 대상자의 경우 척추고정판 중앙에 대상자를 놓고 무릎, 손목과 엉덩이, 위팔 순서로 고정한 뒤 2인 이상이 힘을 합쳐 들어올린다.

74

손 씻기에 대한 다음 설명 중 옳지 못한 것은?

① 손 씻기는 가장 손쉽고 효과적인 감염 예방법이다.
② 손 씻기로 감염병의 70% 이상을 예방할 수 있다.
③ 일회용 수건 등으로 손의 물기를 제거한다.
④ 흐르는 온수로 비누를 헹구어 낸다.
⑤ 손 씻기 시 액체비누보다 고체비누 사용을 권장한다.

75 필출제문제

손 씻기 6단계 과정 중 마지막 단계에 해당하는 것은?

① 손톱 밑을 깨끗하게 한다.
② 손가락을 마주잡고 문지른다.
③ 손등과 손바닥을 마주대고 문지른다.
④ 손바닥과 손바닥을 마주대고 문지른다.
⑤ 손바닥을 마주대고 손깍지를 끼고 문지른다.

76

대상자의 분비물 처리 방법으로 옳지 못한 것은?

① 배설물을 만질 때는 반드시 장갑을 착용한다.
② 오염된 세탁물은 장갑을 끼고 격리 장소에 따로 배출한다.
③ 가정에서는 배설물이 묻은 의류나 물건을 따로 세탁하거나 씻는다.
④ 혈액이나 체액이 묻었을 때 더운물로 닦고 찬물로 헹군다.
⑤ 배설물 처리 후에는 장갑을 착용하였더라도 물과 비누로 손을 씻는다.

▶74
손 씻기 시 흐르는 미온수로 손을 적시고 일정량의 항균 전문 액체비누를 바른다. 일반적인 바 형태의 고체비누는 세균에 감염될 수 있다.

▶75
손 씻기 6단계 과정
- 제1단계 : 손바닥과 손바닥을 마주대고 문지른다.
- 제2단계 : 손등과 손바닥을 마주대고 문지른다.
- 제3단계 : 손바닥을 마주대고 손깍지를 끼고 문지른다.
- 제4단계 : 손가락을 마주잡고 문지른다.
- 제5단계 : 엄지손가락을 다른 편 손바닥으로 돌려주면서 문지른다.
- 제6단계 : 손가락을 반대편 손바닥에 놓고 문지르며 손톱 밑을 깨끗하게 한다.

▶76
대상자가 사용하는 물품에 혈액이나 체액이 묻었을 때 찬물로 닦고 더운물로 헹구며 필요시 소독한다.

답　71 ②　72 ②　73 ④　74 ⑤　75 ①　76 ④

77 출제문제

다음의 〈보기〉에서 설명하는 의료행위는?

---〈보기〉---

　기도의 분비물을 배출하지 못하거나 연하를 못하여 생기는 코와 입의 가래나 분비물을 제거하는 것을 말한다.

---

① 관장　　　　　　　② 흡인
③ 절개　　　　　　　④ 시술
⑤ 삽입

▶77
흡인은 기도의 분비물을 배출하지 못하거나 연하를 못하여 생기는 코와 입의 가래나 분비물을 제거하는 것으로 의료인이 실시하는 것이 원칙이다.

78

흡인 물품관리에 대한 다음 설명 중 옳지 못한 것은?

① 흡인병은 1일 1회 이상 깨끗이 닦는다.
② 한 번 사용한 카테터는 분비물이 빠질 수 있게 물에 담가 놓는다.
③ 카테터는 흐르는 물에 비벼 씻는다.
④ 소독한 컵은 냄비 뚜껑을 닫은 채 물을 버린 후 건져서 자연 건조한다.
⑤ 카테터 등 고무 제품은 15분 이상 끓인 후 쟁반에 널어서 햇볕에 말린다.

▶78
카테터 등 고무 제품은 15분 이상 끓인 후 쟁반에 널어서 그늘에서 말린다.

79 출제문제

다음 중 낙상을 유발하는 위험요인에 해당되지 않는 것은?

① 보행 장애가 있는 질환을 앓고 있는 사람
② 고혈압이 있는 사람
③ 4가지 이상 약물을 복용하고 있는 사람
④ 시력이 떨어져 있는 사람
⑤ 집안에 낙상 위험 요인이 있는 경우

▶79
고혈압이 아니라 기립성 저혈압이 있는 경우 저혈당 쇼크로 인해 낙상 위험이 있다.

80

다음 중 장소에 따른 낙상 예방법으로 옳지 못한 것은?

① 완만한 경사로보다는 계단을 이용한다.
② 욕실에는 미끄럼 방지 매트를 깐다.
③ 전기 코드는 방 모서리로 돌리거나 테이프 등으로 고정한다.
④ 취침 시 침대높이를 최대한 낮춘다.
⑤ 이동식 좌변기는 미끄러지지 않도록 고정하고 손잡이를 만든다.

▶80
계단보다는 완만한 경사로나 엘리베이터를 이용한다. 또한 계단에는 손잡이와 미끄럼 방지 장치를 만든다.

81

요양보호사의 화재 예방 및 대처 방법으로 옳지 못한 것은?

① 화재 시 엘리베이터 사용은 금하고 계단을 이용한다.
② 뜨거운 연기는 올라가고 차가운 공기는 내려오므로 최대한 자세를 낮춘다.
③ 연기가 많은 경우 기어서 이동한다.
④ 방을 나간 다음에 문을 닫아 불과 연기가 퍼지는 속도를 늦춘다.
⑤ 야간 화재 시 벽을 짚은 손을 바꾸며 이동한다.

▶81
야간 화재 시 벽을 짚은 손을 바꾸면 오히려 더 깊은 실내로 들어갈 수 있으므로 벽을 짚은 손을 바꾸지 않는다.

82

지진 발생 시 요양보호사의 대처 방법으로 옳지 못한 것은?

① 크고 견고한 구조물의 아래로 피난하여 몸을 웅크린다.
② 집안에서는 탁자 아래로 들어가 몸을 보호한다.
③ 엘리베이터 사용을 금하고 계단을 이용한다.
④ 밖에서는 대형 건물 옆으로 대피한다.
⑤ 신속하게 운동장이나 공원 등 넓은 공간으로 대피한다.

▶82
건물 밖에서는 가방이나 손으로 머리를 보호하고 건물과 거리를 둔다.

답　77 ②　　78 ⑤　　79 ②　　80 ①　　81 ⑤　　82 ④

83 출제문제

전기사고 예방을 위한 요양보호사의 활동으로 옳지 못한 것은?

① 하나의 콘센트에 여러 개의 전기코드를 꽂지 않는다.

② 의료기기는 반드시 접지용 3핀 플러그를 사용한다.

③ 세면대, 욕조, 샤워장 등에서는 콘센트에 보호용 커버를 씌워 사용한다.

④ 전기기구 물품 세척 시나 수선 시에는 절대 전기를 연결하지 않는다.

⑤ 만일 전기 쇼크를 입으면 인공호흡과 마사지를 통해 회복시킨다.

▶83
만일 전기 쇼크를 입으면 전류가 차단될 때까지 다른 사람이 닿지 않도록 해야 한다.

84 출제문제

다음 〈보기〉의 복지용구 품목 중 대여가 가능한 품목만으로 묶인 것은?

─────〈 보기 〉─────

ㄱ. 수동휠체어　　ㄴ. 성인용 보행기　　ㄷ. 이동욕조

ㄹ. 목욕리프트　　ㅁ. 자세변환 용구　　ㅂ. 배회감지기

① ㄱ, ㄴ, ㄷ, ㄹ　　　　　　② ㄱ, ㄴ, ㄷ, ㅁ

③ ㄱ, ㄷ, ㄹ, ㅂ　　　　　　④ ㄴ, ㄷ, ㄹ, ㅁ

⑤ ㄴ, ㄷ, ㅁ, ㅂ

▶84
〈보기〉의 복지용구 품목 중 수동휠체어, 이동욕조, 목욕리프트, 배회감지기는 대여 품목에 해당하고, 성인용 보행기와 지세변환 용구는 구입 품목에 해당된다.

85

다음의 복지용구 품목 중 구입이 가능한 품목이 아닌 것은?

① 전동침대　　　　　　　② 이동변기

③ 안전손잡이　　　　　　④ 지팡이

⑤ 요실금 팬티

▶85
복지용구 품목 중 전동침대는 대여 품목에 해당된다.

86 출제문제

수동휠체어에 대한 다음 설명 중 옳지 못한 것은?

① 내구연한은 5년이다.

② 휠체어를 사용하지 않을 때는 잠금장치를 잠그고 평평한 지면에 둔다.

③ 적정 공기압은 엄지손가락으로 힘껏 눌렀을 때 0.5㎝ 정도 들어가는 상태이다.

④ 타이어 공기압은 잠금장치 작동과 밀접한 관계가 있다.

⑤ 타이어 뒷바퀴 공기압이 너무 낮으면 진동 흡수가 잘 되지 않는다.

▶86
타이어 뒷바퀴 공기압이 너무 낮으면 잘 굴러가지 않고 잠금장치 기능이 약해지며, 너무 높으면 진동 흡수가 잘 되지 않는다.

87

복지용구 품목 중 침대에 대한 설명으로 옳지 않은 것은?

① 크랭크 손잡이는 침대의 다리판 쪽에 위치해야 한다.

② 바퀴가 구르지 않도록 잠금장치는 항상 잠가둔다.

③ 크랭크 손잡이 회전이 멈춘 상태에서 강제로 회전시키지 않는다.

④ 사용하지 않을 때는 높낮이를 가장 높은 위치에 오도록 한다.

⑤ 낙상 예방을 위해 대상자가 침대 위에 있을 때는 항상 침대난간을 올려놓는다.

▶87
침대를 사용하지 않을 때는 높낮이를 가장 낮은 위치에 오도록 한다.

88

성인용 보행기에 대한 다음 설명 중 옳지 못한 것은?

① 내구연한은 5년이다.

② 실내에서만 사용할 수 있다.

③ 체중을 지탱할 수 있어야 한다.

④ 키에 맞춰 높이를 조절할 수 있어야 한다.

⑤ 휴식 시에는 반드시 잠금장치를 잠가 둔다.

▶88
성인용 보행기는 보행이 불편한 사람이 실내뿐만 아니라 실외에서도 스스로 이동할 수 있도록 돕는 보조바퀴가 달린 기구이다.

답 83 ⑤   84 ③   85 ①   86 ⑤   87 ④   88 ②

89 🎯 출제문제

다음 중 보행보조차(실버카)에 대한 설명이 아닌 것은?

① 다른 보행기에 비해 빠르게 걸을 수 있다.

② 의자와 바구니가 달린 것이 특징이다.

③ 지팡이로 걷는 연습을 하기 바로 전 단계에서 사용한다.

④ 손과 팔 지지대는 체중지지 기능이 거의 없다.

⑤ 잠시 휴식할 때 앉을 곳이 필요한 대상자에게 적합하다.

▶89

성인용 보행기 중 지팡이로 걷는 연습을 하기 바로 전 단계에서 사용하는 기구는 보행차이다.

90

다음 중 내구연한이 5년인 복지용구 품목이 아닌 것은?

① 이동변기   ② 수동휠체어

③ 성인용 보행기   ④ 목욕리프트

⑤ 배회감지기

▶90

목욕리프트는 입욕 시 높낮이를 조절하여 목욕을 보조하는 용품으로, 내구연한은 3년이다.

91

다음 〈보기〉에서 설명하는 복지용구 품목은?

〈보기〉

거동이 불편한 대상자를 목욕시킬 때나 머리를 감길 때 대상자의 자세 유지를 돕고 간호하는 사람의 부담을 경감해주는 용품이다.

① 간이변기   ② 목욕의자

③ 이동욕조   ④ 목욕리프트

⑤ 욕창예방 방석

▶91

목욕의자는 거동이 불편한 대상자를 목욕시킬 때나, 머리를 감길 때 대상자의 자세 유지를 도와주는 용품으로, 앉는 면이 높지 않고 등받이가 높고 팔걸이가 있으며 기대어 앉아도 넘어지지 않는 안정적인 것이 좋다.

답   89 ③   90 ④   91 ②

Chapter 02

일상생활 및 개인활동 지원

● 일상생활 지원 기본원칙 및 주의사항

① 대상자의 질환 및 특성에 대해 이해하고 욕구를 파악하여 서비스 제공
② 스스로 일상생활을 할 수 없는 영역은 요양보호사가 전적으로 지원
③ 대상자의 욕구를 반영하여 서비스를 제공하되 우선순위를 정하여 서비스 제공
④ 요양보호사가 할 수 없다고 판단될 때 대상자에게 설명
⑤ 서비스 제공 시 대상자를 존중하여 진행
⑥ 서비스에 사용되는 생활용품은 반드시 대상자의 동의를 얻고 함부로 옮기거나 버리면 안 됨
⑦ 부득이 자리를 옮기거나 버려야 할 경우 대상자의 동의를 구함
⑧ 식사 및 밑반찬 서비스 지원이 필요한지 파악한 후 관련 기관에 지원 신청
⑨ 서비스 제공 시 대상자의 신체 및 심리변화에 주의하고 특별한 변화가 발생하면 시설장이나 간호사 등에게 보고
⑩ 서비스 제공내용과 특이사항 기록

● 일상생활 지원의 중요성

① 신체활동을 지원하는 데 필요한 조건이나 수단을 마련하기 위한 간접적인 활동이다.
② 일상생활 지원 없이 신체활동 지원을 제대로 수행할 수 없다.
③ 신체활동 지원이 필요하지 않은 대상자에게는 일상생활 지원만 제공한다.
④ 신체활동 지원이 필요한 대상자에게는 신체활동 지원과 일상생활 지원을 함께 제공한다.
⑤ 일상생활 지원은 대상자가 자립적 생활을 하는 데 중요한 역할을 한다.

● 장보기(식재료 구매) 수칙

① 식단 작성
② 냉장고 안의 품목을 확인
③ 품목별로 구매 장소를 결정
④ 필요량만 구매
⑤ 식품 구매 시 반드시 유통기한을 확인
⑥ 식품 구매 시 보관 방법 및 보관 상태를 확인

● 식품 준비 및 조리 시 유의사항

① 대상자의 건강을 고려하되, 대상자의 의견을 충분히 반영하여 식단 준비
② 소화가 잘 되는 단백질과 식물성 지방을 우선으로 선택하며, 수분과 비타민이 풍부한 녹색채소와 과일을 사용
③ 식물성 기름이나 등푸른 생선 선택
④ 과도한 양념은 피하고 영양손실은 최소화
⑤ 대상자가 좋아하는 식품이나 식습관, 소화능력을 기록하여 다음에 방문하는 요양보호사가 참고
⑥ 식단 준비를 위한 물건을 사용하거나 이동시킬 때 대상자의 동의를 얻은 후 진행
⑦ 혼자 사는 대상자에게는 1회씩 식사가 가능하도록 준비
⑧ 물품, 가격, 상점, 상표 등을 결정할 때 대상자가 선택하는 즐거움 제공
⑨ 물품을 구입한 영수증과 잔돈을 대상자에게 주고 구매물건의 적절한 보관 및 관리

● 조리 방법

① 볶기
   • 고온에서 단시간에 조리하므로 수용성 성분의 용출이 적으며 비타민의 파괴도 적다.
   • 식품의 수분이 빠져 나오는 대신 기름이 흡수되므로 풍미를 증가시킬 수 있다.
   • 채소는 살짝 데쳐서 볶으면 기름도 적게 들고 색깔도 선명하게 유지할 수 있다.
② 삶기
   • 조직의 연화, 단백질의 응고, 감칠맛 성분의 증가, 불필요한 지방 및 성분 제거 등의 목적이 있다.
   • 채소는 삶으면 부드러워져 먹기 쉽다.
   • 육류는 오래 삶으면 부드러워지나 생선은 질기고 딱딱해진다.
③ 튀기기
   • 단시간에 조리할 수 있고 영양소의 파괴가 적다.
   • 노인은 지방질의 소화력이 낮기 때문에 기름기가 적은 조리 방법을 선택하는 것이 좋다.
④ 무침
   • 식욕을 돋우기 위해 식초나 소스로 무침을 한다.
   • 미각에 변화를 주어 입맛을 찾는 데 도움이 된다.
⑤ 찜
   • 시간이 오래 걸리는 단점이 있으나 수용성 물질의 용출이 끓이기보다 적어 영양소의 손실이 적고 온도의 분포가 골고루 이루어진다.
   • 재료를 부드럽게 하여 노인에게 자주 사용되는 조리 방법 중 하나이다.
   • 처음에는 센 불에 가열하다가 약한 불로 오래 가열하면 부드러운 맛을 느낄 수 있다.

⑥ 굽기

- 기름이나 물을 사용하지 않고 높은 열로 빠른 시간 내에 조리하기 때문에 수용성 영양소의 손실이 적다.
- 식품 자체의 성분이 용출되지 않으므로 식품 고유의 맛을 살릴 수 있다.
- 오래 구우면 수분이 모두 빠져나가 딱딱해지기 때문에 적당히 굽는다.

조리 시 고려사항

① 찌거나 데치거나 끓이거나 삶아서 부드럽게 조리한다.
② 질환상으로 허용되는 범위 내에서 가능한 다양한 식품과 조리법을 사용한다.
③ 가능한 한 짜지 않게 조리한다.
④ 딱딱하고 자극적인 음식은 피한다.

영양관리 시 고려해야 할 노인의 특성

① 에너지 요구량 감소
② 소화능력 감소 및 식욕 저하
③ 치아 손실 및 씹기 장애
④ 감각기능 저하
⑤ 침 분비 감소
⑥ 장 운동성 감소

노인의 영양관리

① 에너지 요구량이 감소하므로 열량은 과잉 섭취하지 않도록 한다.
② 소화가 잘 되는 양질의 단백질 식품을 선택한다(예 두부, 생선, 지방을 제거한 육류, 우유 등).
③ 당질 대사능력이 저하되어 당뇨병 발생이 우려되므로 설탕이나 과당과 같은 단순당이 많은 음식은 피하고 식이섬유나 전분이 풍부한 채소와 잡곡밥 등 복합당질을 이용한다.
④ 지방의 소화기능이 저하되므로 섭취량을 제한하되 필수지방산이 부족하지 않게 하고, 지용성 비타민 흡수를 돕기 위한 적당량의 지질을 섭취하게 한다.
⑤ 다양한 색의 식품(컬러푸드)은 맛과 향이 풍부하며 인체에도 유익하므로 골고루 먹는다.

식사구성안을 이용한 식사계획 원칙

① 곡류(탄수화물)는 매일 2~4회 섭취하여 에너지를 공급한다(예 잡곡밥, 통밀빵, 감자, 고구마 등).
② 고기·생선·달걀·콩류(단백질)는 매일 3~4회 섭취하여 근육량과 면역력을 증진한다(예 콩밥, 두부, 비지 등 콩으로 만든 음식 권장).

③ 채소류(비타민과 무기질)는 매 끼니 두 가지 이상 섭취하여 신체기능을 조절한다.

④ 과일류(비타민과 무기질)는 매일 1~2개 섭취하여 기능을 조절한다.

⑤ 우유ㆍ유제품류(칼슘)는 매일 1~2잔을 섭취하여 뼈와 치아를 튼튼하게 한다.

⑥ 물(수분)은 매일 8잔 이상 마셔 노폐물을 배출한다.

● 노인을 위한 식생활 지침

① 각 식품군을 매일 골고루 먹기

② 짠 음식을 피하고 싱겁게 먹기

③ 식사는 규칙적이고 안전하게 하기

④ 물은 많이 마시고 술을 적게 마시기

⑤ 활동량을 늘리고 건강한 체중을 갖기

● 당뇨병 대상자의 식사관리

① 과식하지 않는다.

② 단순당질 섭취를 피하고, 복합당질의 식품을 선택한다.

③ 지방 섭취를 줄인다.

④ 비타민과 무기질을 충분히 섭취한다.

⑤ 술을 제한한다.

⑥ 일정한 시간에 식사를 규칙적으로 한다.

⑦ 주의할 음식 : 흰밥, 과일주스, 떡, 흰식빵, 수박 등

⑧ 섭취할 음식 : 잡곡밥, 우유, 양배추, 오이, 김, 미역 등

● 고혈압 대상자의 식사관리

① 소금 섭취를 줄인다.

② 칼륨을 충분히 섭취한다.

③ 동물성지방 섭취를 줄인다.

④ 가능한 한 복합당질을 섭취하고 섬유소를 충분히 섭취한다.

⑤ 지나친 단백질의 섭취는 피하고 양질의 단백질을 섭취한다.

⑥ 카페인 함유 음료, 알코올 섭취를 제한한다.

⑦ 적정 체중을 유지한다.

⑧ 피토케미컬이 함유된 채소, 과일 섭취를 증가시킨다.

⑨ 주의할 음식 : 젓갈류, 장아찌, 소금에 절인 생선, 햄, 소시지 등

⑩ 섭취할 음식 : 통밀, 고구마, 사과, 시금치, 버섯, 우유, 땅콩, 호두 등

● **씹기장애와 삼킴장애 대상자의 식사관리**

① 고기나 생선, 콩 반찬, 채소 반찬, 유제품과 과일을 매일 먹는다.

② 음식을 부드럽게 조리하고 잘게 잘라서 먹는다.

③ 바른 자세로 천천히 꼭꼭 씹어 식사한다.

④ 물은 천천히 조금씩 나누어 마신다.

⑤ 밥을 국이나 물에 말아 먹지 않는다.

⑥ 식사 후 바로 눕지 말고 약 30분 정도 똑바로 앉는다.

● **변비 대상자의 식사관리**

① 식이섬유를 충분히 섭취한다.

② 식이섬유의 흡수가 잘 되도록 충분한 물(하루 8잔 이상)을 마신다.

③ 규칙적인 식사와 배변습관을 갖고 매일 적절한 운동을 한다.

④ 변비 완화에 도움이 되는 식품 : 곡류, 콩류, 채소류, 과일류, 해조류, 견과류

● **골다공증 대상자의 식사관리**

① 골다공증 예방을 위하여 칼슘을 충분히 섭취한다.

② 칼슘은 뼈의 건강에 중요한 역할을 하는 영양소이며 우유, 요구르트, 치즈, 멸치, 뱅어포, 미역, 두부 등에 많이 함유되어 있다.

③ 커피나 탄산음료는 체내에서 칼슘의 흡수를 방해하므로 섭취를 줄인다.

● **식품 위생관리**

① 모든 식품은 유통기한을 확인

② 올바른 식품 보관 방법에 따라 위생적으로 보관

③ 유통기한이 지난 식품이나 부패 · 변질된 음식은 폐기

④ 부패나 변질되기 쉬운 음식의 경우 반드시 냉장 · 냉동 보관

⑤ 보관된 냉동식품을 해동시켰을 경우 다시 냉동시키지 않음

⑥ 뚜껑 또는 포장을 개봉한 식품이 남았을 경우 다른 용기에 담아 냉장 · 냉동 보관

⑦ 요양보호사는 모든 식품을 다루기 전과 후에 손 씻기

● **식품의 보관방법**

① 생선은 내장과 머리를 제거하고 한 끼 먹을 분량씩 밀폐봉투에 넣어 냉동 보관

② 조개류는 물에 담가두는 것보다 신문지에 싸서 냉동 · 냉장 보관

③ 잎채소는 세워서 보관

④ 감자, 고구마는 냉장보관을 피하고 신문지에 싸서 서늘하고 그늘진 곳에 보관

⑤ 데친 채소는 한 번씩 먹을 만큼 밀폐용기에 담아 냉동 보관

⑥ 육류와 어패류는 하루 이내에 먹을 경우만 냉장 보관하고 그 외에는 냉동 보관

⑦ 육류는 잘게 썰면 세균 증식이 쉬우므로 덩어리째 보관

⑧ 닭고기는 육류 중 가장 상하기 쉬우므로 냉장보관 시 술과 소금으로 밑간

⑨ 두부, 달걀, 어묵, 우유 등은 항상 냉장 보관

⑩ 달걀은 신선도 유지를 위해 둥근 부분이 위로, 뾰족한 부분이 아래로 향하게 둠

⑪ 열대 과일은 실온 보관, 일반 과일은 냉장 보관, 수박은 잘라서 밀폐용기에 담아 냉장 보관, 포도는 신문에 싸서 냉장 보관, 복숭아는 실내 보관

⑫ 냉장실은 5℃, 냉동실은 −15℃ 이하로 유지

⑬ 냉장실과 냉동실에 음식을 보관할 때는 냉기의 순환을 방해하지 않도록 용기 사이를 띄움

● 안전한 식품 섭취를 위한 5가지 방법

① 청결 유지

② 익히지 않은 음식과 익힌 음식의 분리

③ 완전히 익히기

④ 안전한 온도에서 보관하기

⑤ 안전한 물과 원재료 사용하기

● 도마와 칼 구분 사용

도마와 칼이 1개씩 밖에 없을 경우 : 과일 → 육류 → 생선류 → 닭고기 순으로 사용

● 냉장·냉동식품 보관기간

① 냉장식품 보관기간 : 조리한 식품(반찬, 국)은 3~5일, 육류는 2~3일, 생선은 1~2일

② 냉동식품 보관기간 : 만두, 떡, 육류, 생선은 6개월 이내

● 식중독 예방 방법

① 손 씻기 등 개인 위생을 철저히 관리한다.

② 조리에 사용된 기구 등은 세척, 소독하여 2차 오염을 방지한다.

③ 육류의 생식을 자제하고 충분히 가열한다.

④ 생육과 조리된 음식을 구분하여 보관한다.

⑤ 도마, 칼 등의 조리기구를 구분해 사용하여 2차 오염을 방지한다.

⑥ 어패류는 수돗물로 잘 씻는다.

⑦ 오염된 조리기구는 10분간 세척 및 소독하여 2차 오염을 방지한다.

⑧ 조리된 음식은 장시간 실온에 방치하지 않는다.

⑨ 음식물이 남지 않도록 적당량만 조리한다.

⑩ 살균이 안 된 우유는 마시지 않는다.

⑪ 고기, 생선류는 충분히 가열 및 조리한다.

● 위생관리 방법

① 개수대와 가스레인지 밑의 수납장 : 소다물로 닦고 헝겊에 식초를 묻혀 닦는다.

② 배수구 : 세정제로 닦고 식초물을 부어 악취를 제거한다.

③ 찬장 또는 싱크대 : 희석한 알코올로 닦아주고 자주 환기시킨다.

④ 냉장고 : 선반은 세정제로 닦고, 소다물이나 식초물로 닦아준다. 고무 패킹은 세제로 닦고 솜에 알코올을 묻혀 닦아준다.

⑤ 수세미와 행주 : 수세미는 그물형이 위생적이고 행주는 삶는 것이 위생적이다.

⑥ 칼과 도마 : 용도별로 구분하여 사용하며, 도마는 세척 후 사용하고 사용 후에는 세제로 씻고 찬물로 헹구어 햇볕에 건조한다.

⑦ 그릇 및 식기류 : 식기는 자연 건조시키며 바닥에 놓지 않는다.

⑧ 고무장갑 : 조리용과 비조리용으로 구분하며 안팎을 씻어서 건조한다.

⑨ 플라스틱 용기 : 냄새가 나면 쌀뜨물이나 녹차 티백을 2~3개 넣고 뜨거운 물을 붓고 하루가 지난 후 닦는다.

⑩ 설거지 : 기름기가 적고 음식물이 덜 묻은 그릇부터 설거지 한다(유리컵 → 수저류 → 밥그릇, 국그릇 → 반찬그릇 → 프라이팬).

● 의복관리의 기본 원칙

① 속옷은 매일 교환하고 세탁 시 헹굼을 충분히 하고 햇빛에 건조한다.

② 새로 구입한 의류는 한 번 세탁한 후 입는다.

③ 감염이 의심되는 대상자의 의류는 다른 의류와 구분하여 세탁한다.

④ 입지 못하게 된 의류를 버릴 때는 대상자에게 미리 양해를 구한다.

⑤ 잠옷은 세탁하기 쉽고 내구력이 있으며 감촉이 좋고 땀을 잘 흡수하는 것으로 한다.

⑥ 세탁 방법 및 옷감의 종류를 구별하여 세탁물 주머니에 넣어 세탁한다.

⑦ 여벌의 의류를 준비해서 보충한다.

⑧ 모직물에는 방충제를 넣는다.

Part 1 요양보호와 인권

Part 2 노화와 건강증진

Part 3 요양보호와 생활 지원

Part 4 상황별 요양 보호 기술

Part 5 실전모의고사

● 의복 선택

① 가볍고 느슨하며 보온성이 좋을 것

② 입고 벗는 것이 쉬울 것

③ 노인의 체형에 맞는 디자인

④ 움직이는 데 불편하지 않고 장식은 과도하지 않을 것

⑤ 저녁에는 교통사고 방지를 위해 밝은 색상일 것

⑥ 신발은 굽이 낮고 폭이 좁지 않으며 뒤가 막혀있는 것

⑦ 양말과 신발은 미끄럼 방지 처리가 되어 있는 것

⑧ 속옷은 입어서 기분이 좋고 피부를 자극하지 않으며 갈아입기 쉽고 흡습성이 좋을 것

● 침구 선택

① 이불 : 양모이불처럼 따뜻하고 가볍고 보습성이 있는 제품으로 커버는 백색의 무명베나 면제품이 좋다.

② 요(매트리스) : 탄력성과 지지력이 있고 습기 배출을 잘하여 단단한 것이 좋다.

③ 리넨류(시트, 베개 커버 등) : 튼튼하고 흡습성이 좋은 면으로 옅은 색이 좋다.

④ 베개 : 촉감이 좋고, 습기와 열을 흡수하지 않는 것, 베개 높이는 척추와 머리가 수평인 것이 좋다(폭은 어깨 폭에 20~30㎝를 더함).

● 세탁하기 기본 원칙

① 세탁방법은 대상자의 습관과 결정을 존중하여 선택

② 세탁표시에 따른 세탁방법에 따라 세탁

③ 세탁물의 상태를 확인하여 수선이 필요한 경우는 수선 후 세탁

④ 세탁물을 통해 실금이나 하혈 등 건강상태를 확인하고 이상이 있는 경우 시설장 또는 관리책임자에게 보고

⑤ 세탁시간은 섬유의 종류나 오염의 정도에 따라 조절

⑥ 의류의 손상을 피하기 위해 오염이 심할 때는 불리거나 부분세탁을 병행

⑦ 세탁물은 옷감의 종류와 색상, 세탁방법에 따라 분류하여 세탁하고 손질

⑧ 세탁방법과 세탁물에 따라 알맞은 세제를 선택하고 적당량만 사용

● 세탁 방법

① 불림세탁 : 오염이 심한 경우 세제나 고형비누로 가볍게 문지른 후 불림

② 부분세탁(애벌빨래) : 와이셔츠 소매 및 목 부분의 찌든 때는 오염부분에 가루세제나 얼룩 제거제를 묻혀 살살 비벼주고 그 외의 얼룩은 비비지 않는 것이 좋음, 얼룩은 생긴 즉시 처리하

는 것이 좋고 최후의 수단으로 약품을 사용하며 얼룩을 뺀 후에는 얼룩 주위에 분무기로 물을 뿌려 둠

③ **본세탁** : 반드시 세탁표시에 따라 세탁

④ **삶기** : 면 속옷, 행주, 걸레 등을 삶을 때는 뚜껑을 덮음

⑤ **탈수** : 종류에 따라 탈수 시간 조절

⑥ **헹굼** : 탈수 후 헹굼은 2~3회 하는데 냄새가 심하면 붕산수에 담갔다 탈수

⑦ **건조** : 흰색 면은 햇볕에서 건조, 합성섬유와 색상이 있는 의류는 그늘에서 건조, 니트류는 채반 등에 펴서 건조, 청바지류는 뒤집어서 건조

● 의복과 옷감에 생긴 얼룩 제거법

① **커피** : 식초와 주방세제를 1:1 비율로 섞어서 칫솔로 얼룩 부분을 살살 문질러 제거한 후 충분히 헹구거나 탄산수에 10분 정도 담가둔 후 세탁

② **땀** : 빨리 처리하는 것이 좋음, 땀이 묻은 부위를 두 장의 수건 사이에 끼우고 두드려 땀이 수건으로 옮겨 가게 한 다음 세제로 세탁, 겨드랑이와 얼룩이 심한 부위는 온수에 과탄산소다와 주방세제를 1:1로 넣어 2~3시간 담가둔 후 헹굼

③ **립스틱** : 클렌징폼으로 얼룩 부분을 살살 문질러 따뜻한 물로 헹구거나, 립스틱 자국 위에 버터를 살짝 묻혀 톡톡 두드린 후 화장솜에 아세톤을 묻혀서 버터와 얼룩을 지운 후 중성세제로 세탁

④ **파운데이션** : 알코올이 함유된 화장수 또는 스킨을 화장솜에 적셔 얼룩을 톡톡 두드림, 비눗물로 씻으면 얼룩이 번져서 깨끗하게 지워지지 않음

⑤ **튀김기름** : 얼룩이 묻은 부위에 주방용 세제를 몇 방울 떨어뜨리고 비벼서 제거

⑥ **혈액이나 체액** : 찬물로 닦고 더운물로 헹굼

● 다림질

① 다림질 표시기호를 따라야 한다.

② 다리미가 앞으로 나갈 때는 뒤에 힘을 주고 뒤로 보낼 때는 앞에 힘을 준다.

③ 다림질 후 습기가 남아 있으면 구김, 변형이 되므로 완전히 말린다.

④ 수분이 필요한 다림질에는 먼저 분무기로 전체적으로 고르게 물을 뿌린다.

⑤ 풀 먹인 천이나 스프레이식 풀을 사용하여 다림질할 때는 천을 깔고 다린다.

● 의복 보관하기

① 의복은 해충의 피해나 곰팡이에 의해 손상되고 보관 중 변질 · 변색될 수 있으므로 2시간 이상 직사광선을 쏘인다.

② 오랜 보관이나 장마로 인해 의류나 침구가 눅눅해졌으면 건조하고 맑게 갠 날 바람이 잘 통하는 그늘에서 바람을 쏘인다.

③ 맑은 날이라도 비가 막 그친 후에는 지면에서 습기가 올라오므로 바람을 쏘이는 데에는 적합하지 않다.

④ 양복장이나 서랍장에 방습제를 넣으면 습기 차는 것을 방지할 수 있다.

⑤ 방습제는 실리카겔이나 염화칼슘을 주로 사용하며, 실리카겔은 흡습하면 분홍색으로 바뀌고 다시 건조시키면 청색으로 변하므로 말려 재사용한다.

⑥ 모섬유나 견섬유와 같이 흡습성이 큰 천연섬유는 높은 온도와 습도에서 해충의 피해를 받기 쉬우므로 보관할 때는 방충제를 넣어 둔다.

⑦ 방충제에는 장뇌, 나프탈렌, 파라디클로로벤젠 등이 있는데 종류가 다른 방충제를 함께 넣으면 옷감이 변색·변질되므로 한 가지씩만 사용한다.

⑧ 방충제는 공기보다 무거우므로 천이나 신문에 싸서 보관용기의 위쪽 구석에 넣어둔다.

● 세탁물 표시기호

물세탁 기호		건조 표시기호	
95℃	• 95℃ 물로 세탁 • 세탁기, 손세탁 가능 • 삶을 수 있음 • 세제 종류 제한 없음	옷걸이	• 햇볕에 건조 • 옷걸이에 걸어서 건조
40℃	• 40℃ 물로 세탁 • 세탁기로 약하게 세탁 또는 약하게 손세탁 가능 • 세제 종류 제한 없음	옷걸이	• 그늘에서 건조 • 옷걸이에 걸어서 건조
30℃ 중성	• 30℃ 물로 세탁 • 세탁기로 약하게 세탁 또는 약하게 손세탁 가능 • 중성세제 사용	뉘어서	• 햇볕에 건조 • 뉘어서 건조
손세탁 30℃ 중성	• 30℃ 물로 세탁 • 세탁기 사용 불가 • 약하게 손세탁 가능 • 중성세제 사용	뉘어서	• 그늘에서 건조 • 뉘어서 건조
	• 물세탁 안 됨		

염소표백 기호		드라이클리닝 표시기호	
△ 염소 표백 ⊠ 염소 표백	• 염소계 표백제로 표백할 수 있음 • 염소계 표백제로 표백할 수 없음	드라이	• 드라이클리닝 가능
△ 산소 표백 ⊠ 산소 표백	• 산소계 표백제로 표백할 수 있음 • 산소계 표백제로 표백할 수 없음	드라이 석유계	• 석유계용제로 드라이클리닝 가능
△ 염소 산소 표백 ⊠ 염소 산소 표백	• 염소계, 산소계 표백제로 표백할 수 있음 • 염소계, 산소계 표백제로 표백할 수 없음	드라이 ⊠	• 드라이클리닝 불가함
다림질 표시기호		**탈수 표시기호**	
180~210℃	• 180~210℃로 다림질	약하게	• 손으로 약하게 짬 • 세탁기에서는 단시간에 짜야 함
80~120℃	• 원단 위에 천을 덮고, 80~120℃로 다림질	⊠	• 짜면 안 됨
⊠	• 다림질 할 수 없음		

외출동행하기

① 동행 전 : 외출 목적을 파악하고 외부 상황에 맞는 외출준비 지원
② 동행 중 : 대상자가 편안하게 외출하도록 원조
③ 동행 후 : 외출에서 돌아오면 환기를 시킨 후 세안 준비를 지원하고, 휴식을 취할 수 있도록 함

일상업무대행하기

① 대행 전 : 대상자의 업무대행 의도를 확인하고 해당 업무진행의 가능 유무를 확인 후 준비해야 할 정보나 자료, 경비 점검
② 대행 중 : 대상자의 업무대행이 원활하게 이뤄지고 있음을 수시로 확인시켜 신뢰감을 제공(업무대행 중 요양보호사는 자신의 사적인 업무를 병행하지 않음)
③ 대행 후 : 대상자에게 진행과정 및 처리결과를 이해하기 쉽게 전달하고 만족하였는지 확인

● 정보제공하기

① 제공 전 : 대상자가 관심을 갖는 정보가 무엇인지 파악하고 해당정보에 대한 정보 검색방법을 다양하게 확보, 수집한 자료를 보기 쉽고 이해하기 쉽게 정리

② 제공 중 : 관심정보에 대해 수집한 다양한 자료를 대상자의 개별 특성을 고려하여 전달

③ 제공 후 : 관심정보에 대한 충분한 습득이 이루어졌는지 확인

● 안전한 주거환경 조성

① 현관 : 경사로와 막대형 문고리를 설치하고 신발을 신고 벗을 의자를 놓아두며 야간에는 조명을 켜둔다.

② 거실 : 출입구의 문턱을 없애고 응급호출기와 화재경보기를 설치한다.

③ 대상자의 방 : 남향 또는 남동향에 화장실이나 욕실이 가깝게 하고 얇은 커튼과 두꺼운 커튼을 병용하여 온도, 채광, 소음 등을 조절한다.

④ 부엌과 식당 : 싱크대 및 가스레인지는 대상자의 손이 닿게 하고 식탁은 휠체어를 이용할 수 있으며 식탁보는 밝은 색으로 한다.

⑤ 화장실과 욕실 : 문턱을 없애고 안전손잡이를 설치하며 미끄럼방지 매트를 깔고 습기가 많으므로 낮에는 환기한다.

⑥ 계단 : 계단의 가장자리는 미끄러지지 않게 고무 등으로 대고 안전손잡이를 설치한다.

● 쾌적한 주거환경 조성

① 환기

- 하루에 2~3시간 간격으로 3번, 최소한 10~30분 창문 열어 환기
- 환기할 때는 바람이 대상자에게 직접 닿지 않게 주의

② 실내온도

- 여름은 22~25℃, 겨울은 18~22℃, 개인차가 있으므로 대상자에 맞게 조절
- 실내온도를 바깥과 온도차가 크지 않게 조절
- 국소 난방보다는 전체 난방, 목욕 전 · 후에는 외풍이 없게 조절

③ 실내습도

- 습도는 40~60%가 적합
- 습도가 너무 낮으면 호흡기 점막 및 피부 건조와 땀 증발로 인한 오한이 생기고, 습도가 너무 높으면 불쾌감을 줌
- 여름에는 제습기, 겨울에는 가습기 사용

④ 소음

- 보청기는 불필요한 소리도 증폭시키므로 소음에 주의

- 소음이 지나치면 수면방해와 정신적 불안 유발
⑤ 채광
  - 자연채광은 밝고 습도가 낮으며 자외선에 의한 살균효과가 있어 신진대사에 좋음
  - 직사광선은 각막에 장애를 초래할 수 있으므로 커튼, 발, 블라인드 등을 사용
⑥ 조명
  - 조명이 공간 전체로 고루 퍼지도록 용도에 맞는 조명등 설치
  - 계단높이를 잘 볼 수 있도록 천장에 조명을 설치하고 이동 시 발의 움직임을 볼 수 있도록 무릎 아래쪽에 보조등 설치
  - 배설물 등을 치울 때는 간접 조명보다 배설물 확인이 쉬운 직접 조명을 사용
  - 야간에는 화장실, 계단, 복도 등 넘어질 위험이 있는 곳에 조명을 켜둠

● 청결한 주거환경 조성

① 청소하기
  - 침실 : 진공청소기나 젖은 걸레로 먼지를 제거하고 침구는 아침에 정리하며 자주 환기를 시킨다.
  - 화장실 : 바닥과 배수구는 일주일에 한 번 이상 소독제와 솔로 닦아내고 양변기는 솔에 식초를 묻혀 변기 안쪽을 닦는다.
  - 쓰레기 관리 : 쓰레기는 분리배출하고 음식물 쓰레기는 발생 당일에 치운다.
  - 주방 : 개수대와 수납장, 배수구, 식기선반, 냉장고, 용기는 정리 후 깨끗이 닦고 말린다.
② 물품 및 주변 정돈
  - 물건의 위치를 옮기거나 주변을 정돈할 때는 반드시 대상자나 가족의 동의를 얻는다.
  - 귀중품은 대상자나 가족의 책임하에 정리 정돈한다.
  - 불필요한 물품을 버리거나 정리할 때도 대상자나 가족의 의사를 분명하게 파악한다.

01

다음 중 요양보호사의 일상생활 지원 원칙으로 옳지 못한 것은?

① 대상자의 질환 및 특성을 이해한다.
② 최대한 대상자 스스로 하도록 격려한다.
③ 물품은 대상자의 동의를 얻어 사용한다.
④ 서비스 제공에 대해 상세하게 기록한다.
⑤ 감염 예방을 위해 가급적 일회용품을 사용한다.

▶01
모든 자원은 계획성 있게 필요한 만큼만 사용하고 환경오염을 최소화하기 위해 일회용품 사용을 가급적 자제한다.

02

다음 중 요양보호사의 일상생활 지원 시 주의사항으로 옳지 못한 것은?

① 대상자의 욕구를 파악하여 서비스를 제공한다.
② 대상자 스스로 할 수 없는 영역이라도 모두 지원하지 않는다.
③ 대상자의 물품을 함부로 옮기거나 버리지 않는다.
④ 서비스 제공 시 대상자의 신체 및 심리변화에 주의한다.
⑤ 특별한 변화가 발생하면 시설장이나 간호사 등에게 보고한다.

▶02
스스로 일상생활을 할 수 없는 영역은 요양보호사가 전적으로 지원한다.

03 꼭! 출제문제

요양보호사가 제공하는 일상생활 지원의 중요성에 대한 설명으로 옳지 못한 것은?

① 신체활동을 지원하는 데 필요한 간접적인 활동이다.
② 일상생활 지원 없이 신체활동 지원을 제대로 수행할 수 없다.
③ 신체활동 지원이 필요하지 않은 대상자에게는 일상생활 지원만 제공한다.
④ 신체활동 지원이 필요한 대상자에게는 신체활동 지원만 제공한다.
⑤ 일상생활 지원은 대상자가 자립적 생활을 하는 데 중요한 역할을 한다.

▶03
신체활동 지원이 필요하지 않은 대상자에게는 일상생활 지원만 제공하지만, 신체활동 지원이 필요한 대상자에게는 신체활동 지원과 일상생활 지원을 함께 제공한다.

04

다음 중 식재료 구매를 위한 장보기 수칙으로 옳지 못한 것은?

① 식단을 작성한다.

② 가격에 따라 구매 장소를 결정한다.

③ 필요량만 구매한다.

④ 식재료 구매 시 반드시 유통기한을 확인한다.

⑤ 식재료 구매 시 보관방법 및 보관상태를 확인한다.

▶04
가격에 따라 구매 장소를 결정하는 것이 아니라 품목별로 구매 장소를 결정한다.

05

다음 중 식품 준비 및 조리 시 유의사항으로 옳지 못한 것은?

① 대상자가 좋아하는 식품을 우선적으로 선택한다.

② 소화가 잘되는 단백질과 식물성 지방을 우선으로 선택한다.

③ 식물성 기름이나 등푸른 생선을 선택한다.

④ 과도한 양념은 피하고 영양손실을 최소화한다.

⑤ 혼자 사는 대상자에게는 일주일 양만큼 나누어 준비해 놓는다.

▶05
혼자 사는 대상자에게는 1회씩 식사가 가능하도록 준비해 놓는다.

06 🌟 출제문제

대상자를 위한 조리 방법 중 볶기에 대한 설명으로 틀린 것은?

① 고온에서 단시간에 조리한다.

② 수용성 성분의 용출이 많다.

③ 비타민의 파괴가 적다.

④ 식품의 수분이 빠져 나오는 대신 기름이 흡수되므로 풍미를 증가시킬 수 있다.

⑤ 채소는 살짝 데쳐서 볶으면 색깔을 선명하게 유지할 수 있다.

▶06
조리 방법 중 볶기는 고온에서 단시간에 조리하므로 수용성 성분의 용출이 적으며 비타민의 파괴도 적다.

답 01 ⑤　02 ②　03 ④　04 ②　05 ⑤　06 ②

07 꼭! 출제문제

대상자를 위한 조리 방법 중 삶기에 대한 설명으로 틀린 것은?

① 조직을 연화시키고 단백질을 응고시킨다.

② 감칠맛 성분을 증가시키고 불필요한 지방을 제거한다.

③ 채소는 삶으면 부드러워져 먹기 쉽다.

④ 육류는 오래 삶으면 부드러워진다.

⑤ 생선은 오래 삶으면 연해진다.

▶07
육류는 오래 삶으면 부드러워지나 생선은 질기고 딱딱해진다.

08

다음의 〈보기〉에서 설명하는 조리 방법은?

〈보기〉

• 단시간에 조리할 수 있고 영양소의 파괴가 적다.

• 노인은 지방질의 소화력이 낮기 때문에 기름기가 적은 조리 방법을 선택하는 것이 좋다.

① 볶기　　　　　② 삶기

③ 튀기기　　　　④ 찜

⑤ 굽기

▶08
〈보기〉에서 설명하는 조리 방법은 튀기기이다.

09 꼭! 출제문제

대상자를 위한 조리 방법 중 찜에 대한 설명으로 틀린 것은?

① 시간이 오래 걸리는 단점이 있다.

② 수용성 물질의 용출이 끓이기보다 적어 영양소의 손실이 적다.

③ 온도의 분포가 골고루 이루어진다.

④ 노인에게 자주 사용되는 조리 방법 중 하나이다.

⑤ 처음에는 약한 불에 가열하다 점차 센 불로 가열한다.

▶09
처음에는 센 불에 가열하다가 약한 불로 오래 가열하면 부드러운 맛을 느낄 수 있다.

10

다음 중 기름이나 물을 사용하지 않고 높은 열로 빠른 시간 내에 조리하는 방법은?

① 볶기
② 삶기
③ 튀기기
④ 찜
⑤ 굽기

11

대상자를 위한 조리 방법 중 굽기에 대한 설명으로 틀린 것은?

① 높은 열로 빠른 시간 내에 조리한다.
② 수용성 영양소의 손실이 많다.
③ 식품 자체의 성분이 용출되지 않는다.
④ 식품 고유의 맛을 살릴 수 있다.
⑤ 오래 구우면 수분이 모두 빠져나가 딱딱해지기 쉽다.

12

다음 중 대상자를 위한 음식 조리 시 고려사항으로 옳지 못한 것은?

① 기름기가 많은 조리 방법을 선택한다.
② 찌거나 데치거나 끓이거나 삶아서 부드럽게 조리한다.
③ 질환상으로 허용되는 범위 내에서 다양한 조리법을 사용한다.
④ 가능한 한 짜지 않게 조리한다.
⑤ 딱딱하고 자극적인 음식은 피한다.

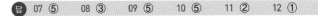

13 출제문제
다음 중 노인의 특성을 고려한 영양관리 사항으로 옳지 못한 것은?

① 체질량지수(BMI)를 25 이하로 조절한다.
② 식사를 조금씩 자주 섭취한다.
③ 싱겁게 조리하고 향신료를 사용한다.
④ 가능한 국물이 없는 조리법을 선택한다.
⑤ 식이섬유가 풍부한 잡곡이나 채소를 섭취한다.

▶13
노인은 침 분비 감소로 구강 건조증이 생길 수 있으므로 국물이 있는 조리법을 선택한다.

14
노인의 영양관리에 대한 다음 설명 중 옳지 못한 것은?

① 열량은 과잉 섭취하지 않도록 한다.
② 소화가 잘 되는 양질의 단백질 식품을 선택한다.
③ 당뇨병 발생이 우려되므로 복합당질보다 단순당을 이용한다.
④ 지방의 소화기능이 저하되므로 섭취량을 제한한다.
⑤ 다양한 색의 컬러푸드를 골고루 먹는다.

▶14
당질 대사능력이 저하되어 당뇨병 발생이 우려되므로 설탕이나 과당과 같은 단순당이 많은 음식은 피하고 식이섬유나 전분이 풍부한 채소와 잡곡밥 등 복합당질을 이용한다.

15 출제문제
노인들의 수분 섭취를 위한 하루 물 마시기 권장량은?

① 6잔
② 7잔
③ 8잔
④ 9잔
⑤ 10잔

▶15
물(수분)을 매일 8잔 이상 마셔 노폐물을 배출한다.

16

다음 중 노인을 위한 식생활 지침으로 옳지 못한 것은?

① 고기, 생선, 달걀, 콩 중 하나 이상을 매일 먹는다.
② 국과 찌개의 국물을 적게 먹는다.
③ 세끼 식사를 꼭 한다.
④ 목이 마를 때만 물을 마신다.
⑤ 매일 최소 30분 이상 유산소 운동을 한다.

▶16
물은 목이 마르지 않더라도 자주 충분히 마신다.

17 🔖 출제문제

다음 중 당뇨병 질환자가 주의해야 할 음식에 해당하는 것은?

① 육류 ② 채소류
③ 해조류 ④ 잡곡류
⑤ 씨앗류

▶17
당뇨병 질환자의 음식 선택
• 주의할 음식 : 설탕, 술, 커피, 탄산음료, 육류 등
• 섭취할 음식 : 채소류, 해조류, 잡곡류, 향신료, 씨앗류 등

18

다음 중 고혈압 대상자의 식사 돕기 원칙으로 옳지 못한 것은?

① 정상체중을 유지한다. ② 싱겁게 먹는다.
③ 술은 가급적 피한다. ④ 과일과 채소는 충분히 먹는다.
⑤ 식물성지방은 가능하면 적게 먹는다.

▶18
식물성지방이 아니라 동물성지방을 가능하면 적게 먹는다.

19 🔖 출제문제

다음 중 고혈압 환자가 섭취해야 할 음식으로 바른 것은?

① 당분, 섬유소 ② 꽁치, 오징어
③ 저염식, 섬유소 ④ 술, 달걀노른자
⑤ 지방, 달걀흰자

▶19
고혈압 환자의 음식 선택
• 주의할 음식 : 짠 음식, 지방, 당분, 술, 달걀노른자, 꽁치, 오징어 등
• 섭취할 음식 : 저염식, 섬유소

답 13 ④ 14 ③ 15 ③ 16 ④ 17 ① 18 ⑤ 19 ③

20

다음 중 씹기장애와 삼킴장애 대상자의 식사관리로 옳지 못한 것은?

① 고기나 생선, 콩 반찬을 먹는다.
② 음식을 부드럽게 조리해서 먹는다.
③ 천천히 꼭꼭 씹어서 먹는다.
④ 물을 한 번에 많이 마신다.
⑤ 식사 도중에 이야기하지 않는다.

▶20
물은 천천히 조금씩 나누어 마셔야
한다.

21 ✏️ 출제문제

다음 중 골다공증 대상자의 식사관리로 옳지 못한 것은?

① 녹색채소와 해조류는 피한다.
② 칼슘을 충분히 섭취한다.
③ 우유 및 유제품을 하루 1회 이상 섭취한다.
④ 콩이나 두부요리를 섭취한다.
⑤ 커피나 탄산음료는 피한다.

▶21
무청, 시금치, 미역, 다시마 등의 색
이 진한 녹색채소와 해조류를 충분
히 섭취해야 한다.

22

다음 중 변비 질환자의 식사관리로 옳지 못한 것은?

① 가급적 도정과정을 적게 거친 통곡류 및 감자류를 먹는다.
② 하루 8잔 이상의 물을 마신다.
③ 무청, 양배추, 배추 등의 채소류를 먹는다.
④ 우유나 요구르트와 같은 유제품을 먹는다.
⑤ 칼슘보충제를 복용한다.

▶22
칼슘보충제를 복용하면 식품으로 같
은 양의 칼슘을 섭취할 때보다 변비
가 되기 쉬우므로 칼슘보충제 대신
적당량의 식이섬유와 충분한 수분을
섭취하는 것이 더 좋다.

23 🗨출제문제

다음 중 변비 질환자의 식사 돕기 원칙으로 옳지 못한 것은?

① 규칙적인 식사를 한다.

② 충분한 식사량을 유지한다.

③ 장의 연동운동을 촉진시키는 식품을 섭취한다.

④ 커피, 녹차 등의 음료는 변비에 좋지 않다.

⑤ 기름기 있는 지방은 변비 환자의 배변에 도움을 준다.

▶23
변비 환자의 음식 선택
• 주의할 음식 : 지방, 설탕, 조미료, 커피, 홍차, 녹차, 콜라 등
• 섭취할 음식 : 해조류, 과일, 곡류, 야채, 나물 등

24

다음 중 식품 위생관리의 기본 원칙으로 옳지 못한 것은?

① 모든 식품은 유통기한을 확인한다.

② 유통기한이 지난 식품이나 부패ㆍ변질된 음식은 폐기한다.

③ 부패나 변질되기 쉬운 음식의 경우 반드시 냉장 및 냉동 보관한다.

④ 해동시킨 냉동식품은 다시 냉동시키지 않는다.

⑤ 뚜껑 또는 포장을 개봉한 식품이 남았을 경우 래핑하여 보관한다.

▶24
뚜껑 또는 포장을 개봉한 식품이 남았을 경우 다른 용기에 담아 냉장 또는 냉동 보관하고 가급적 빠른 시간 내에 사용한다.

25 🗨출제문제

식품의 보관방법에 대한 다음 설명 중 옳지 못한 것은?

① 잎채소는 세워서 보관한다.

② 육류와 어패류는 하루 이내에 먹을 경우만 냉장 보관한다.

③ 육류는 잘게 썰면 세균 증식이 쉬우므로 덩어리째 보관한다.

④ 달걀은 신선도 유지를 위해 뾰족한 부분이 위로 향하게 놓는다.

⑤ 냉장실은 5℃, 냉동실은 −15℃ 이하로 유지한다.

▶25
달걀은 신선도 유지를 위해 둥근 부분이 위로, 뾰족한 부분이 아래로 향하게 놓는다.

26

식품의 보관방법에 대한 다음 설명 중 옳지 못한 것은?

① 생선은 내장과 머리를 제거한 후 밀폐봉투에 넣어 냉동 보관한다.
② 감자와 고구마는 냉장 보관한다.
③ 데친 채소는 한 번씩 먹을 만큼 밀폐용기에 담아 냉동 보관한다.
④ 닭고기는 냉장보관 시 술과 소금으로 밑간을 해둔다.
⑤ 냉기의 순환을 방해하지 않도록 용기 사이를 띄워 놓는다.

▶26
감자, 고구마는 냉장보관을 피하고 신문지에 싸서 서늘하고 그늘진 곳에 둔다.

27

다음 중 안전한 식품 섭취를 위한 5가지 방법에 해당되지 않는 것은?

① 청결 유지
② 완전히 익히기
③ 쓰레기 분리 배출
④ 안전한 온도에서 보관하기
⑤ 안전한 물과 원재료 사용하기

▶27
쓰레기 분리 배출은 안전한 식품 섭취를 위한 5가지 방법에 속하지 않으며, 익히지 않은 음식과 익힌 음식의 분리가 이에 해당된다.

28 ⭐출제문제

도마와 칼은 구분해서 사용함이 원칙이나 도마와 칼이 1개씩 밖에 없을 경우 사용 순서는?

① 과일 → 육류 → 닭고기 → 생선류
② 과일 → 육류 → 생선류 → 닭고기
③ 과일 → 닭고기 → 생선류 → 육류
④ 과일 → 닭고기 → 육류 → 생선류
⑤ 과일 → 생선류 → 육류 → 닭고기

▶28
도마와 칼은 어류용, 육류용, 채소 과일용으로 구분하여 사용하되 도마와 칼이 1개씩 밖에 없을 경우 과일 → 육류 → 생선류 → 닭고기 순으로 사용한다.

29

냉장식품 중 반찬, 국 등 조리한 식품의 보관기간은?

① 1~3일 이내
② 3~5일 이내
③ 5~7일 이내
④ 7~9일 이내
⑤ 10일 이내

▶29
냉장식품 보관기간 : 조리한 식품(반찬, 국)은 3~5일, 육류는 2~3일, 생선은 1~2일 이내

30 꼭 출제문제

만두, 떡, 육류, 생선 등 냉동식품의 보관기간으로 옳은 것은?

① 1개월 이내   ② 3개월 이내

③ 6개월 이내   ④ 9개월 이내

⑤ 1년 이내

▶30
냉동식품 보관기간 : 만두, 떡, 육류, 생선은 6개월 이내

31

식중독 예방 방법에 대한 다음 설명 중 옳지 못한 것은?

① 도마, 칼 등의 조리 기구를 구분해 사용한다.

② 어패류는 수돗물로 잘 씻는다.

③ 조리된 음식은 장시간 실온에 방치하지 않는다.

④ 음식물이 남지 않도록 적당량만 조리한다.

⑤ 바로 짠 신선한 우유를 마신다.

▶31
살균이 안 된 우유는 마시지 않는다.

32 꼭 출제문제

식기 및 주방의 위생관리에 대한 다음 설명 중 옳지 못한 것은?

① 개수대는 소다물로 닦고 헝겊에 식초를 묻혀 닦는다.

② 배수구는 세정제로 닦고 식초물을 부어 악취를 제거한다.

③ 싱크대는 희석한 알코올로 닦아주고 자주 환기시킨다.

④ 냉장고 선반은 소다물이나 식초물로 닦아준다.

⑤ 수세미는 스폰지형이 위생적이고 행주는 삶는 것이 위생적이다.

▶32
수세미는 그물형이 위생적이고 행주는 삶는 것이 위생적이다.

답   26 ②   27 ③   28 ②   29 ②   30 ③   31 ⑤   32 ⑤

33 🧠 출제문제

다음 중 생선구이 식사 후 설거지 순서로 옳은 것은?

① 유리컵 → 수저류 → 밥그릇, 국그릇 → 반찬그릇 → 프라이팬
② 유리컵 → 수저류 → 반찬그릇 → 밥그릇, 국그릇 → 프라이팬
③ 수저류 → 유리컵 → 밥그릇, 국그릇 → 반찬그릇 → 프라이팬
④ 수저류 → 유리컵 → 반찬그릇 → 밥그릇, 국그릇 → 프라이팬
⑤ 밥그릇, 국그릇 → 수저류 → 유리컵 → 반찬그릇 → 프라이팬

▶33
기름기가 적고 음식물이 덜 묻은 그릇부터 설거지하므로 일반적으로 유리컵 → 수저류 → 밥그릇, 국그릇 → 반찬그릇 → 프라이팬 순으로 하는 것이 적절하다.

34

다음 중 요양보호 대상자의 의복관리 기본 원칙으로 옳지 못한 것은?

① 속옷은 매일 교환하고 세탁 시 헹굼을 충분히 한다.
② 새로 구입한 의류는 한 번 입은 후 세탁한다.
③ 감염이 의심되는 의류는 다른 의류와 구분하여 세탁한다.
④ 입지 못하게 된 의류를 버릴 때는 대상자에게 미리 양해를 구한다.
⑤ 옷감의 종류를 구별하여 세탁물 주머니에 넣어 세탁한다.

▶34
새로 구입한 의류는 한 번 세탁한 후 입는다.

35

다음 중 요양보호 대상자의 의복 선택으로 옳지 못한 것은?

① 가볍고 느슨하며 보온성이 좋을 것
② 입고 벗는 것이 쉬울 것
③ 움직이는 데 불편하지 않고 장식은 과도하지 않을 것
④ 저녁에는 교통사고 방지를 위해 밝은 색상일 것
⑤ 신발은 굽이 낮고 폭이 좁지 않으며 뒤가 열려있는 것

▶35
신발은 굽이 낮고 폭이 좁지 않으며 뒤가 막혀있는 것을 선택한다.

36 📌 출제문제

다음 중 요양보호 대상자의 침구 선택으로 옳지 못한 것은?

① 이불은 따뜻하고 가벼운 것이 좋다.

② 매트리스는 습기를 잘 배출하는 것이 좋다.

③ 시트는 흡습성이 좋은 면으로 옅은 색이 좋다.

④ 베개는 습기와 열을 흡수하는 것이 좋다.

⑤ 베개 높이는 척추와 머리가 수평인 것이 좋다.

▶36

베개는 촉감이 좋고, 습기와 열을 흡수하지 않는 것. 베개 높이는 척추와 머리가 수평인 것이 좋다.

37

요양보호 대상자의 세탁물 세탁 시 기본 원칙으로 옳지 못한 것은?

① 세탁표시에 따른 세탁방법에 따라 세탁한다.

② 세탁물의 수선이 필요한 경우 세탁 후 수선한다.

③ 세탁시간은 섬유의 종류나 오염 정도에 따라 조절한다.

④ 오염이 심할 때는 불리거나 부분세탁을 병행한다.

⑤ 세탁방법과 세탁물에 따라 알맞은 세제를 선택한다.

▶37

세탁물의 상태를 확인하여 수선이 필요한 경우는 수선 후 세탁한다.

38

세탁 방법에 대한 다음 설명 중 옳지 못한 것은?

① 오염이 심한 경우 세제나 고형비누로 가볍게 문지른 후 불린다.

② 얼룩은 물세탁 전에 제거한다.

③ 면 속옷, 행주, 걸레 등을 삶을 때는 뚜껑을 열어 놓는다.

④ 의류의 종류에 따라 탈수 시간을 조절한다.

⑤ 냄새가 심한 세탁물은 붕산수에 담갔다 탈수한다.

▶38

면 속옷, 행주, 걸레 등을 삶을 때는 뚜껑을 덮어 세탁물이 직접 공기중에 노출되지 않게 한다.

Part 1 요양보호와 인권

Part 2 노화와 건강증진

Part 3 요양보호와 생활 지원

Part 4 상황별 요양보호 기술

Part 5 실전모의고사

39 찍 출제문제

요양보호 대상자의 세탁물을 건조하는 방법으로 옳지 못한 것은?

① 흰색 면 소재는 햇볕에서 건조한다.

② 합성섬유는 그늘에서 건조한다.

③ 색상이 있는 의류는 그늘에서 건조한다.

④ 니트류는 빨랫줄에 걸쳐 건조한다.

⑤ 청바지류는 뒤집어서 건조한다.

▶39
니트류는 통기성이 좋은 곳에서 채반 등에 펴서 건조한다.

40

다음 중 의복과 옷감에 생긴 얼룩 제거법으로 옳지 못한 것은?

① 식초와 주방세제를 1:1 비율로 섞어서 칫솔로 커피 얼룩 부분을 살살 문질러 제거한다.

② 땀이 묻은 부위를 두 장의 수건 사이에 끼우고 두드린 후 세제로 세탁한다.

③ 립스틱은 식초로 얼룩 부분을 살살 문질러 찬 물로 헹군다.

④ 튀김기름은 얼룩이 묻은 부위에 주방용 세제를 몇 방울 떨어뜨리고 비빈다.

⑤ 혈액이나 체액은 찬물로 닦고 더운물로 헹군다.

▶40
립스틱은 클렌징폼으로 얼룩부분을 살살 문질러 따뜻한 물로 헹구거나, 립스틱 자국 위에 버터를 살짝 묻혀 톡톡 두드린 후 화장솜에 아세톤을 묻혀서 버터와 얼룩을 지운 후 중성세제로 세탁한다.

41 찍 출제문제

다음 〈보기〉의 방법으로 제거하는 것이 알맞은 얼룩은?

─────〈보기〉─────

• 알코올이 함유된 화장수 또는 스킨을 화장솜에 적셔 얼룩을 톡톡 두드린다.

• 비눗물로 씻으면 얼룩이 번져서 깨끗하게 지워지지 않는다.

① 커피 　　　　　② 땀

③ 립스틱 　　　　④ 파운데이션

⑤ 튀김기름

▶41
〈보기〉의 방법은 의복과 옷감에 생긴 파운데이션 얼룩을 제거하는 데 알맞은 방법이다.

42

다림질 방법에 대한 다음 설명 중 옳지 못한 것은?

① 다림질 표시기호를 따라야 한다.
② 다리미가 앞으로 나갈 때는 앞에 힘을 준다.
③ 다림질 후 습기가 남아 있으면 구김, 변형이 되므로 완전히 말린다.
④ 수분이 필요한 다림질에는 먼저 분무기로 물을 뿌린다.
⑤ 풀 먹인 천을 사용하여 다림질할 때는 천을 깔고 다린다.

43 꼭 출제문제

세탁 후 의복을 보관하는 방법으로 옳지 못한 것은?

① 의복은 곰팡이 예방을 위해 2시간 이상 직사광선을 쏘인다.
② 서랍장에 방습제를 넣으면 습기 차는 것을 방지할 수 있다.
③ 방습제는 실리카겔이나 염화칼슘을 주로 사용한다.
④ 종류가 다른 방충제를 함께 넣으면 효과가 배가된다.
⑤ 방충제는 공기보다 무거우므로 보관용기의 위쪽 구석에 넣어둔다.

44 꼭 출제문제

다음 〈보기〉의 물세탁 기호에 대한 설명으로 틀린 것은?

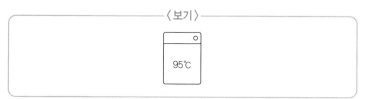

───〈보기〉───

95℃

① 95℃ 물로 세탁
③ 손세탁 불가
⑤ 세제 종류 제한 없음
② 세탁기 가능
④ 삶을 수 있음

▶42
다리미가 앞으로 나갈 때는 뒤에 힘을 주고 뒤로 보낼 때는 앞에 힘을 준다.

▶43
방충제에는 장뇌, 나프탈렌, 파라디클로로벤젠 등이 있는데, 종류가 다른 방충제를 함께 넣으면 옷감이 변색·변질되므로 한 가지씩만 사용한다.

▶44

95℃

• 95℃ 물로 세탁
• 세탁기, 손세탁 가능
• 삶을 수 있음
• 세제 종류 제한 없음

45 ☀ 출제문제

다음 중 옷걸이에 걸어 그늘에서 건조하라는 표시기호는?

①
95℃

②
옷걸이

③
옷걸이

④
뉘어서

⑤
뉘어서

46 ☀ 출제문제

다음 〈보기〉의 탈수 표시기호에 대한 설명으로 옳은 것은?

─〈 보기 〉─

약하게

① 손으로 약하게 짜고, 세탁기에서는 짜면 안 됨
② 손으로 약하게 짜고, 세탁기에서는 단시간에 짜야 함
③ 손으로 강하게 짜고, 세탁기로 약하게 짬
④ 손으로 또는 세탁기로 약하게 짬
⑤ 손으로 또는 세탁기로 단시간에 짬

47

요양보호 대상자의 외출동행 및 업무대행에 대한 설명으로 옳지 못한 것은?

① 외출 목적을 파악하고 외부 상황에 맞는 외출 준비를 지원한다.
② 외출에서 돌아오면 환기를 시킨 후 세안 준비를 지원한다.
③ 대상자의 업무대행 의도와 해당 업무진행의 가능 유무를 확인한다.
④ 대상자의 업무대행이 원활하게 이뤄지고 있음을 수시로 확인시킨다.
⑤ 업무대행 중 요양보호사는 자신의 사적 업무를 병행한다.

▶45
건조 표시기호

옷걸이
• 햇볕에 건조
• 옷걸이에 걸어서 건조

옷걸이
• 그늘에서 건조
• 옷걸이에 걸어서 건조

뉘어서
• 햇볕에 건조
• 뉘어서 건조

뉘어서
• 그늘에서 건조
• 뉘어서 건조

▶46

약하게
• 손으로 약하게 짬
• 세탁기에서는 단시간에 짜야 함

▶47
업무대행 중 요양보호사는 자신의 사적인 업무를 병행하지 않는다.

48

요양보호 대상자의 안전한 주거환경 조성을 위한 기본 원칙으로 옳지 못한 것은?

① 대상자와 가족의 희망사항을 고려한다.

② 일상생활동작에 맞게 기능적이며 의존성을 높일 수 있도록 한다.

③ 자연재해, 화재, 비상사태에 대비한 안전한 환경을 만든다.

④ 사생활을 존중하면서 사람들과 교류할 수 있는 공간을 만든다.

⑤ 주택 개·보수를 할 때는 경제적인 상황을 고려한다.

▶48
일상생활동작에 맞게 기능적이며 자립성을 높일 수 있도록 한다.

49

요양보호 대상자의 쾌적한 주거환경 조성을 위한 방법으로 옳지 못한 것은?

① 환기할 때는 바람이 대상자에게 직접 닿지 않도록 한다.

② 여름은 22~25℃, 겨울은 18~22℃가 좋다.

③ 습도는 40~60%가 적합하다.

④ 자연채광은 자외선에 의한 살균효과가 있다.

⑤ 배설물 등을 치울 때는 간접 조명을 사용한다.

▶49
배설물 등을 치울 때는 간접 조명보다 배설물 확인이 쉬운 직접 조명을 사용한다.

50 🟡 출제문제

요양보호 대상자의 청결한 주거환경 조성을 위한 방법으로 옳지 못한 것은?

① 침구는 아침에 정리하며 자주 환기를 시킨다.

② 양변기는 솔에 식초를 묻혀 변기 안쪽을 닦는다.

③ 음식물 쓰레기는 주 단위로 모아 한꺼번에 치운다.

④ 주방 개수대와 배수구는 정리 후 깨끗이 닦고 말린다.

⑤ 물건의 위치를 옮길 때는 반드시 대상자나 가족의 동의를 얻는다.

▶50
쓰레기는 분리배출하고 음식물 쓰레기는 발생 당일에 치운다.

답 45 ③   46 ②   47 ⑤   48 ②   49 ⑤   50 ③

Chapter 03 의사소통과 정서 지원

● 의사소통의 목적
① 대상자를 잘 이해하기
② 대상자의 반응에 효과적으로 반응하기
③ 대상자에게 요양보호사로서의 역할을 수행하기
④ 효과적으로 서비스를 제공하기
⑤ 대상자와의 긍정적인 인간관계를 형성하기
⑥ 요양보호사로서의 자신의 생각과 감정을 표현하기

● 언어적 의사소통
① 생각이나 감정을 효과적으로 전달할 수 있는 가장 간편하고 만족스러운 의사소통 방법
② 개인의 내면적 상태와 의도를 전달하는 방법
③ 개인 차이로 인한 편차가 큼
④ 요양보호사는 대상자 및 가족과 의사소통할 때 명확하고 이해하기 쉬운 용어 사용
⑤ 비언어적 표현을 적절히 병행하여 사용

● 비언어적 의사소통
① 용모, 자세, 침묵, 말투, 얼굴표정, 손짓, 눈짓, 몸짓, 목소리 크기, 씰룩거림, 으쓱거림, 웃음소리 크기, 눈물 등
② 때로는 언어적 의사소통보다 더 중요하게 활용
③ 모든 의사소통에는 비언어적 의사소통이 존재
④ 감정적, 정서적 부분이 크게 작용

● 메라비언의 법칙
① 비언어적 요소(55%) : 표정, 용모, 복장, 자세, 동작 등
② 음성 요소(38%) : 크기, 억양, 속도 등
③ 언어적 요소(7%) : 말의 내용, 표현력 등

● 요양보호사의 의사소통 태도

	바람직한 태도	바람직하지 않은 태도
얼굴표정	• 따뜻하고 배려하는 표정 • 다양하며 생기있고 적절한 표정 • 자연스럽고 여유있는 입 모양 • 간간이 적절하게 짓는 미소	• 눈썹 치켜세우기 • 하품 • 입술을 깨물거나 꼭 다문 입 • 부적절하고 희미한 미소 • 지나친 머리 끄덕임
자세	• 팔과 손을 자연스럽게 놓고 상황에 따라 적절한 자세 • 대상자를 향해 약간 기울인 자세 • 관심을 보이며 편안한 자세	• 팔짱끼기 • 대상자로부터 비껴 앉는 자세 • 계속해서 손을 움직이는 태도 • 의자에서 몸을 흔드는 태도 • 몸을 앞으로 구부리는 태도 • 입에 손이나 손가락을 대는 것 • 손가락으로 지적하는 행위
눈맞춤	• 눈맞춤 • 대상자와 같은 눈높이 • 적절한 시선의 움직임	• 눈을 마주하기를 피하는 것 • 대상자보다 높거나 낮은 눈높이 • 시선을 한 곳에 고정하는 것
어조	• 크지 않은 목소리 • 분명한 발음 • 온화한 목소리 • 대상자의 느낌과 정서에 반응하는 어조 • 적절한 말속도	• 우물대거나 너무 작은 목소리 • 주저하는 어조 • 너무 잦은 문법적 실수 • 너무 긴 침묵 • 들뜬 듯한 너무 높은 목소리 • 너무 빠르거나 느린 목소리 • 신경질적인 웃음 • 잦은 헛기침 • 큰 소리로 말하기

● 라포 형성

① 라포(rapport)란 '마음의 유대'라는 뜻으로 서로의 마음이 연결된 상태
② 두 사람 사이의 상호 신뢰관계를 나타내며 의사소통의 기본
③ 라포가 형성되면 인간관계에서 호감과 상호 신뢰가 생기고 비로소 유대감이 깊은 인간관계 형성

● 경청의 방법

① 혼자서 대화를 독점하지 않고 말하는 순서를 지킨다.

② 상대방의 말을 가로채거나 이야기를 가로막지 않는다.

③ 의견이 다르더라도 일단 수용한다.

④ 논쟁에서는 먼저 상대방의 주장을 들어준다.

⑤ 시선을 맞추며, 귀로만 듣지 말고 오감을 동원해 적극적으로 듣는다.

⑥ 흥분하지 않고 비판적 태도를 버린다.

⑦ 상대방이 말하는 의미를 이해한다.

⑧ 단어 이외의 보이는 표현에도 신경을 쓴다.

⑨ 상대방이 말하는 동안 경청하고 있다는 것을 표현한다.

● **경청을 방해하는 것**

① 대충 미루어 짐작한다.

② 끊임없이 비교한다.

③ 미리 대답을 준비한다.

④ 듣고 싶지 않은 말을 걸러낸다.

⑤ 충분히 듣지 않은 상태에서 조언한다.

⑥ 상대방의 말을 반박하고 논쟁하기 위해서 듣는다.

⑦ 상대방의 말을 나 자신의 경험에 맞춘다.

⑧ 마음에 들지 않을 경우 슬쩍 넘어가며 대화의 본질을 회피한다.

● **공감**

① 상대방이 하는 말을 상대방의 관점에서 이해하고, 감정을 함께 느끼며, 자신이 느낀 바를 전달하는 것

② 공감능력은 다른 사람의 상황이나 기분을 같이 느낄 수 있는 능력

③ 바람직한 공감은 상대방의 말에 충분히 귀를 기울이고 그 말을 자신의 말로 요약해서 다시 반복해주는 것

● **효과적인 말하기**

① 자신의 감정에 솔직해진다.

② 상대방의 말을 수용하고 자신의 생각을 정리한다.

③ 의사전달을 분명하게 한다.

④ 비판적인 단어를 사용하지 않는다.

⑤ 특정 상대를 지칭하거나 비판하지 않는다.

⑥ 부정적인 비교를 하지 않는다.

⑦ 나쁜 내용을 회고하거나 상기시키지 않는다.

⑧ 상대방을 위협하는 말을 하지 않는다.

⑨ 상대방을 감정적으로 공격하지 않는다.

⑩ 편안하고 이완된 자세를 취한다.

● 효과적인 말하기를 방해하는 것

① 자신이 모든 일에 전문가임을 주장

② 자신에게는 잘못이 없고 항상 옳다고 주장

③ 부족하고 자신감 없는 태도

④ 자신은 보호받아야 한다고 생각

⑤ 자신은 완벽한 사람이므로 비난을 받지 않아야 한다고 생각

● I-Message 전달법(나-전달법)

① 나의 생각이나 감정을 전달할 때는 나를 주어로 말한다.

② 상대방의 행동과 상황을 있는 그대로 비난없이 구체적으로 말한다.

③ 상대방의 행동이 나에게 미치는 영향을 구체적으로 말한다.

④ 그 상황에 대해 내가 느끼는 바를 진술하게 말한다.

⑤ 원하는 바를 구체적으로 말한다.

⑥ 전달할 말을 건넨 후 상대방의 말을 잘 듣는다.

● 침묵

① 긍정적이고 수용적인 침묵은 가치 있는 치료적 도구로 작용

② 대상자로 하여금 말할 수 있는 용기를 줌

③ 요양보호사와 대상자 모두에게 생각을 정리할 시간 제공

● 수용

① 수용이란 상대방의 표현을 비판 없이 그대로 받아들이는 것

② 단순한 동의나 칭찬과는 다름

③ 대상자를 있는 그대로의 한 인간으로 받아들여 그의 특성 모두를 인정하고 존중하는 태도

④ 수용으로 대상자는 긴장이 감소되고 안도감을 느끼며 자신감이 증진

⑤ 요양보호사는 대상자에게 충고하거나 답을 주려하지 말고 감정, 태도를 수용하면서 지지

● 말벗하기

① 대상자의 신체적, 심리적, 사회적 특성 이해

② 대상자의 삶에 대하여 이해와 존중하는 마음의 태도

③ 과도한 의존관계를 형성하지 않기

④ 아이처럼 취급하거나 반말조나 명령조의 언어를 사용하지 않기

⑤ 대상자의 기분이나 감정에 주의를 기울이고 공감하기

● 의사소통 장애가 없는 경우

① 대상자와의 의사소통

- 대상자를 존중하는 태도와 관심을 가진다.
- 대상자의 말하는 속도에 맞춘다.
- 명확하고 이해하기 쉬운 언어를 사용한다.
- 너무 작거나 크게 말하지 않는다.
- 본인을 소개할 때는 이름, 소속, 역할 등을 전달한다.
- 대상자는 이름으로 호칭하는 것이 원칙이나 대상자의 동의하에 이르신 등으로 부른다.

② 가족과의 의사소통

- 가족을 존중하는 태도를 가진다.
- 대상자에 대한 정보는 수시로 주고받는다.
- 가족과 의견이 상충될 때는 시설장에게 보고한다.
- 대상자의 부정적인 행동이나 그에 대한 느낌을 전달할 때는 직설적으로 하지 않는다.

● 관련 전문직 및 시설장과의 의사소통

① 타 전문직 및 시설장의 업무를 이해하고 존중하는 태도를 갖는다.

② 대상자의 상황에 따라 관련 전문직, 시설장과 의사소통을 원활히 한다.

③ 대상자의 이상 상태는 시설장 혹은 관리책임자에게 즉시 정확하게 보고한다.

● 노인성 난청 대상자와 대화하는 방법

① 어깨를 두드리거나 눈짓으로 신호를 주면서 이야기를 시작한다.

② 입 모양으로 이야기를 들을 수 있도록 입을 크게 벌리며 정확하게 말한다.

③ 몸짓, 얼굴 표정 등으로 이야기 전달을 돕는다.

④ 말의 의미를 이해할 때까지 되풀이하고 이해했는지 확인한다.

⑤ 눈을 보며 정면에서 천천히 차분하게 말을 한다.

⑥ 보청기를 착용할 때는 입력은 크게, 출력은 낮게 조절한다.

⑦ 보청기를 사용할 때는 건전지와 전원 스위치가 작동하는지 확인한다.

⑧ 밝은 방에서 입모양을 볼 수 있도록 시선을 맞추며 말한다.

⑨ 의사소통을 위한 정보제공에 더 많은 시간을 할애한다.

⑩ 청각상실의 경험 연습을 통하여 대상자를 더 많이 이해할 수 있도록 준비한다.

● **시각 장애 대상자와 대화하는 방법**

① 대상자의 정면에서 이야기한다.

② 지시대명사를 사용하지 않고 사물의 위치를 시계방향으로 설명한다.

③ 대상자를 중심으로 오른쪽, 왼쪽을 설명하여 원칙을 정하여 두는 것이 좋다.

④ 대상자를 만나면 먼저 말을 건네고 악수를 청하고 헤어질 때도 먼저 말을 건넨다.

⑤ 이미지가 잘 떠오르지 않는 형태나 의류 종류 등은 촉각으로 이해시킨다.

⑥ 대상자와 보행 시에는 요양보호사가 반 보 앞으로 나와 대상자의 팔을 끄는 듯한 자세가 좋다.

⑦ 대필을 하게 되는 경우에는 정확하게 받아쓰고 잘 알아듣지 못한 때는 다시 확인한다.

⑧ 대상자의 생활환경을 파악하고 늘 같은 위치에 물건을 두고, 환경의 변화에 대하여 알린다.

● **언어 장애 대상자와 대화하는 방법**

① 알아듣기는 하나 말을 할 수 없는 경우와 말을 잊어버린 경우가 있다.

② 대화에 주의를 기울여야 하며 소음이 있는 곳을 피한다.

③ 면담을 할 때는 앉아서 하고, 질문에 대한 답변이 끝나기 전에는 다음 질문을 하지 않는다.

④ 대상자의 말이 확실히 끝날 때까지 기다리면서 고개를 끄덕여 듣고 있음을 알린다.

⑤ 알아듣고 이해가 된 경우에는 '예, 아니요'라고 짧게 대답한다.

⑥ 눈을 깜빡이거나 손짓, 손에 힘을 주거나 고개를 끄덕이는 등으로 표현하게 한다.

⑦ 실물, 그림판, 문자판 등을 이용한다.

⑧ 잘 표현하였을 때는 칭찬과 더불어 비언어적 긍정적 공감을 표현해 준다.

● **판단력·이해력 장애 대상자와 대화하는 방법**

① 어려운 표현을 사용하지 않고 짧은 문장으로 천천히 이야기한다.

② 몸짓, 손짓을 이용해 상대의 말하는 속도에 맞추어 천천히 이야기한다.

③ 실물, 그림판, 문자판 등을 이용하여 이해를 돕는다.

④ 불쾌감을 주는 언어를 쓰거나 아이처럼 취급하여 반말을 하지 않는다.

● **주의력 결핍 장애 대상자와 대화하는 방법**

① 대상자와 눈을 맞춘다.

② 명확하고 간단하게 단계적으로 제시한다.

③ 구체적이고 익숙한 사물에 대하여 대화한다.

④ 목표를 인식하고 단순한 활동을 먼저 제시한다.

⑤ 주의력에 영향을 주는 환경적 자극을 최대한 줄인다.

⑥ 주변 사람들에게 주의력 결핍 장애에 대한 이해를 구한다.

⑦ 메시지를 천천히, 조용히 반복한다.

● 지남력 장애 대상자와 대화하는 방법

① 대상자의 주체성 강화 훈련을 위하여 이름과 존칭을 함께 사용한다.

② 낮 동안에 기본적인 정보를 자주 반복한다.

③ 대상자를 대하는 데 일관성을 갖도록 최대한 노력한다.

④ 시간, 장소, 사람, 날짜, 달력, 시계 등을 자주 인식시킨다.

⑤ 모든 물품에 이름표를 붙이고 주의사항을 문서화시킨다.

● 여가활동의 유형

유 형	내 용
자기계발 활동	책읽기, 독서교실, 그림 그리기, 서예교실, 시낭송, 악기연주, 백일장, 민요교실, 창작활동
가족중심 활동	가족 소풍, 가족과의 대화, 외식 나들이
종교참여 활동	교회, 사찰, 성당 가기
사교오락 활동	영화, 연극, 음악회, 전시회
운동 활동	체조, 가벼운 산책
소일 활동	텃밭 야채 가꾸기, 식물 가꾸기, 신문 보기, 텔레비전 시청, 종이접기, 퍼즐놀이

● 노인의 여가활동 돕기

① 여가활동 프로그램은 어렵지 않고 흥미를 느낄 수 있는 것이어야 한다.

② 대상자 스스로가 적극적으로 여가활동에 참여할 수 있도록 동기를 부여한다.

③ 대상자의 욕구에 맞는 여가활동을 지원한다.

④ 주야간보호센터 및 요양시설에서도 가능한 한 단체보다는 개인의 욕구에 맞게 프로그램을 선택할 수 있도록 배려한다.

⑤ 대상자의 신체적 기능이나 상태에 맞는 개별적인 프로그램을 지원한다.

⑥ 대상자의 성격, 선호 등에 따라 개인적 차이를 고려하여 지원한다.

⑦ 대상자에게 여가활동에 대해 충분히 설명하고 동의를 얻어야 한다.

Chapter 03 적중문제

· 의사소통과
정서 지원

01

다음 중 요양보호사의 의사소통 목적으로 옳지 못한 것은?

① 대상자를 잘 이해하기 위해
② 대상자의 반응에 효과적으로 반응하기 위해
③ 효과적으로 서비스를 제공하기 위해
④ 대상자와 사적인 인간관계를 형성하기 위해
⑤ 요양보호사로서의 자신의 생각과 감정을 표현하기 위해

▶01
대상자와의 사적인 인간관계가 아니라 긍정적인 인간관계를 형성하기 위함이 의사소통의 목적에 해당된다.

02

다음 중 요양보호사의 언어적 의사소통에 대한 설명으로 옳지 못한 것은?

① 가장 간편하고 만족스러운 의사소통 방법이다.
② 개인의 내면적 상태와 의도를 전달한다.
③ 개인 차이로 인한 편차가 크지 않다.
④ 명확하고 이해하기 쉬운 용어를 사용해야 한다.
⑤ 비언어적 표현을 적절히 병행해야 한다.

▶02
언어적 의사소통은 개인 차이로 인한 편차가 크다는 단점이 있어 똑같은 단어를 서로 다른 의미로 사용하기도 하고, 감정을 표현하는 방법도 다르며, 어휘의 사용 정도에도 차이가 있다.

03 🎯 출제문제

다음 중 요양보호사의 비언어적 의사소통에 대한 설명으로 옳지 못한 것은?

① 얼굴표정, 손짓, 몸짓 등이 이에 해당된다.
② 침묵도 비언어적 의사소통에 해당된다.
③ 언어적 의사소통의 보조 역할을 수행한다.
④ 모든 의사소통에는 비언어적 의사소통이 존재한다.
⑤ 감정적, 정서적 부분이 크게 작용한다.

▶03
비언어적 의사소통은 때때로 언어적 의사소통보다 더 중요하게 활용될 때가 있다.

답 01 ④   02 ③   03 ③

04 출제문제

다음 중 요양보호사의 바람직한 의사소통 태도는?

① 팔짱끼기
② 입술을 깨물거나 꼭 다문 입
③ 대상자보다 낮은 눈높이
④ 들뜬 듯한 목소리
⑤ 대상자를 향해 약간 기울인 자세

▶04
대상자를 향해 약간 기울인 자세는 경청의 자세로 요양보호사의 바람직한 의사소통 태도이다.

05

다음 중 요양보호사의 바람직하지 않은 의사소통 태도는?

① 간간히 적절하게 짓는 미소
② 대상자와 같은 눈높이
③ 시선을 한 곳에 고정하기
④ 크지 않은 목소리
⑤ 대상자의 느낌과 정서에 반응하는 어조

▶05
요양보호사는 대상자와 의사소통 할 때 적절한 시선의 움직임이 필요하며, 시선을 한 곳에 고정하는 것은 바람직하지 않은 의사소통 태도이다.

06 출제문제

다음 중 '마음의 유대'라는 뜻으로 서로의 마음이 연결된 상태를 의미하는 것은?

① 라포
② 경청
③ 공감
④ 침묵
⑤ 수용

▶06
라포 형성
• 라포(rapport)란 '마음의 유대'라는 뜻으로 서로의 마음이 연결된 상태
• 두 사람 사이의 상호 신뢰관계를 나타내며 의사소통의 기본
• 라포가 형성되면 인간관계에서 호감과 상호 신뢰가 생기고 비로소 유대감이 깊은 인간관계 형성

07

다음 중 경청의 방법으로 옳지 못한 것은?

① 미리 대답을 준비한다.
② 말하는 순서를 지킨다.
③ 이야기를 가로막지 않는다.
④ 논쟁에서는 먼저 상대방의 주장을 들어준다.
⑤ 흥분하지 않고 비판적 태도를 버린다.

▶07
미리 대답을 준비하는 것은 경청을 방해하는 경우에 해당된다. 요양보호사는 대상자의 말을 잘 들은 후 내용을 정리해 대답을 준비해야 한다.

08

다음 중 경청을 방해하는 경우로 옳지 않은 것은?

① 대충 미루어 짐작한다.
② 끊임없이 비교한다.
③ 듣고 싶지 않은 말을 걸러낸다.
④ 의견이 다르더라도 일단 수용한다.
⑤ 상대방의 말을 나 자신의 경험에 맞춘다.

▶08
의견이 다르더라도 일단 수용하는 것은 올바른 경청의 자세이다.

09 꼭! 출제문제

다음 대화에서 공감 형성을 위한 요양보호사의 대답으로 가장 적절한 것은?

〈보기〉
대상자 : "지난번 요양보호사가 더 잘했는데…."
요양보호사 : ______________________.

① "그 분을 모셔다 드릴까요?"
② "전 그 요양보호사님과는 달라요."
③ "지난번 요양보호사님이 일을 참 잘하셨나 봐요."
④ "그렇게 말씀하시니 기분이 안 좋네요."
⑤ "그런 말씀은 안하셨으면 좋겠어요."

▶09
바람직한 공감은 상대방의 말에 충분히 귀를 기울이고 그 말을 자신의 말로 요약해서 다시 반복해주는 것이다.

10

다음 중 효과적인 말하기 방법으로 옳지 못한 것은?

① 자신이 전문가임을 주장한다.
② 상대방의 말을 수용하고 자신의 생각을 정리한다.
③ 특정 상대를 지칭하거나 비판하지 않는다.
④ 부정적인 비교를 하지 않는다.
⑤ 상대방을 감정적으로 공격하지 않는다.

▶10
자신이 모든 일에 전문가임을 주장하는 것은 효과적인 말하기를 방해하는 경우에 해당된다.

답 04 ⑤ 05 ③ 06 ① 07 ① 08 ④ 09 ③ 10 ①

11 🔑 출제문제

다음 중 나 전달법(I-Message)의 내용이 아닌 것은?

① 나의 생각이나 감정을 전달할 때는 나를 주어로 말한다.

② 상대방의 행동과 상황을 있는 그대로 비난없이 구체적으로 말한다.

③ 나의 행동이 상대방에게 미치는 영향을 구체적으로 말한다.

④ 그 상황에 대해 내가 느끼는 바를 진솔하게 말한다.

⑤ 전달한 말을 건넨 후 상대방의 말을 잘 듣는다.

▶11
나 전달법(I-Message)은 나의 행동이 상대방에게 미치는 영향이 아니라 상대방의 행동이 나에게 미치는 영향을 구체적으로 말하는 표현법이다.

12

중요한 전화를 기다리고 있는데 동료 요양보호사가 통화를 길게 할 때 나 전달법(I-Message)으로 옳은 것은?

① "전화통화 좀 짧게 해주세요."

② "저도 중요한 전화를 해야 되는데요."

③ "중요한 전화를 못하니 조바심도 나고 걱정이 돼요."

④ "전화예절 좀 지켜주세요."

⑤ "업무 중에 사적인 전화는 안 되는 거 몰라요?"

▶12
나 전달법(I-Message)은 그 상황에서 내가 느끼는 바를 진솔하게 전달하여 말하는 표현법이다.

13 🔑 출제문제

상대방의 표현을 비판 없이 있는 그대로 받아들이는 의사소통 방법은?

① 라포   ② 경청

③ 공감   ④ 침묵

⑤ 수용

▶13
수용이란 상대방의 표현을 비판 없이 있는 그대로 받아들이는 것으로 단순한 동의나 칭찬과는 다르다.

Chapter **03**

의사소통과 정서 지원

Part 1 요양보호와 인권

Part 2 노화와 건강증진

Part 3 요양보호와 생활 지원

Part 4 상황별 요양 보호 기술

Part 5 실전모의고사

14 🔵 출제문제

효과적인 의사소통 방법 중 수용에 대한 설명으로 옳지 못한 것은?

① 단순한 동의나 칭찬과는 다르다.

② 대상자의 특성 모두를 인정하고 존중하는 태도이다.

③ 대상자의 부정적인 감정은 버리고 긍정적인 감정만 수용한다.

④ 수용으로 대상자는 긴장이 감소되고 안도감을 느낀다.

⑤ 요양보호사는 대상자에게 충고 대신 감정, 태도를 수용한다.

▶14
요양보호사는 대상자의 강점과 약점, 긍정적인 감정과 부정적인 감정, 태도 등을 포함하여 있는 그대로 이해해야 한다.

15

다음 중 요양보호사가 대상자와 말벗하는 방법으로 옳지 못한 것은?

① 대상자의 신체적, 심리적, 사회적 특성을 이해한다.

② 대상자의 삶을 옳고 그름으로 판단한다.

③ 대상자와 과도한 의존관계를 형성하지 않는다.

④ 아이처럼 취급하거나 반말 또는 명령의 말투를 사용하지 않는다.

⑤ 대상자의 기분이나 감정에 주의를 기울이고 공감한다.

▶15
대상자의 삶을 옳고 그름이나 좋고 싫음으로 판단하지 않고 차이와 다양성으로 수용하는 마음이 필요하다.

16

의사소통에 장애가 없는 대상자나 가족과 의사소통 시 유의점으로 옳지 못한 것은?

① 대상자의 말하는 속도에 맞춘다.

② 명확하고 이해하기 쉬운 언어를 사용한다.

③ 본인을 소개할 때는 이름, 소속, 역할 등을 전달한다.

④ 대상자는 이름으로 호칭하는 것이 원칙이다.

⑤ 가족과 의견이 상충될 때는 대상자에게 보고한다.

▶16
가족과 의견이 상충될 때는 시설장에게 보고한다.

답 11 ③   12 ③   13 ⑤   14 ③   15 ②   16 ⑤

17
다음 중 노인성 난청 대상자와 대화하는 방법으로 옳지 못한 것은?

① 옆에서 큰 소리로 말한다.
② 입을 크게 벌리며 정확하게 말한다.
③ 몸짓, 얼굴 표정 등으로 이야기 전달을 돕는다.
④ 말의 의미를 이해할 때까지 되풀이한다.
⑤ 보청기 입력은 크게, 출력은 낮게 조절한다.

▶17
노인성 난청 대상자와 대화할 때는 옆에서 큰 소리로 말하는 것이 아니라 정면에서 대상자의 눈을 보며 천천히 차분하게 말을 하도록 한다.

18 🔔 출제문제
다음 중 시각 장애 대상자와 대화하는 방법으로 옳지 못한 것은?

① 지시대명사를 사용하여 설명한다.
② 사물의 위치는 시계방향으로 설명한다.
③ 대상자를 만나면 먼저 말을 건네고 악수를 청한다.
④ 이미지가 잘 떠오르지 않으면 촉각으로 이해시킨다.
⑤ 늘 같은 위치에 물건을 둔다.

▶18
시각 장애 대상자와 대화할 때는 이쪽, 저쪽 등의 지시대명사를 사용하지 않는다.

19 🔔 출제문제
의사소통 시 대상자를 중심으로 오른쪽, 왼쪽을 설명하여 원칙을 정해야 하는 대상자는?

① 노인성 난청 대상자
② 시각 장애 대상자
③ 언어 장애 대상자
④ 판단력 · 이해력 장애 대상자
⑤ 주의력 결핍 장애 대상자

▶19
요양보호사가 시각 장애 대상자와 의사소통을 할 때에는 대상자를 중심으로 오른쪽, 왼쪽을 설명하여 원칙을 정해 두는 것이 좋다.

20

다음 중 언어 장애 대상자와 대화하는 방법으로 옳지 못한 것은?

① 질문에 대한 답변이 끝나기 전에 다음 질문을 하지 않는다.

② 알아들은 경우 '예, 아니요'라고 짧게 대답한다.

③ 입 모양을 볼 수 있도록 시선을 맞춘다.

④ 실물, 그림판, 문자판 등을 이용한다.

⑤ 비언어적 긍정적 공감을 표현한다.

▶20
입 모양을 볼 수 있도록 시선을 맞추며 말해야 하는 대상자는 노인성 난청 대상자이다.

21

다음 중 판단력 · 이해력 장애 대상자와 대화하는 방법으로 옳지 못한 것은?

① 어려운 표현을 사용하지 않는다.

② 짧은 문장으로 천천히 이야기한다.

③ 요양보호사의 속도에 맞추어 이야기한다.

④ 실물, 그림판, 문자판 등을 이용한다.

⑤ 아이처럼 취급하여 반말을 하지 않는다.

▶21
판단력 · 이해력 장애 대상자와는 몸짓, 손짓을 이용해 상대의 말하는 속도에 맞추어 천천히 이야기한다.

22 🔥 출제문제

다음 중 주의력 결핍 장애 대상자와 대화하는 방법으로 옳지 못한 것은?

① 명확하고 간단하게 단계적으로 제시한다.

② 구체적이고 익숙한 사물에 대하여 대화한다.

③ 목표를 인식하고 단순한 활동을 먼저 제시한다.

④ 주의력에 영향을 주는 환경적 자극을 최대화한다.

⑤ 메시지를 천천히, 조용히 반복한다.

▶22
주의력 결핍 장애 대상자와 의사소통 시에는 주의력에 영향을 주는 환경적 자극을 최대한 줄인다.

답 17 ① 　 18 ① 　 19 ② 　 20 ③ 　 21 ③ 　 22 ④

23 출제문제
의사소통 시 시간, 장소, 날짜, 달력, 시계 등을 자주 인식시켜야 하는 대상자는?

① 노인성 난청 대상자   ② 시각 장애 대상자

③ 지남력 장애 대상자   ④ 판단력·이해력 장애 대상자

⑤ 주의력 결핍 장애 대상자

▶23
지남력 장애는 시간, 장소, 환경 등을 정확하게 파악하는 능력에 이상이 생긴 상태로 치매, 의식장애, 낮은 지능 등이 원인이다.

24
노인의 여가활동 유형 중 자기계발 활동에 해당되지 않는 것은?

① 책읽기   ② 서예교실

③ 악기연주   ④ 민요교실

⑤ 신문 보기

▶24
신문 보기는 노인의 여가활동 유형 중 소일 활동에 해당된다.
자기계발 활동 : 책읽기, 독서교실, 그림 그리기, 서예교실, 시낭송, 악기연주, 백일장, 민요교실, 창작활동

25
종이접기는 노인의 여가활동 중 어느 유형에 속하는가?

① 자기계발 활동   ② 가족중심 활동

③ 종교참여 활동   ④ 사교오락 활동

⑤ 소일 활동

▶25
종이접기는 노인의 여가활동 유형 중 소일 활동에 속한다.
소일 활동 : 텃밭 야채 가꾸기, 식물 가꾸기, 신문 보기, 텔레비전 시청, 종이접기, 퍼즐놀이

26 출제문제
노인의 여가활동 돕기에 대한 다음 설명 중 옳지 못한 것은?

① 여가활동 프로그램은 어렵지 않고 흥미를 느낄 수 있도록 한다.

② 대상자 스스로가 적극적으로 여가활동에 참여할 수 있도록 한다.

③ 대상자의 욕구에 맞는 여가활동을 지원한다.

④ 요양시설에서는 가능한 한 개인보다 단체 위주의 프로그램을 고려한다.

⑤ 대상자의 성격, 선호 등에 따라 개인적 차이를 고려한다.

▶26
주야간보호센터 및 요양시설에서도 가능한 한 단체보다는 개인의 욕구에 맞게 프로그램을 선택할 수 있도록 배려한다.

답   23 ③   24 ⑤   25 ⑤   26 ④

요양보호 기록 및 업무보고

● 요양보호 기록의 목적

① 질 높은 서비스 제공
② 요양보호사의 활동 입증
③ 요양보호서비스의 연속성 유지
④ 시설장 및 관련 전문가에게 중요한 정보 제공
⑤ 요양보호서비스의 내용과 방법에 대한 지도 및 관리
⑥ 가족과 정보공유를 통한 원활한 의사소통
⑦ 요양보호서비스의 표준화와 요양보호사의 책임성 제고

● 요양보호 기록의 종류

구분	주요기록	관련직종	
		요양보호사	타 전문직
상담일지	상담내용 및 결과		○
욕구사정	대상자의 욕구사정		○
급여제공계획서	서비스의 목표, 내용, 횟수 등		○
장기요양급여 제공기록지	서비스 제공내용 및 시간	○	○
상태기록지	섭취, 배설, 목욕 등 상태	○	○
사고보고서	사고내용과 대응 결과	○	○
방문일지	대상자 방문시 각종 상담내용		○
사례회의록	사례회의 검토내용 및 결과		○
인수인계서	인수인계업무 내용	○	○
간호일지	대상자 상태평가 및 간호처치		○

● 재가급여전자관리시스템

① 정의 : 장기요양요원이 수급자의 가정을 방문하여 제공하는 방문요양, 방문목욕, 방문간호의

급여제공내용을 RFID를 이용하여 국민건강보험공단에 실시간으로 전송하고 이를 급여제공 내용으로 인정하여 급여비용 청구와 자동으로 연계하는 관리체계

② 업무 절차 : 태그신청 및 부착 → 사용자 등록 → 스마트장기요양앱(APP)설치 → 급여내용 전송 → 청구 및 심사

요양보호 기록의 원칙

① 사실을 있는 그대로 기록한다.
② 육하원칙을 바탕으로 기록한다.
③ 서비스의 과정과 결과를 정확하게 기록한다.
④ 기록을 미루지 않고, 그때그때 신속하게 작성한다.
⑤ 공식화된 용어를 사용한다.
⑥ 간단명료하게 기록한다.
⑦ 기록자를 명확하게 한다.
⑧ 애매한 표현은 피하고 구체적으로 기록한다.

요양보호 기록 시 주의사항

① 개인정보 보호
② 비밀 유지
③ 사생활 존중

장기요양급여제공 기록지에 포함되는 사항

① 장기요양기관 기호
② 장기요양기관명
③ 장기요양등급
④ 수급자 성명
⑤ 생년월일
⑥ 장기요양 인정번호
⑦ 서비스 제공일자
⑧ 세부 서비스별 제공시간
⑨ 총 제공시간
⑩ 서비스를 시작한 시간과 종료한 시간
⑪ 장기요양요원 성명
⑫ 수급자 본인 또는 보호자 성명

● 장기요양급여 제공기록지 양식

① 방문요양서비스 제공기록지
② 방문목욕서비스 제공기록지
③ 주·야간보호서비스 제공기록지
④ 시설급여 및 단기보호서비스 제공기록지
⑤ 복지용구서비스 제공기록지

● 업무보고의 중요성

① 요양보호서비스의 질 향상
② 타 전문직과의 원활한 업무협조 및 의사소통
③ 사고에 신속한 대응 및 피해 최소화

● 업무보고의 원칙

① 객관적인 사실을 보고한다.
② 육하원칙에 따라 보고한다.
③ 신속하게 보고한다.
④ 보고내용이 중복되지 않게 한다.

● 업무보고 시기

① 대상자의 상태에 변화가 있을 때
② 서비스를 추가하거나 변경할 필요가 있을 때
③ 새로운 정보를 파악했을 때
④ 새로운 업무방법을 찾았을 때
⑤ 업무를 잘못 수행했을 때
⑥ 사고가 발생했을 때

● 업무보고 형식

① 구두보고 : 대면이나 전화
  • 상황이 급하거나 사안이 가벼울 때 많이 이용
  • 결론부터 보고하고 경과와 상태, 원인 등을 보고
  • 신속하게 보고할 수 있으나 정확한 기록을 남길 수 없음
  • 상황이 급할 때는 구두보고를 먼저 하고 나중에 서면보고로 보완

② 서면보고 : 보고서 등의 서면

- 보고 내용이 복잡하거나 숫자나 지표가 필요한 경우
- 정확히 보고할 필요가 있거나 자료를 보존할 필요가 있는 경우
- 대표적인 서면보고 : 정기 업무보고, 사건보고
- 정확한 기록을 남길 수 있으나 신속하게 보고할 수 없음

③ 전산망 보고 : 전자문서 결재 시스템

- 능숙하게 사용할 수 있으면 시간을 절약할 수 있고 편리함
- 구두보고와 같이 실시간으로 확인할 수 있음
- 서면보고와 같이 기록으로 남길 수 있음

사례회의 의미

① 대상자의 상황과 제공되는 서비스를 점검하고 평가하여 대상자의 욕구에 맞는 서비스를 제공하기 위한 회의이다.

② 일반적으로 사례회의는 대상자와 관계된 보건, 의료, 사회복지 등 관련 전문직들이 참여하지만, 재가장기요양기관에서의 사례회의는 기관장, 사회복지사, 요양보호사 간 회의가 일반적이다.

사례회의 목적

① 대상자에게 제공되는 서비스의 질을 지속적으로 관리한다.

② 대상자에 대한 정보를 교환하고 요양보호의 목표를 공유하여 서비스의 질을 높인다.

③ 대상자에 대한 서비스제공 계획의 타당성을 검토하여 서비스 내용을 조정한다.

④ 대상자와 관계된 직종들의 역할 분담을 명확히 한다.

사례회의 절차

① 사전에 사례회의의 일자, 장소, 주제에 대해 공지한다.

② 당일 사례회의 참가자를 소개한다(사회 : 관리책임자).

③ 사례회의 목적을 밝히고, 소요시간을 정한다.

④ 발표자(관리책임자, 요양보호사)가 해결해야 할 문제에 초점을 맞추어 사례개요를 설명한다.

⑤ 해결해야 할 문제에 대해 참가자의 의견을 듣는다.

⑥ 회의 결과 및 향후 계획을 논의한다.

⑦ 회의록을 작성하고 참가자들로부터 서명을 받는다.

● **월례회의 의미**

① 요양보호사들이 정보와 경험을 서로 공유하고, 장기요양기관이 요양보호사들에게 업무에 관련된 정보를 전달하거나 요양보호사들로부터 애로사항을 듣기 위해 개최하는 회의이다.

② 주로 월 단위로 이루어지며 간담회라는 명칭으로 불리기도 한다.

● **월례회의 특징**

① 관리자가 요양보호사의 업무와 관련된 정보와 업무 준수사항 등을 전달한다. 예를 들어, 출퇴근 시간 엄수, 급여제공기록지 사용에 대한 설명, 사고 등 응급상황에 대한 대처, 가족요양을 하고 있는 요양보호사의 입원 및 해외출국에 대한 철저한 보고 필요성 등을 전달한다.

② 요양보호사가 대상자에 대한 요양보호와 관련된 정보, 예를 들어 대상자의 건강, 사고 등에 대한 정보를 전달한다.

③ 관리자가 요양보호사로부터 기관운영, 인사, 복리후생에 대해 의견 및 애로사항을 듣고, 월례회의에서 제안된 의견이나 애로사항에 대해 어떻게 조치하였는지 다음 월례회의 때 보고한다.

01 출제문제

다음 중 요양보호 기록의 목적으로 옳지 못한 것은?

① 질 높은 서비스 제공
② 요양보호사의 활동 입증
③ 요양보호서비스의 연속성 유지
④ 가족으로부터의 원활한 피드백 수집
⑤ 요양보호서비스의 표준화 및 책임성 제고

▶01
가족과 정보공유를 통한 원활한 의사소통을 목적으로 하며, 피드백 수집을 목적으로 하지는 않는다.

02

다음 중 요양보호 기록의 원칙을 잘못 설명한 것은?

① 주관적인 생각이나 의견을 기록한다.
② 육하원칙을 바탕으로 기록한다.
③ 서비스의 과정과 결과를 정확하게 기록한다.
④ 공식화된 용어를 사용한다.
⑤ 간단명료하게 기록한다.

▶02
기록은 객관적인 사실을 토대로 해야 하며 요양보호사의 생각이나 의견 등의 주관적인 내용은 피해야 한다.

03

요양보호 기록 시 주의사항으로 옳지 못한 것은?

① 요양보호 기록은 제3자에게 노출되어서는 안 된다.
② 반드시 잠금장치가 되어 있는 장소에 보관한다.
③ 대상자의 기록을 아무나 열람하지 못하도록 철저하게 보관한다.
④ 대상자나 가족이 승인하지 않은 정보는 기록해서는 안 된다.
⑤ 요양보호서비스와 직접 관련이 없는 사소한 내용도 빠짐없이 기록한다.

▶03
대상자의 사생활을 존중하기 위하여 요양보호서비스와 직접 관련이 없는 정보는 요양보호사 마음대로 기록해서는 안 된다.

04
요양보호 기록의 종류와 주요기록 내용이 적절하지 못한 것은?

	종류	주요기록
①	상담일지	상담내용 및 결과
②	급여제공계획서	서비스의 목표, 내용, 횟수
③	상태기록지	섭취, 배설, 목욕
④	장기요양급여 제공기록지	서비스 제공내용 및 시간
⑤	방문일지	대상자 상태평가 및 간호처치

05
재가급여전자관리시스템의 업무절차를 바르게 나열한 것은?

① 태그신청 및 부착 → 스마트장기요양앱(APP)설치 → 사용자 등록 → 청구 및 심사 → 급여내용 전송
② 태그신청 및 부착 → 사용자 등록 → 스마트장기요양앱(APP)설치 → 급여내용 전송 → 청구 및 심사
③ 사용자 등록 → 급여내용 전송 → 스마트장기요양앱(APP)설치 → 태그신청 및 부착 → 청구 및 심사
④ 사용자 등록 → 태그신청 및 부착 → 청구 및 심사 → 급여내용 전송 → 스마트장기요양앱(APP)설치
⑤ 스마트장기요양앱(APP)설치 → 급여내용 전송 → 태그신청 및 부착 → 사용자 등록 → 청구 및 심사

06 출제문제
장기요양급여 제공기록지에 포함되는 사항이 아닌 것은?

① 장기요양기관 기호
② 장기요양등급
③ 서비스 제공일자
④ 재가급여
⑤ 세부 서비스별 제공시간

▶04
방문일지의 주요기록은 대상자 방문 시 각종 상담내용이다. 대상자 상태평가 및 간호처치를 기록하는 것은 간호일지이다.

▶05
장기요양요원이 수급자의 가정을 방문하여 제공하는 서비스의 급여제공내용을 국민건강보험공단에 실시간으로 전송하고 급여비용 청구와 자동으로 연계하는 관리체계인 재가급여전자관리시스템의 업무절차는 ②이다.

▶06
재가급여는 표준장기요양이용계획서에 들어가는 사항이다.

07
방문요양서비스를 제공한 후 작성한 기록지의 내용으로 적절한 것은?

① 목욕 전·후 상태 확인
② 대소변 실수 횟수
③ 식사 종류 및 섭취량
④ 건강 및 간호관리
⑤ 복지용구 표준코드

▶07
① 방문목욕서비스 기록지 항목
③, ④ 주·야간보호서비스, 시설급여/단기보호 기록지 항목
⑤ 복지용구 기록지 항목

08 출제문제
다음 중 사례회의에 대한 설명으로 옳지 못한 것은?

① 대상자와 관계된 직종들의 역할 분담을 명확히 한다.
② 대상자의 상황과 서비스를 점검하고 평가하기 위함이다.
③ 서비스제공 계획의 타당성을 검토하여 서비스 내용을 조정한다.
④ 발표자가 해결해야 할 문제에 초점을 맞추어 사례개요를 설명한다.
⑤ 재가장기요양기관에서의 사례회의는 보건, 의료, 사회복지 관련 전문직이 참여한다.

▶08
일반적으로 사례회의는 대상자와 관계된 보건, 의료, 사회복지 관련 전문직들이 참여하지만, 재가장기요양기관에서는 기관장, 사회복지사, 요양보호사가 참여한다.

09 출제문제
다음 중 월례회의에 대한 설명으로 옳지 못한 것은?

① 요양보호사들이 정보와 경험을 서로 공유한다.
② 장기요양기관이 요양보호사들로부터 애로사항을 듣기 위해 개최한다.
③ 주로 주 단위로 이루어진다.
④ 관리자는 요양보호사의 업무와 관련된 정보와 업무 준수사항을 전달한다.
⑤ 요양보호사는 대상자의 건강, 사고 등에 대한 정보를 전달한다.

▶09
월례회의는 주로 월 단위로 이루어지며 간담회라는 명칭으로 불리기도 한다.

10

다음 중 업무보고의 원칙에 해당되지 않는 것은?

① 객관적인 사실을 보고한다.
② 육하원칙에 따라 보고한다.
③ 신속하게 보고한다.
④ 모든 상황을 자세하게 보고한다.
⑤ 보고내용이 중복되지 않게 한다.

▶10
간결한 보고는 시간을 절약할 수 있으므로 보고하고자 하는 내용은 간결하고 중복되지 않게 한다.

11

다음 중 요양보호사의 업무보고 시기에 해당되지 않는 것은?

① 대상자의 상태에 변화가 있을 때
② 서비스를 추가하거나 변경할 필요가 있을 때
③ 새로운 정보를 파악했을 때
④ 새로운 업무방법을 찾았을 때
⑤ 업무를 잘 수행했을 때

▶11
업무를 잘못 수행했을 때 보고한다. 업무를 잘못 수행했을 때는 요양보호사가 판단하여 해결하지 말고 관리책임자에게 먼저 보고하여 지시를 받아야 한다.

12 📝 출제문제

요양보호사의 업무보고 형식 중 구두보고에 대한 설명으로 옳지 못한 것은?

① 상황이 급하거나 사안이 가벼울 때 많이 이용한다.
② 결론부터 보고하고 경과와 상태, 원인 등을 보고한다.
③ 신속하게 보고할 수 있다는 장점이 있다.
④ 정확한 기록을 남길 수 없다는 단점이 있다.
⑤ 상황이 급할 때는 서면보고를 먼저 하고 나중에 구두보고로 보완할 수 있다.

▶12
상황이 급할 때는 구두보고를 먼저 하고 나중에 서면보고로 보완할 수 있다.

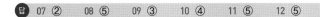

답 07 ② 08 ⑤ 09 ③ 10 ④ 11 ⑤ 12 ⑤

13

요양보호사의 업무보고 형식 중 서면보고에 대한 설명으로 옳지 못한 것은?

① 보고서 등의 서면을 이용한 보고 형식이다.
② 보고 내용이 복잡하거나 숫자나 지표가 필요한 경우에 이용한다.
③ 정확히 보고할 필요가 있거나 자료를 보존할 필요가 있을 때 이용한다.
④ 대표적인 서면보고는 정기 업무보고와 사건보고 등을 들 수 있다.
⑤ 정확한 기록을 남기면서 신속하게 보고할 수 있다.

▶13
서면보고는 정확한 기록을 남길 수 있다는 장점은 있으나 신속하게 보고할 수 없다는 단점이 있다.

14 출제문제

요양보호사의 업무보고 형식에 대한 다음 설명 중 틀린 것은?

① 구두보고는 결론부터 보고하고 성과와 상태, 원인 등을 보고한다.
② 구두보고는 상황이 급하거나 사안이 가벼울 때 많이 이용한다.
③ 전산망 보고는 구두보고와 같이 실시간으로 확인할 수 없다.
④ 정기 업무보고와 사건보고는 대표적인 서면보고이다.
⑤ 상황이 급할 때는 구두보고를 먼저 하고 나중에 서면보고를 한다.

▶14
전산망 보고는 구두보고와 같이 실시간으로 확인할 수 있다.

15

요양보호사의 업무보고 형식에 대한 다음 설명 중 옳은 것은?

① 구두보고는 경과와 상태부터 보고한 후 결론을 보고한다.
② 서면보고는 상황이 급하거나 사안이 가벼울 때 많이 이용한다.
③ 전산망 보고는 구두보고와 서면보고의 장점을 동시에 가지고 있다.
④ 정기 업무보고와 사건보고는 대표적인 구두보고이다.
⑤ 상황이 급할 때는 서면보고를 먼저 하고 나중에 구두보고를 한다.

▶15
전산망 보고는 구두보고와 같이 실시간으로 확인할 수 있고, 서면보고와 같이 기록으로 남길 수 있다는 장점을 동시에 가지고 있다.

16

스마트장기요양앱 사용법으로 옳지 않은 것은?

① 인지자극 활동에 60분 이상을 입력한다.

② 정서지원 항목은 60분 이하를 입력한다.

③ 프로그램 제공 내역은 특이사항에 입력한다.

④ 목욕은 30분 이상 제공 시 전송 가능하다.

⑤ 24시간 방문요양 시 시작전송으로부터 24시간 경과 후부터 30분 이내에 종료전송해야 한다.

▶16

목욕은 40분 이상 제공 시 전송 가능하다.

17

방문요양서비스를 제공한 후 작성한 기록지의 내용으로 적절한 것은?

① "점심 식사를 많이 하셨다."

② "오후 1시에 20분간 식사를 하였다."

③ "오늘따라 기분이 좋아 보인다."

④ "오전에 누가 방문하여 한참 대화를 하셨다."

⑤ "오후에 좋아하는 텔레비전 방송을 시청하였다."

▶17

기록지를 작성할 때에는 제공한 서비스의 내용과 시간, 특이사항 등을 기록해야 한다.

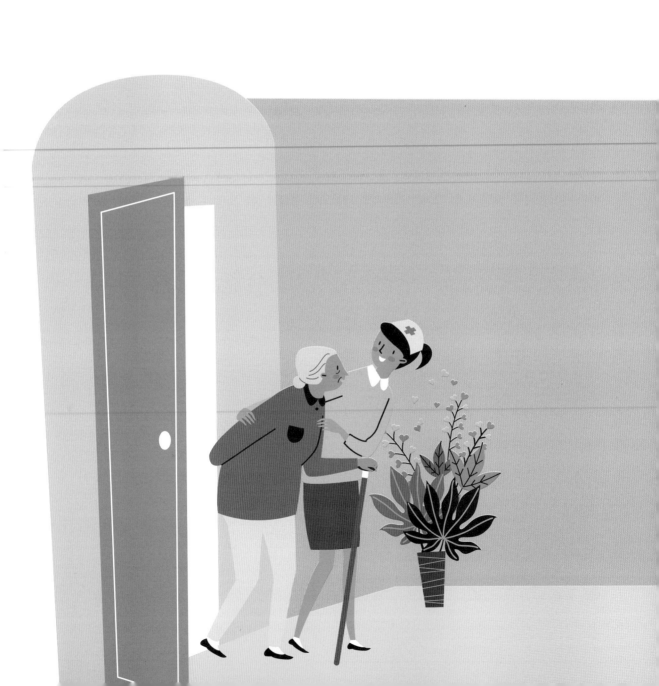

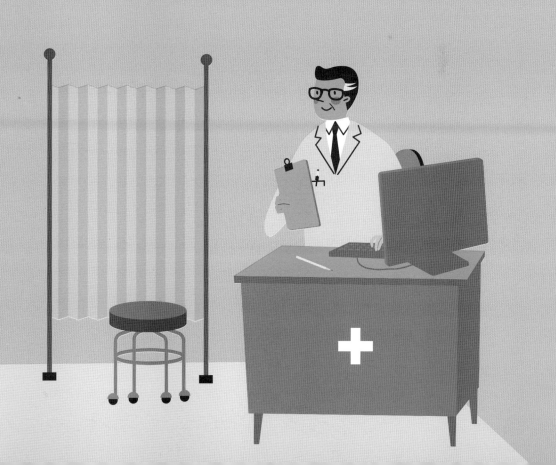

Part 4

상황별 요양 보호 기술

Chapter 01 치매 요양보호

약물복용의 중요성
① 약물을 복용하여 증상을 늦추면 살아있는 동안 치매증상으로 고생하는 기간이 줄어든다.
② 약물을 바꾸거나 용량을 늘렸을 때 진정, 어지럼증, 손 떨림, 초조, 불안 등 부작용이 나타나는지 면밀히 관찰하고 메모하여, 병원에 갈 때 가져가야 한다.

투여 약물의 종류
① 인지기능개선제 : 인지증상을 개선할 목적으로 투여하며, 병의 완치라기보다는 악화를 지연하기 위해 투여한다.
② 정신행동증상 개선제 : 망상, 환각, 우울, 공격성 등 다양한 정신행동 증상을 개선하기 위해 처방된 약물을 투어한다.

치매 대상자의 일상생활 지원 기본 원칙
① 치매 대상자의 생활 존중
② 규칙적인 생활을 하게 함
③ 잔존 기능을 살림
④ 상황에 따른 요양보호
⑤ 안전에 주의

치매 대상자의 일상생활 지원 목적
① 대상자 상태를 정확히 파악
② 남아 있는 정신기능을 최대한 활용
③ 정상적인 신체기능으로 최대한 복귀
④ 대상자에게 의미 있는 환경 조성

식사 돕기 기본 원칙
① 의치가 잘 고정되어 있는지 확인하고 느슨한 경우에는 끼지 못하게 한다.
② 당뇨병이나 고혈압으로 음식을 가려 먹어야 하는 경우 해당 음식을 치매대상자가 접근할 수

없는 장소에 둔다.

③ 접시보다는 사발을 사용하여 덜 흘리게 한다.

④ 투명한 유리제품보다는 색깔이 있는 플라스틱 제품을 사용한다.

⑤ 소금이나 간장과 같은 양념은 식탁 위에 두지 않는다.

⑥ 질식의 위험이 있는 사탕, 땅콩, 팝콘 등은 삼가고 잘 저민 고기, 반숙된 계란, 과일 통조림 등은 갈아서 제공한다.

⑦ 맑은 음식에 사레가 자주 걸리면 좀 더 걸쭉한 액체음식을 제공한다.

⑧ 졸려하거나 초조해하는 경우 식사를 제공하지 않는다.

● 치매 대상자의 식사 시 고려할 점

① 대상자의 식사습관과 음식에 대한 기호를 최대한 반영한다.

② 안정된 식사 분위기를 조성한다.

③ 규칙적인 일과에 따라 식사한다.

④ 식탁에 앉으면 바로 식사하도록 준비한다.

● 배설 돕기 기본 원칙

① 배설기록지를 기록하여 배설시간과 양 등의 습관을 파악한다.

② 대상자의 방을 화장실에서 가까운 곳에 배정한다.

③ 화장실 위치를 알기 쉽게 표시해 둔다.

④ 벨트나 단추 대신 조이지 않는 고무줄 바지를 착용한다.

⑤ 낮에는 가능하면 기저귀를 사용하지 않는다.

⑥ 야간에 화장실 이용이 위험할 때는 이동변기를 사용한다.

⑦ 대소변을 잘 가렸을 때는 칭찬하고 실금한 경우에도 괜찮다고 말한다.

● 실금한 경우 돕기

① 민감하게 반응하거나, 비난하거나 화를 내지 않는다.

② 가능한 한 빨리 더러워진 옷을 갈아입힌다.

③ 씻기고 말려 피부를 깨끗이 유지한다.

④ 환기를 자주 시키고 요와 이불을 잘 말린다.

⑤ 배설상황을 기록하여 배설리듬을 확인한다.

⑥ 소변을 볼 때 방광을 확실히 비우도록 몸을 앞으로 구부리거나 치골상부를 눌러준다.

⑦ 배뇨 스케줄에 따라 계획된 배뇨 훈련을 시행한다.

⑧ 위장질환이나 기타 요인에 의한 경우 의료인과 상의하고, 대변이 무르지 않도록 섬유질 섭취

를 조절한다.

⑨ 초기에는 매 2시간마다 배뇨하게 하고 점차 시간을 늘려 낮에는 2시간, 밤에는 4시간 간격으로 배뇨하게 한다.

● 변비인 경우 돕기

① 섬유질이 많은 음식과 하루 1,500~2,000cc 정도의 충분한 수분을 섭취한다.

② 일정한 시간 간격으로 변기에 앉혀 배변을 유도한다.

③ 손바닥을 이용하여 배를 가볍게 마사지하여 불편감을 덜어준다.

④ 필요하면 변비약을 먹이거나 간호사가 관장할 수도 있다.

⑤ 변비에 좋은 음식

- 섬유질이 많은 식품 : 사과, 빨간 무, 옥수수, 콩, 자두, 딸기, 곡류, 빵, 감자 껍질
- 발효 식품 : 식초에 담근 양배추, 이스트가 많이 든 빵, 토마토주스, 요구르트, 푸른 잎 채소

● 목욕 돕기 기본 원칙

① 목욕을 도와줄 때는 조용히 부드럽게 대한다.

② 목욕을 강요하지 말고 목욕 과정을 단순화한다.

③ 일정한 시간에 정해진 방법에 따라 목욕을 하여 거부감을 줄인다.

④ 요양보호사가 미리 목욕물의 온도를 확인한다.

⑤ 욕조바닥과 욕실바닥에는 미끄럼방지 매트를 깔아준다.

⑥ 대상자를 욕실 내에 혼자 머무르게 하지 않는다.

⑦ 대상자가 욕조에 들어갈 때는 반드시 옆에서 부축한다.

● 구강위생 돕기 기본 원칙

① 부드러운 칫솔을 사용하여 잇몸 출혈을 방지한다.

② 치약은 삼켜도 상관없는 어린이용을 사용한다.

③ 의치는 하루에 6~7시간 정도 제거하여 잇몸에 무리를 주지 않게 한다.

④ 의치가 잘 맞지 않으면 치과의사에게 교정을 의뢰하고 치주에 염증이 있는지 자주 확인한다.

⑤ 편마비 대상자는 음식물이 한쪽에 모여 있지 않도록 신경을 쓴다.

● 옷 입기 돕기 기본 원칙

① 깨끗하고 계절에 맞는 옷을 제공한다.

② 몸에 꼭 끼지 않고 빨래하기 쉬운 옷을 제공한다.

③ 색깔이 요란하지 않고 장식이 없는 옷을 선택한다.

④ 시간이 걸려도 혼자 입도록 격려한다.
⑤ 안전을 위해 옆에서 지켜보고 앉아서 입게 한다.

운동 돕기 기본 원칙

① 현재의 운동기능을 평가한다.
② 대상자와 친숙해진 뒤 운동을 시킨다.
③ 혈압이 높거나 심장병이 있는 경우 의사에게 사전검진을 받는다.
④ 모든 운동은 심장에서 멀고 큰 근육인 팔다리에서 시작하여 천천히 진행한다.
⑤ 운동량은 점차 늘린다.
⑥ 운동 중에 문제가 발생하면 시설장이나 간호사 등에게 알린다.

안전과 사고예방 기본 원칙

① 감각 및 기능적인 손상을 고려하여 대상자의 환경을 바꾼다.
② 시계, 달력, 신문 등과 같은 단순한 단서를 이용한다.
③ 글로 쓰인 단서보다 그림을 사용한다.
④ 어두워지기 전에 희미한 불을 켜둔다.
⑤ 지나친 자극을 받지 않도록 환경을 단순화한다.

치매 대상자의 문제행동

① 반복적 질문이나 행동
② 음식섭취 관련 문제행동
③ 수면장애
④ 배회
⑤ 의심, 망상, 환각
⑥ 파괴적 행동
⑦ 석양증후군
⑧ 부적절한 성적 행동

반복적 질문이나 행동

① 대상자의 주의를 환기한다.
② 반복적인 행동이 해가 되지 않으면 무리하게 중단시키지 말고 그냥 놔둔다.
③ 대상자가 심리적인 안정과 자신감을 갖게 도와준다.
④ 질문에 대한 답보다 대상자를 다독거리며 안심시켜 주는 것이 중요하다.

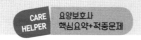

⑤ 반복되는 행동을 억지로 고치려 하지 않는다.

● 음식섭취 관련 문제행동

① 대상자의 식사시간과 식사량을 점검한다.
② 체중을 측정하여 평상시 체중과 비교한다.
③ 대상자의 영양실조와 비만을 예방한다.
④ 화를 내거나 대립하지 않는다.
⑤ 서두르지 않고 천천히 먹게 한다.
⑥ 장기적인 식사거부는 시설장이나 간호사에게 보고한다.

● 수면장애

① 대상자의 수면상태를 관찰한다.
② 알맞은 하루 일정을 만들어 규칙적으로 생활한다.
③ 하루 일과 안에 휴식시간과 가능하면 집 밖에서의 운동을 포함시킨다.
④ 수면에 좋은 환경을 만든다.

● 배회

① 치매 대상자가 초조한 표정으로 집 안을 이리저리 돌아다니는 경우, 곧 밖으로 나가려고 하는 것임을 염두에 둔다.
② 신체적 손상을 방지하기 위해 안전한 환경을 제공한다.
③ 규칙적으로 시간과 장소를 알려주어 현실감을 유지하게 한다.
④ 대상자가 활기차게 활동하며 바쁘게 생활하게 한다.
⑤ 안전한 환경을 조성하며 소음을 차단한다.
⑥ 배회 가능성이 있는 치매 대상자는 관련 기관에 미리 협조를 구한다.

● 의심, 망상, 환각

① 대상자의 감정을 이해하고 수용한다.
② 대상자가 보고 들은 것에 대해 아니라고 부정하거나 다투지 않는다.
③ 조롱하는 말투나 귓속말을 하지 않도록 주의한다.
④ 잃어버렸다거나 훔쳐갔다고 주장하는 물건을 찾은 경우 대상자를 비난하거나 훈계하지 않는다.
⑤ 규칙적으로 시간과 장소를 알려주어 현실감을 유지하게 한다.
⑥ 대상자가 다른 것에 신경을 쓰도록 계속 관심을 돌린다.
⑦ 대상자에게 하는 모든 행위에 대해 간단히 설명해 준다.

⑧ 대상자에게 도움을 주려고 한다는 확신을 갖게 한다.

● 파괴적 행동

① 파괴적 행동반응을 유발하는 사건을 사전에 예방한다.

② 규칙적인 일상생활을 유도하여 대상자가 자신의 활동을 예측할 수 있게 한다.

③ 대상자의 수준에 맞는 의사결정권을 준다.

④ 대상자가 혼돈하지 않도록 한 번에 한 가지씩 제시하거나 단순한 말로 설명한다.

⑤ 이해하지 못한 말은 다른 형태로 설명하지 말고 같은 말로 반복한다.

⑥ 천천히 대상자의 관심 변화를 유도한다.

⑦ 행동이 진정된 후에는 왜 그랬는지 질문하거나 이상행동에 대해 상기시키지 않는다.

⑧ 대상자가 활동에 참여 중이면 활동을 중지시키고 가능한 한 다른 자극을 주지 않는다.

⑨ 모든 신체 언어는 위협적으로 느끼지 않게 한다.

⑩ 불필요한 신체적 구속은 피한다.

⑪ 파괴적 행동은 고집스러움이나 심술을 부리려는 의도가 아니라 치매에 의한 증상임을 이해한다.

⑫ 치매 대상자의 파괴적 행동의 특징

• 난폭한 행동이 자주 일어나지 않는다.

• 난폭한 행동이 오래 지속되지 않는다.

• 일반적으로 초기에 분노로 시작하며 에너지가 소모되면 지쳐서 파괴적 행동을 중지한다.

• 치매 대상자의 난폭한 행동은 질병 초기에 나타나서 수개월 내에 사라진다.

● 석양증후군

① 해 질 녘에는 요양보호사가 충분한 시간을 갖고 대상자와 함께 있는다.

② 대상자가 좋아하는 소일거리를 주거나 애완동물과 함께 즐거운 시간을 갖게 한다.

③ 낮 시간 동안 움직이거나 활동하게 한다.

④ 신체적 제한은 대상자가 소리를 지르거나, 몸부림치거나, 화내고, 고집부리는 행동을 더욱 악화시키므로 하지 않는다.

⑤ 석양증후군의 특성

• 치매 대상자가 해 질 녘이 되면 더욱 혼란해지고 불안정하게 의심 및 우울 증상을 보이는 것이다.

• 대상자의 생활에 변화가 생긴 후 더 자주 발생한다.

• 주의집중 기간이 더욱 짧아진다.

• 현실이 자신을 고통 속에 처하게 만든다고 생각하여 더욱 충동적으로 행동한다.

● 부적절한 성적 행동

① 보통 성 자체에는 관심이 없다는 것을 인식한다.

② 부적절한 성적 행동 관련 요인을 관찰한다.

③ 때때로 행동교정이 도움이 된다.

④ 노출증을 감소시키기 위해 벌과 보상을 적절히 사용한다.

⑤ 이상한 성행위가 복용 중인 약물 때문에 유발될 수 있다.

● 치매 대상자와의 언어적 의사소통

① 대상자의 신체적 상태를 파악한다.

② 항상 존중과 관심을 갖는다.

③ 대상자가 이해할 수 있도록 말한다.

④ 대상자의 속도에 맞춘다.

⑤ 반복 설명을 한다.

⑥ 어린아이 대하듯 하지 않는다.

⑦ 대상자를 인격적으로 대한다.

⑧ 간단한 단어 및 알아들을 수 있는 말을 사용하도록 한다.

⑨ 대상자에게는 한 번에 한 가지씩 일을 하도록 요구한다.

⑩ 가까운 곳에서 얼굴을 마주보고 말한다.

⑪ 항상 현실을 알려주도록 한다.

⑫ 일상적인 어휘를 사용한다.

⑬ 과거를 회상하게 유도한다.

● 치매 대상자와의 비언어적 의사소통

① 손짓, 발짓이나 소리를 사용한다.

② 언어적인 의사소통을 사용하면서 적절한 비언어적 방법을 같이 사용한다.

③ 신체적인 접촉을 사용한다.

④ 대상자의 비언어적인 표현방법을 관찰한다.

⑤ 필요하면 글을 써서 의사소통한다.

⑥ 언어 이외의 다른 신호를 말과 함께 사용한다.

⑦ 대상자의 행동을 복잡하게 해석하지 않는다.

● 치매 단계별 의사소통 문제

① 치매 초기

- 대상자는 일관성 및 연결성이 손상되어 자주 확인하고 설명을 요구한다.
- 대화의 주제가 자주 바뀐다.
- 사용하는 어휘의 수가 점차적으로 줄어든다.
- 물건이나 사람의 이름을 부르는 것이 어렵다.
- 과거, 현재, 미래 시제를 올바르게 사용하는 것을 어려워한다.

② 치매 중기

- 애매모호한 내용을 이야기한다.
- 일관성이 없어지고, 혼동이 증가한다.
- 대화의 주제가 제한된다.
- 불특정 다수를 지칭하는 용어(이것, 그들, 그것)의 사용이 증가한다.
- 사용하는 어휘의 수가 초기 치매 단계보다 줄어든다.
- 올바른 이름을 지칭하지 못하는 '명칭 실어증'을 보인다.
- 대화 중에 말이 끊기는 횟수가 증가한다.
- 적절한 어구를 사용하지 못하는 경우가 늘어난다.
- 부적절한 명사, 부정확한 시제를 사용하는 경우가 늘어난다.

③ 치매 말기

- 의사소통을 유지하는 데 어려움이 있다.
- 말이 없어진다(무언증).
- 대화할 때 시선을 맞추는 것을 어려워한다.
- 사용하는 어휘의 수가 현저하게 적다.
- 올바른 이름을 사용하는 것이 더욱 어려워진다.
- 자발적인 언어표현이 감소되어 말수가 크게 줄며 심하면 스스로는 말을 안 하고 앵무새처럼 상대방의 말을 그대로 따라한다.
- 발음이 부정확하여 치매대상자의 말을 이해하기 어렵고, 치매대상자는 다른 사람들이 이야기한 것을 제대로 이해하지 못한다.

● 인지자극 훈련의 목적

① 인지기능에 문제가 없는 대상자

- 인지기능의 약화 예방 및 인지기능의 유지 · 향상
- 정서적인 성취감, 만족감
- 신체장애의 일부 극복 및 유지
- 대상자의 인지기능 등 건강 변화 평가

② 경증 인지기능 장애 대상자

Part 1 요양보호와 인권
Part 2 노화와 건강증진
Part 3 요양보호와 생활 지원
Part 4 상황별 요양 보호 기술
Part 5 실전모의고사

- 경한 인지기능 장애로 인해 발생한 일상생활 수행능력 손상 호전 · 유지
- 요양보호사, 보호자의 긴장 완화와 건강 유지 및 대상자와 좋은 관계 형성
- 위축되고 불안한 정서 개선 및 적극적 활동 격려

③ 중증 인지기능 장애 대상자
- 중증 인지기능 장애로 인한 일상생활능력 장애 개선
- 불안, 우울, 초조, 소외감 등 문제행동이나 정서 등의 문제 경감
- 현실 인식 및 대화능력 보전
- 요양보호사에게 거부감이 있는 대상자와 관계 개선 및 대상자의 특성 파악
- 규칙적인 프로그램은 문제행동을 줄이고 차분하게 안정시켜 요양보호에 도움

● 장기요양보험수급자를 대상으로 한 인지훈련도구

구분	활동 내용
미술활동	따라 그리기, 색칠하기 등
회상활동	사진, 소리, 물품을 통한 회상
손 운동	손 움직임, 도구를 통한 만들기
소리인지	소리 듣고 맞히기
신체활동	맨손 체조 등
음악활동	악기 연주, 노래부르기 등
일일점검표	날씨, 기분상태 점검, 하루 중 활동
일기장	하루 계획, 일상의 정리
인지카드	물건(그림자, 일부분 등)을 보고 이름 맞히기
인지훈련 워크북	어휘 공부, 한글 쓰기

Chapter 01 적중문제

• 치매 요양보호

01

다음 중 치매대상자의 일상생활 지원 기본 원칙으로 옳지 못한 것은?

① 따뜻하게 응대하고 치매대상자를 존중한다.
② 요양보호사의 요양일정에 따라 생활하게 한다.
③ 대상자에게 남아있는 기능을 최대한 살린다.
④ 상황에 맞는 요양보호를 한다.
⑤ 항상 안전에 주의한다.

▶01
요양보호사의 요양일정에 따라 생활하는 것이 아니라 대상자에게 맞는 일정을 만들어 규칙적인 생활을 하게 한다.

02

다음 중 치매대상자의 일상생활 지원 목적으로 옳지 못한 것은?

① 대상자 상태를 정확히 파악하기 위해서
② 남아 있는 정신기능을 최대한 활용하기 위해서
③ 정상적인 신체기능으로 최대한 복귀하기 위해서
④ 새로운 일을 배우는 능력을 기르기 위해서
⑤ 대상자에게 의미 있는 환경을 조성하기 위해서

▶02
치매대상자에게 일생생활을 지원하는 목적은 새로운 일을 배우는 능력을 기르기 위해서가 아니라 대상자가 할 수 있는 일을 스스로 하도록 하여 남아 있는 기능을 유지하게 하기 위해서이다.

03 꼭! 출제문제

다음 중 치매대상자의 식사 돕기 기본 원칙으로 옳지 못한 것은?

① 접시보다는 사발을 사용한다.
② 색깔이 있는 플라스틱 제품보다 투명한 유리제품을 사용한다.
③ 소금이나 간장과 같은 양념은 식탁 위에 두지 않는다.
④ 질식의 위험이 있는 사탕, 땅콩, 팝콘 등은 삼간다.
⑤ 졸려하거나 초조해하는 경우 식사를 제공하지 않는다.

▶03
치매대상자의 식사를 도울 때 투명한 유리제품보다는 색깔이 있는 플라스틱 제품을 사용한다.

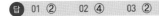 **답** 01 ② 02 ④ 03 ②

04 꿱! 출제문제

다음 중 치매대상자의 식사 돕기 방법으로 옳지 못한 것은?

① 비닐 식탁보다 식탁용 매트를 깔아준다.

② 턱받이보다는 앞치마를 입힌다.

③ 손잡이가 작은 약간 가벼운 숟가락을 사용한다.

④ 한 가지 음식을 먹고 난 후 다른 음식을 내어 놓는다.

⑤ 숟가락으로 떠먹일 때 한 번에 조금씩 먹인다.

▶04
치매대상자의 식사를 도울 때 손잡이가 크거나 고무를 붙인 약간 무거운 숟가락을 사용한다.

05

다음 중 치매대상자의 식사 시 고려할 점으로 옳지 못한 것은?

① 대상자의 식사습관과 음식에 대한 기호를 최대한 반영한다.

② 안정된 식사 분위기를 조성한다.

③ 규칙적인 일과에 따라 식사한다.

④ 식탁에 앉으면 바로 식사하도록 준비한다.

⑤ 같은 장소, 같은 시간, 같은 사람과 식사한다.

▶05
같은 장소, 같은 시간, 같은 식사 도구를 이용해 규칙적인 일과에 따라 식사한다.

06 꿱! 출제문제

다음 중 치매대상자의 배설 돕기 기본 원칙으로 옳지 못한 것은?

① 대상자의 방을 화장실에서 가까운 곳에 배정한다.

② 화장실 위치를 알기 쉽게 표시해 둔다.

③ 벨트나 단추 대신 조이지 않는 고무줄 바지를 착용한다.

④ 낮에는 가능하면 기저귀를 사용한다.

⑤ 야간에 화장실 이용이 위험할 때는 이동변기를 사용한다.

▶06
기저귀는 대상자에게 수치감을 유발하고 실금 사실을 알리려는 일을 안 하게 할 수 있으므로 낮에는 가능하면 기저귀를 사용하지 않는 것이 좋다.

07

다음 중 치매대상자의 배설 돕기 방법으로 옳지 못한 것은?

① 식사 전에는 반드시 화장실을 다녀오게 한다.
② 하루 식사량과 수분 섭취량은 적당량을 유지한다.
③ 배뇨곤란이 있는 경우 야간에 수분섭취를 제한한다.
④ 뒤처리 방법을 시범 보여 대상자 자신이 행동에 옮기게 한다.
⑤ 뒤처리 후에는 아무 일도 없었던 것처럼 행동한다.

▶07
식사 전, 외출 전 등 적절한 시기에 화장실 이용을 유도하며 강요하지 않는다.

08

다음 중 치매대상자가 실금한 경우의 대처 방법으로 옳지 못한 것은?

① 가능한 한 빨리 옷을 갈아입힌다.
② 환기를 자주 시키고 요와 이불을 잘 말린다.
③ 소변을 볼 때 방광을 확실히 비우도록 몸을 앞으로 구부린다.
④ 배뇨훈련을 위해 낮에는 4시간 간격으로 배뇨하게 한다.
⑤ 대변이 무르지 않도록 섬유질 섭취를 조절한다.

▶08
초기에는 매 2시간마다 배뇨하게 하고 점차 시간을 늘려 낮에는 2시간, 밤에는 4시간 간격으로 배뇨하게 한다.

09 출제문제

치매대상자가 변비인 경우 요양보호사의 대처 방법으로 옳지 못한 것은?

① 섬유질이 많은 음식을 섭취한다.
② 하루 1,500~2,000cc 정도의 충분한 수분을 섭취한다.
③ 일정한 시간 간격으로 변기에 앉혀 배변을 유도한다.
④ 손바닥을 이용하여 배를 가볍게 마사지한다.
⑤ 필요하면 변비약을 먹이거나 관장을 직접 한다.

▶09
치매대상자가 변비인 경우 의료인과 충분히 상의하여 필요하면 변비약을 먹이거나 관장을 할 수도 있다. 관장은 의료행위이므로 간호사가 수행해야 한다.

답 04 ③ 05 ⑤ 06 ④ 07 ① 08 ④ 09 ⑤

10

다음 중 치매대상자의 목욕 돕기 기본 원칙으로 옳지 못한 것은?

① 목욕을 강요하지 말고 목욕 과정을 단순화한다.
② 일정한 시간에 정해진 방법에 따라 목욕을 하여 거부감을 줄인다.
③ 욕조바닥과 욕실바닥에는 미끄럼방지 매트를 깔아준다.
④ 대상자가 수치심을 덜 느끼도록 욕실 내에 혼자 머무르게 한다.
⑤ 대상자가 욕조에 들어갈 때는 반드시 옆에서 부축한다.

▶10
치매대상자를 욕실 내에 혼자 머무르게 하지 않도록 목욕에 필요한 모든 물품을 준비한 후 목욕을 시작한다.

11 📝출제문제

다음 중 치매대상자의 목욕 돕기 방법으로 옳지 못한 것은?

① 대상자가 목욕 시 해야 할 일을 한 가지씩 제시한다.
② 발목 정도 높이의 물을 미리 받은 후 대상자가 욕조에 들어가게 한다.
③ 운동실조증이 있는 대상자는 목욕보다 샤워를 권장한다.
④ 피부가 접혀지는 부위가 잘 씻겼는지 확인한다.
⑤ 목욕을 한 후에는 물기를 잘 닦아주고 말린다.

▶11
운동실조증이 있는 대상자는 넘어져 다칠 수 있으므로 샤워보다는 욕조에서 목욕하는 것이 안전하다.

12

다음 중 치매대상자의 구강위생 돕기 기본 원칙으로 옳지 못한 것은?

① 부드러운 칫솔을 사용하여 잇몸 출혈을 방지한다.
② 치약은 치석 제거에 좋은 성인용을 사용한다.
③ 의치는 하루에 6~7시간 정도 제거하여 잇몸에 무리를 주지 않게 한다.
④ 의치가 잘 맞지 않으면 치과의사에게 교정을 의뢰한다.
⑤ 편마비 대상자는 음식물이 한쪽에 모여 있지 않도록 신경을 쓴다.

▶12
치약은 성인용 대신 삼켜도 상관없는 어린이용을 사용한다.

13 🔖 출제문제

다음 중 치매대상자의 구강위생 돕기 방법으로 옳지 못한 것은?

① 구강위생 도구를 세면대 위에 순서대로 놓는다.

② 양치한 물을 뱉지 않는 경우 그냥 삼키게 한다.

③ 양치질을 거부할 경우 물치약이나 2% 생리식염수를 이용한다.

④ 의치는 변형이 되지 않도록 의치 보관용기에 물을 넣어 담가둔다.

⑤ 치아가 없는 대상자는 식후 물이나 차를 마시게 한다.

▶13
양치한 물을 뱉지 않는 경우 입안에 칫솔이나 숟가락을 넣고 말을 건네어 물이 뱉어지게 한다.

14

다음 중 치매대상자의 옷 입기 돕기 기본 원칙으로 옳지 못한 것은?

① 깨끗하고 계절에 맞는 옷을 제공한다.

② 몸에 꼭 끼지 않고 빨래하기 쉬운 옷을 제공한다.

③ 색깔이 요란하지 않고 장식이 없는 옷을 선택한다.

④ 시간 절약과 안전을 위해 대상자에게 직접 입혀준다.

⑤ 안전을 위해 옆에서 지켜보고 앉아서 입게 한다.

▶14
요양보호사는 치매대상자가 시간이 걸려도 혼자 입도록 격려한다.

15 🔖 출제문제

다음 중 치매대상자의 옷 입기 돕기 방법으로 옳지 못한 것은?

① 입는 순서와 상관 없이 좋아하는 옷의 순서대로 옷을 정리해 놓아준다.

② 옷 입는 것을 거부하면 목욕시간을 이용한다.

③ 단추 대신 부착용 접착천으로 여미는 옷을 이용한다.

④ 앞뒤 구분을 못하는 경우 뒤바꿔 입어도 무방한 옷을 입게 한다.

⑤ 자신의 옷이 아니라고 하면 옷 라벨에 이름을 써 둔다.

▶15
치매대상자가 옷을 순서대로 입지 못하는 경우 속옷부터 입는 순서대로 옷을 정리해 놓아준다.

답 10 ④ 11 ③ 12 ② 13 ② 14 ④ 15 ①

16 📝 출제문제

다음 중 치매대상자의 운동 돕기 기본 원칙으로 옳지 못한 것은?

① 현재의 운동기능을 평가한다.

② 대상자와 친숙해진 뒤 운동을 시킨다.

③ 모든 운동은 심장 쪽에서 시작하여 팔다리 쪽으로 진행한다.

④ 운동량은 점차 늘린다.

⑤ 운동 중에 문제가 발생하면 시설장이나 간호사 등에게 알린다.

▶16
모든 운동은 심장에서 멀고 큰 근육인 팔다리에서 시작한다.

17

다음 중 치매대상자의 운동 돕기 방법으로 옳지 못한 것은?

① 일반적으로 산책이 가장 간편하고 효과적인 운동이다.

② 서서히 걷는 시간을 늘리는 것이 좋다.

③ 매일 같은 시간대에 일정한 순서대로 운동한다.

④ 선 자세보다 앉은 자세에서 운동한다.

⑤ 가능하면 대상자 스스로 운동하도록 유도한다.

▶17
균형을 잡을 수 있으면 앉은 자세보다 선 자세에서 운동한다.

18

다음 중 치매대상자의 안전과 사고예방 돕기 기본 원칙으로 옳지 못한 것은?

① 감각 및 기능적인 손상을 고려하여 대상자의 환경을 바꾼다.

② 시계, 달력, 신문 등과 같은 단순한 단서를 이용한다.

③ 글로 쓰인 단서보다 그림을 사용한다.

④ 어두워지기 전에 희미한 불을 켜둔다.

⑤ 대상자에게 자극을 주도록 환경을 다양하게 꾸민다.

▶18
치매대상자가 지나친 자극을 받지 않도록 환경을 단순화한다.

19 🍀 출제문제

다음 중 치매대상자의 안전과 사고예방을 위한 집안 환경으로 옳지 못한 것은?

① 방 안에서 잠그지 못하는 문으로 설치한다.
② 화장실 전등은 밤에도 켜둔다.
③ 미끄럼방지 매트를 욕조와 샤워실 바닥에 설치한다.
④ 욕실에는 미용상 확인을 위해 거울을 설치한다.
⑤ 음식물 쓰레기는 부엌 안에 두지 않는다.

▶19
욕실에는 치매대상자가 놀라지 않도록 거울이나 비치는 물건은 없애거나 덮개를 씌운다.

20

다음 중 치매대상자의 안전과 사고예방 돕기 기본 원칙으로 옳지 못한 것은?

① 출입구 및 난로 주변에는 밝은색 야광테이프를 붙인다.
② 화장실 문은 밖에서도 열 수 있는 것으로 설치한다.
③ 목욕탕에 난간이나 손잡이를 설치한다.
④ 욕실 세제는 대상자의 눈에 띄지 않게 보관한다.
⑤ 냉장고에 과일 모양 자석을 붙여 메모판으로 활용한다.

▶20
냉장고에 부착하는 과일이나 채소 모양의 자석은 치매대상자가 먹을 수 있으므로 사용하지 않는다.

21

반복적인 질문이나 행동을 보이는 치매대상자에 대처하기 위한 방법이 아닌 것은?

① 대상자의 주의를 환기한다.
② 해가 되지 않으면 무리하게 중단시키지 않는다.
③ 대상자가 심리적인 안정과 자신감을 갖게 도와준다.
④ 반복적인 질문에 간명하고 명쾌하게 답한다.
⑤ 반복되는 행동을 억지로 고치려 하지 않는다.

▶21
질문에 답을 해주는 것보다 치매대상자를 다독거리며 안심시켜 주는 것이 중요하다.

답 16 ③   17 ④   18 ⑤   19 ④   20 ⑤   21 ④

22

음식섭취 관련 문제행동을 보이는 치매대상자를 돕기 위한 방법이 아닌 것은?

① 그릇의 크기를 조정하여 식사량을 조정한다.
② 대상자가 좋아하는 대체식품을 이용한다.
③ 식사하는 방법을 자세히 가르쳐 준다.
④ 위험한 물건을 먹지 못하도록 치운다.
⑤ 식사 후 먹고 난 식기를 신속히 치운다.

▶22
금방 식사한 것을 알 수 있도록 먹고 난 식기를 그대로 두거나 식사 후 달력에 표시하게 한다.

23 🌟 출제문제

치매대상자가 단추, 종이, 비닐봉투, 변, 비누, 샴푸, 틀니, 세제 등을 입에 넣고 우물거리는 증상은?

① 거식증
② 이식증
③ 폭식증
④ 다이어트 증후군
⑤ 섭식장애 증후군

▶23
치매대상자는 손에 만져지는 것은 무엇이든 먹으려고 하는 이식증을 보이며, 음식물인지 아닌지 구별하지 못하기 때문에 입에 넣을 수 있다.

24

다음 중 치매대상자의 수면장애 돕기를 위한 방법으로 옳지 못한 것은?

① 낮에 산책과 같은 야외활동을 통해 운동하도록 돕는다.
② 낮에 꾸벅꾸벅 조는 경우 낮잠을 푹 재운다.
③ 소음을 최대한 없애고 적정 실내온도를 유지한다.
④ 오후와 저녁에는 커피나 술과 같은 음료를 주지 않는다.
⑤ 잠에서 깨어 외출하려고 하면 요양보호사가 함께 동행한다.

▶24
낮에 졸게 되면 밤에 수면장애가 심해지므로 낮에 꾸벅꾸벅 조는 경우 말을 걸어 자극을 준다.

25

다음 중 배회하는 치매대상자를 돕기 위한 방법으로 옳지 못한 것은?

① 낙상 방지를 위해 안전한 주변 환경을 조성한다.
② 단순한 일거리를 주어 야간 배회 증상을 줄인다.
③ 집 안에서 배회하는 경우 배회코스를 만들어 둔다.
④ 대상자가 신분증을 소지하도록 한다.
⑤ 텔레비전이나 라디오를 크게 틀어 놓는다.

▶25
소음은 치매대상자로 하여금 그들에게 포위당했다는 느낌이 들게 할 수 있기 때문에 텔레비전이나 라디오를 크게 틀어 놓지 않는다.

26 (꾁) 출제문제

평소 지팡이를 짚고 다니시지 않는 송씨 할아버지가 자꾸 지팡이를 잃어버렸다고 주장한다. 이에 대한 대처 방법으로 옳은 것은?

① 대상자의 말을 무시한다.
② 새로운 지팡이를 구매하도록 유도한다.
③ 누군가 가져간 것 같다고 맞장구치며 말한다.
④ 지팡이는 원래 안 짚고 다니셨다고 솔직하게 말한다.
⑤ 지팡이를 미리 준비해 두었다가 그걸 찾도록 도와준다.

▶26
동일한 물건을 자주 잃어버렸다고 하는 경우 같은 물건을 준비해 두었다가 잃어버렸다고 주장할 때 대상자가 물건을 찾도록 도와준다.

27

다음 중 치매대상자의 파괴적 행동을 돕기 위한 기본 원칙으로 옳지 못한 것은?

① 한 번에 한 가지씩 제시하거나 단순한 말로 설명한다.
② 이해하지 못한 말은 다른 형태로 설명한다.
③ 천천히 대상자의 관심 변화를 유도한다.
④ 모든 신체 언어는 위협적으로 느끼지 않게 한다.
⑤ 불필요한 신체적 구속은 피한다.

▶27
이해하지 못한 말은 다른 형태로 설명하지 말고 같은 말로 반복한다.

28 출제문제

다음 〈보기〉에서 설명하는 치매대상자의 증상은?

─── 〈보기〉 ───

낮에는 유순하다가도 저녁 8~9시만 되면 갑자기 침대 밖으로 뛰쳐나오거나, 옷을 벗고, 방을 서성이다 문을 덜거덕거리거나, 바닥을 뒹굴고 침대 위로 뛰어 오르는 등의 행동을 한다.

① 배회
② 수면장애
③ 석양증후군
④ 파괴적 행동
⑤ 부적절한 성적 행동

▶ 28
〈보기〉의 증상은 석양증후군으로 치매대상자가 해 질 녘이 되면 더욱 혼란해지고 불안정하게 의심 및 우울 증상을 보인다.

29 출제문제

다음 준 치매대상자가 갑자기 옷을 벗거나 성기를 노출할 때의 대처 방법으로 옳지 못한 것은?

① 의복으로 인한 불편감이 있는지 확인한다.
② 대소변을 보고 싶은 욕구가 있는지 확인한다.
③ 당황하지 말고 옷을 입혀준다.
④ 큰 소리로 훈계하여 잘못한 일임을 인식시킨다.
⑤ 심한 경우 시설장이나 간호사에게 알리고 상의한다.

▶ 29
요양보호사는 치매대상자가 보통 성 자체에는 관심이 없다는 것을 인식하고 대상자의 부적절한 성적 행동 관련 요인을 관찰해야 한다.

30

다음 중 치매대상자와의 의사소통 방법으로 옳지 못한 것은?

① 대상자가 납득할 수 있도록 대화한다.
② 대상자의 속도에 맞춘다.
③ 일상적인 어휘를 사용한다.
④ 말 이외의 다른 신호를 사용하다.
⑤ 언어적 의사소통과 비언어적 의사소통을 구분해 따로 사용한다.

▶ 30
언어적인 의사소통을 사용하면서 적절한 비언어적 방법을 같이 사용한다.

31
다음 중 치매 중기의 의사소통 문제에 해당되는 것은?

① 대화의 주제가 자주 바뀐다.
② 대상자는 일관성 및 연결성이 손상되어 자주 확인하고 설명을 요구한다.
③ 올바른 이름을 지칭하지 못하는 '명칭 실어증'을 보인다.
④ 의사소통을 유지하는 데 어려움이 있다.
⑤ 사용하는 어휘의 수가 현저하게 적다.

▶31
①·②는 치매 초기의 의사소통 문제에 해당되고, ④·⑤는 치매 말기의 의사소통 문제에 해당된다.

32 꼭! 출제문제
다음 중 치매 말기의 의사소통 문제에 해당되지 않는 것은?

① 말이 없어진다.
② 대화할 때 시선을 맞추는 것을 어려워한다.
③ 자발적인 언어표현이 감소되어 말수가 크게 준다.
④ 스스로는 말을 안 하고 앵무새처럼 상대방의 말을 그대로 따라한다.
⑤ 과거, 현재, 미래 시제를 올바르게 사용하는 것을 어려워한다.

▶32
과거, 현재, 미래 시제를 올바르게 사용하는 것을 어려워하는 것은 치매 초기의 의사소통 문제에 해당된다.

33 꼭! 출제문제
다음 중 치매 말기의 의사소통 방법으로 옳은 것은?

① 대상자의 이름을 부르면서 이야기를 시작한다.
② 높은 톤으로 또렷하고 분명하게 말한다.
③ 대상자가 응답하지 않으면 이야기를 중단한다.
④ 가능한 신체적 접촉을 하지 않는다.
⑤ 대상자의 이야기 중 필요한 것만 반응한다.

▶33
대상자의 이름을 부르면서 이야기를 시작하고 요양보호사 자신의 이름을 말한다.
② 낮은 톤으로 다정하고 차분하며 천천히 분명하게 말한다.
③ 대상자가 응답하지 않더라도 계속해서 이야기한다.
④ 신체적 접촉을 적절히 활용하며, 대상자의 비언어적 메시지를 확인한다.
⑤ 대상자가 이야기하는 모든 것에 반응한다.

답 28 ③ 29 ④ 30 ⑤ 31 ③ 32 ⑤ 33 ①

34

다음 중 중증 인지기능 장애 대상자의 인지자극 훈련 목적이 아닌 것은?

① 중증 인지기능 장애로 인한 신체기능 장애를 개선한다.

② 불안, 우울, 초조, 소외감 등 정서 등의 문제를 경감한다.

③ 현실 인식 및 대화능력을 보전한다.

④ 요양보호사에게 거부감이 있는 대상자와 관계를 개선한다.

⑤ 문제행동을 줄이고 차분하게 안정시켜 요양보호에 도움이 된다.

▶34
중증 인지기능 장애 대상자의 인지 자극 훈련은 중증 인지기능 장애로 인한 일상생활능력 장애를 개선하여 더 자립할 수 있게 돕는 것을 목적으로 한다. 인지자극 훈련으로 신체기능 장애를 개선하는 것은 아니다.

35

다음 중 장기요양보험수급자를 대상으로 한 인지훈련도구와 활동 내용이 바르게 짝지어지지 않은 것은?

	구분	활동 내용
①	미술활동	따라 그리기, 색칠하기
②	손 운동	도구를 통한 만들기
③	신체활동	사진, 소리, 물품을 통한 회상
④	인지카드	물건 보고 이름 맞히기
⑤	인지훈련 워크북	어휘 공부, 한글 쓰기

▶35
신체활동에 해당하는 활동 내용으로는 맨손 체조 등이 있다. 사진, 소리, 물품을 통한 회상은 회상활동에 해당된다.

답 34 ①   35 ③

Chapter 02 임종 요양보호

● 사전연명의료의향서 작성

① 누가 : 말기환자 또는 19세 이상 성인 본인이 스스로
② 무엇을 : '임종과정에 있는 환자에게 하는 심폐소생술, 혈액 투석, 항암제 투여, 인공호흡기 착용 등 치료효과 없이 임종과정의 기간만을 연장하는 의학적 시술'에 대한 의향
③ 작성 후 등록 : 사전연명의료 의향서 등록기관
④ 근거법 : 호스피스 · 완화의료 및 임종과정에 있는 환자의 연명의료결정에 관한 법률(약칭 연명의료결정법)

● 사전연명의료의향서 주의사항

① 사전연명의료의향서에 연명의료를 중단한다는 의향을 명시해도 통증완화를 위한 의료행위와 영양분 공급, 물 공급, 산소의 단순 공급은 보류하거나 중단할 수 없다.
② 반드시 사전연명의료의향서 등록기관에 등록해야만 효력을 가지며, 언제든지 내용을 변경하거나 철회할 수 있다.
③ 사전연명의료의향서에 기록된 연명의료중단 등 결정에 대한 작성자의 의사는 향후 작성자를 진료하게 될 담당의사와 해당 분야의 전문의 1인이 동일하게 작성자를 임종과정에 있는 환자라고 판단한 경우에만 이행된다.
④ 호스피스전문기관에서는 호스피스를 이용하는 말기환자가 임종과정에 있는지 여부에 대한 판단은 담당의사의 판단으로 갈음할 수 있다.
⑤ 사전연명의료의향서를 등록했다고 해도 의료기관에 연동되는 것은 아니므로 가족들에게 이 사실을 알려 본인에게 이러한 상황이 발생했을 때 사전연명의료의향서에 따르라는 의향을 미리 전달해 두어야 한다.
⑥ 연명의료정보처리시스템을 확인하면 사전연명의료의향서 작성여부를 열람할 수 있다.

● 임종 징후

① 대부분 누워 있게 되며 음식 및 음료섭취에 무관심해진다.
② 의식이 점차 흐려지고 혼수상태에 빠진다.
③ 맥박이 약해지고 혈압이 떨어진다.
④ 숨을 가쁘고 깊게 몰아쉬며 가래가 끓다가 점차 숨을 깊고 천천히 쉬게 된다.

⑤ 손발이 차가워지고 식은땀을 흘리며, 점차 피부색이 파랗게 변한다.

⑥ 대소변을 의식하지 못하고 실금하게 되며 항문이 열린다.

● 임종 적응 단계

부정 → 분노 → 타협 → 우울 → 수용

● 신체적 변화에 대한 요양보호

① 호흡양상의 변화

- 증상 : 호흡수와 깊이가 불규칙하고 무호흡과 깊고 빠른 호흡이 교대로 나타난다.
- 돕는 방법 : 숨 쉬는 것을 돕기 위해 상체와 머리를 높여 주고 대상자의 손을 잡아주며, 부드럽게 이야기하여 대상자를 편하게 해준다. 연하게 가습기를 켜둔다.

② 체온의 변화

- 증상 : 대상자의 손, 발부터 시작해서 팔, 다리로 점차 싸늘해지면서 피부의 색깔도 하얗게 혹은 파랗게 변하게 된다. 혈액순환의 저하로 점차 몸의 중요 기관에도 같은 현상이 나타난다.
- 돕는 방법 : 대상자에게 담요를 덮어서 따뜻하게 해주는 것은 좋으나, 보온을 위해서 전기기구는 사용하지 않는다.

③ 수면양상의 변화

- 증상 : 대상자는 점점 잠자는 시간이 길어지며, 의사소통이 어렵고 적절하게 반응하지 못한다.
- 돕는 방법 : 대상자 옆에서 손을 잡은 채 흔들거나 큰 소리로 말하지 말고 부드럽고 자연스럽게 이야기하는 것이 바람직하다. 대상자가 반응하지 못한다 하더라도 정상인에게 말하는 것과 같이 이야기한다.

④ 정신기능의 변화(혼돈)

- 증상 : 대상자는 시간, 장소, 자기 주위에 있는 사람이 누구인가에 대해 혼돈을 일으키게 된다.
- 돕는 방법 : 대상자에게 말하기 전에 내가 누구냐고 묻기보다는 내가 누구라고 밝혀 주는 것이 좋다. 의사소통이 필요한 때는 부드러우면서도 분명한 어조로 말하는 것이 대상자를 편안하게 한다.

⑤ 배설기능의 변화

- 증상 : 대상자의 근육이 무력해져서 대소변을 조절하지 못하고 실금 또는 실변하게 된다.
- 돕는 방법 : 대상자와 침상을 청결하게 유지하며, 침상에는 홑이불 밑에 방수포를 깔고, 대상자에게는 기저귀를 채워준다.

⑥ 배액기능의 변화
- 증상 : 대상자의 가슴에서 돌 구르는 것 같은 가래 끓는 소리가 들린다. 수분 섭취가 적어지고 정상적인 분비물을 기침으로 내보내는 능력이 저하되어 나타나는 정상적인 변화이다.
- 돕는 방법 : 대상자의 고개를 옆으로 부드럽게 돌려주어 배액이 잘 되도록 해주고, 젖은 헝겊으로 입안을 닦아준다. 분비물 배출을 위해 옆에 가습기를 켜둔다.

⑦ 정신기능의 변화(불안정)
- 증상 : 대상자는 불안정하기 때문에 같은 동작을 반복하게 된다. 이러한 증상은 뇌에 산소 공급이 부족하고, 신진대사가 변화하여 생긴다.
- 돕는 방법 : 움직이지 못하게 억제하는 것은 좋지 않다. 대상자의 이마를 가볍게 문질러 주거나 책을 읽어 주며, 혹은 진정시킬 수 있는 음악을 들려주면 차분해지기도 한다.

⑧ 소화기능의 변화
- 증상 : 대상자는 음식이나 수분을 잘 섭취하지 않으려고 한다. 대상자의 몸이 소화보다는 다른 기능을 하는 데에 에너지를 소모하려고 하기 때문이다.
- 돕는 방법 : 억지로 먹이려고 하지 말아야 한다. 그 대신에 작은 얼음 조각이나 주스 얼린 것 등을 입에 넣어 주어서 입안을 상쾌하게 해준다.

⑨ 신장기능의 변화
- 증상 : 수분 섭취가 적어지고 신장을 통해 이루어지는 수분의 순환도 감소되므로 자연히 소변량이 줄어들게 된다.
- 돕는 방법 : 소변배출을 목적으로 소변줄 삽입 여부를 결정해야 하며, 필요시에는 의료팀과 연계한다.

● **심리적 변화에 대한 요양보호**
① 불안 및 두려움
- 증상 : 임종 대상자는 통증, 자신의 몸이나 배설물로 인한 악취, 주변인에게 신체적, 정신적, 경제적인 부담을 주는 것에 대한 걱정으로 불안해한다. 또한 사랑하는 사람과 소유물 모두를 잃는 것과 죽음이라는 미지의 세계에 대해 두려움을 느낀다.
- 돕는 방법 : 임종 대상자와 함께 있으면서 대상자의 곁을 떠나지 않을 것임을 이야기하고, 손을 잡아주는 등의 접촉을 통해 불안과 두려움을 덜어주어 편안한 마음으로 임종을 맞도록 돕는다.

② 정서적 고립
- 증상 : 대상자는 누구나 죽는 순간까지 자신이 누군가에게 필요한 사람이길 원하고 주변인에게 짐이나 부담이 되고 싶어 하지 않으며, 정서적으로 고립되고 싶어 하지 않는다.
- 돕는 방법 : 대상자에게 항상 관심을 갖고, 대상자가 만나고 싶어하는 사람을 만날 수 있도

Part 1 요양보호와 인권
Part 2 노화와 건강증진
Part 3 요양보호와 생활 지원
Part 4 상황별 요양보호 기술
Part 5 실전모의고사

록 하여 정서적으로 고립되지 않도록 돕는다.

③ 의사결정 참여

- 증상 : 가족이나 주변인에게 도움을 받아야 하는 상황에서도 대상자는 의사 결정에 참여하고, 자신의 도움이 필요한 사람을 돕고 싶어 한다.
- 돕는 방법 : 대상자가 의사결정에 참여하고, 타인을 도울 수 있는 기회를 갖도록 하여 대상자의 자존감을 존중해 준다.

임종이 가까운 대상자의 요양보호

① 침상머리를 높이고 대상자의 머리를 옆으로 돌려 침 등의 분비물 배출을 용이하게 하여 질식을 예방한다.

② 대상자가 용변을 보는 즉시 따뜻한 물로 닦아주고 기저귀를 갈아주어 편안한 가운데 죽음을 맞을 수 있게 돕는다.

③ 대상자가 혼수상태인 경우에도 청각은 마지막까지 남아 있으므로, 평상시와 같이 보고 듣는 것이 가능하다고 생각하면서 대상자에게 요양보호를 제공한다.

임종 후 요양보호

① 준비물품 : 수의나 깨끗한 시트, 곡반, 비누와 물, 세면수건, 패드, 장갑 등

② 돕는 방법

- 사후 강직은 사망 2~4시간 후부터 시작되어 약 96시간 지속되므로 사후 강직이 시작되기 전에 바른 자세를 취하게 한다.
- 튜브나 장치가 부착된 경우 간호사 등 의료인에게 제거해 줄 것을 의뢰한다.
- 대상자를 바로 눕히고, 베개를 이용하여 어깨와 머리를 올려 혈액 정체로 인한 얼굴색의 변화를 방지하고 입이 벌어지는 것을 예방한다.
- 대상자의 눈을 감기고, 눈이 감기지 않을 경우 솜이나 거즈를 적셔 양쪽 눈 위에 올려놓는다.
- 대상자의 의치를 그대로 둘지, 빼내어 의치용기에 보관할 것인지를 대상자의 가족에게 확인한다.
- 필요 시 대상자 몸에 묻은 분비물 등은 닦아준다. 대상자의 몸에서 분비물이 나오므로 엉덩이 밑에 패드를 대어 주고, 깨끗한 시트로 덮어두되 대상자의 시트가 얼굴을 덮지 않도록 어깨까지 덮는다.
- 방이 깨끗하게 정리되어 있는지 확인하고 조명을 차분하게 조절한다.
- 가족들이 사적으로 대상자를 만날 수 있게 시간을 준다.
- 대상자의 소유물을 모아 두고 목록을 만든다.

● **임종에 대한 가족의 일반적인 반응**

① 가슴이 답답하고 식욕을 잃으며 죄의식과 분노를 느낌

② 안절부절못하고 일에 몰두하지 못하며 배회함

③ 불면증에 시달리며 임종 대상자의 꿈을 자주 꿈

④ 임종 대상자를 흉내 내고, 대상자의 과거에 집착함

⑤ 우울한 감정에 사로잡히고, 기분이 쉽게 변하며 종종 욺

⑥ 사랑하는 사람을 잃고 난 후의 감정을 말하지 않는 것이 주변 사람을 편하게 한다고 생각함

⑦ 임종 대상자에 관련된 일이나 죽음에 관한 경험을 자꾸 기억하고 되풀이해서 말함

⑧ 임종 대상자가 아직 살아 움직이고 어디엔가 있는 느낌이 듦

● **임종 대상자 가족에 대한 요양보호**

① 돕는 자로서 도움을 제공한다.

② 가족들과 관계를 형성하면서 함께 있는다.

③ 여러 가지 방법으로 가족을 지지한다.

④ 가족이 자신의 감정을 표현할 수 있게 돕는다.

⑤ 가족의 태도와 행동을 판단하지 말고 중립적 자세를 유지한다.

● **임종 대상자 가족에 대한 요양보호사의 태도**

① 장례식이나 장지에 가는 일에는 참석하지 않음

② 안아 주거나 손을 잡는 등 적절한 신체접촉, 감정에 초점을 맞춘 경청으로 정서적 지지

③ 상투적인 말 대신 공감하고 위로해 줌

Part 1 요양보호와 인권

Part 2 노화와 건강증진

Part 3 요양보호와 생활 지원

Part 4 상황별 요양 보호 기술

Part 5 실전모의고사

Chapter 02 적중문제

• 임종 요양보호

01 🖱 출제문제

다음 중 의학적인 죽음의 징후에 해당되지 않는 것은?

① 호흡 정지
② 동공 확대
③ 뇌기능 정지
④ 심장박동 정지
⑤ 대광반사의 소실

▶01
죽음의 징후 : 호흡 정지, 심장박동 정지, 동공 확대와 대광반사의 소실

02

다음 중 임종이 임박한 대상자의 징후로 옳지 않은 것은?

① 숨을 가쁘고 깊게 몰아쉬며 가래가 끓는다.
② 손발이 차가워지고 식은땀을 흘린다.
③ 피부색이 점차 파랗게 변한다.
④ 맥박이 빨라지고 혈압이 올라간다.
⑤ 대소변을 의식하지 못하고 실금하게 되며 항문이 열린다.

▶02
임종이 임박한 대상자의 징후는 맥박이 약해지고 혈압이 떨어진다.

03 🖱 출제문제

다음 중 임종 대상자의 임종 시 징후로 옳지 못한 것은?

① 혈압이 측정되지 않는다.
② 심첨부의 맥박을 측정할 수 없다.
③ 심장이 뛰지 않는다.
④ 항문과 요도괄약근이 닫혀 있다.
⑤ 턱은 늘어지고 입은 약간 벌어져 있다.

▶03
임종 대상자의 임종 시 항문과 요도 괄약근이 열려 대소변이 나오기도 한다.

04

임종 대상자의 임종 적응 단계 중 첫 번째 단계는?

① 우울 ② 타협
③ 부정 ④ 분노
⑤ 수용

▶04
임종 적응의 첫 번째 단계는 부정과 고립의 단계로, 대상자는 충격적으로 반응하며 이를 사실로 받아들이려 하지 않는다.
임종 적응 5단계 : 부정 → 분노 → 타협 → 우울 → 수용

05 출제문제

다음의 〈보기〉에서 설명하는 임종 대상자의 임종 적응 단계는?

─── 〈보기〉 ───

자신이 아무리 죽음을 부정하고 부인해도 피할 수 없는 상황에 처해 있음을 알고 제3의 길을 선택하는 단계이다.

① 부정 ② 분노
③ 타협 ④ 우울
⑤ 수용

▶05
〈보기〉의 임종 적응 단계는 세 번째 단계에 해당하는 타협이다.

06 출제문제

다음 중 사전연명의료의향서에 대한 설명으로 옳지 못한 것은?

① 작성 후 반드시 사전연명의료의향서 등록기관에 등록해야만 효력을 가진다.
② 사전연명의료의향서는 언제든지 내용을 변경하거나 철회할 수 있다.
③ 향후 작성자를 진료할 담당의사와 해당 분야의 전문의 1인이 동일하게 임종과정에 있는 환자라 판단할 경우에만 이행된다.
④ 사전연명의료의향서를 등록했다 해도 의료기관에 자동으로 연동되는 것은 아니다.
⑤ 말기환자일 경우 의식이 있더라도 보호자가 대신 작성해야 한다.

▶06
사전연명의료의향서는 말기환자나 19세 이상 성인 본인이 스스로 작성한다. 말기환자일 때 의식이 없어 연명의료에 대해 본인이 직접 결정할 수 없는 상황이 발생할 것을 대비하여 미리 작성·등록할 수 있다.

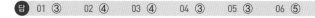

답 01 ③ 02 ④ 03 ④ 04 ③ 05 ③ 06 ⑤

07

임종 대상자의 신체적 변화에 따른 요양보호 방법으로 옳지 못한 것은?

① 숨 쉬는 것을 돕기 위해 상체와 머리를 높여준다.
② 체온이 낮아지면 보온을 위해 전기매트를 깔아준다.
③ 대상자의 침상을 청결하고 편안하게 유지해 준다.
④ 대상자의 고개를 옆으로 돌려 배액이 잘 되도록 해준다.
⑤ 억지로 먹이려 하지 말고 작은 얼음 조각이나 주스 얼린 것 등을 입에 넣어준다.

▶07
체온이 낮아지면 대상자에게 담요를 덮어서 따뜻하게 해주는 것은 좋으나, 보온을 위해서 전기기구는 사용하지 않는다.

08 출제문제

임종 대상자의 심리적 변화에 따른 요양보호 방법으로 옳지 못한 것은?

① 조용히 임종을 준비할 수 있도록 혼자 있는 시간을 배려한다.
② 손을 잡아주는 등의 접촉을 통해 불안과 두려움을 덜어준다.
③ 만나고 싶어 하는 사람을 만날 수 있도록 도와준다.
④ 임종 대상자가 의사결정에 참여하도록 돕는다.
⑤ 타인을 도울 수 있는 기회를 갖도록 하여 대상자의 자존감을 존중해준다.

▶08
임종이 임박한 대상자의 곁에 머무르며 계속 함께 있을 것임을 알림으로써 편한 마음을 가지도록 돕는다.

09

임종 대상자의 심리적, 정서적 변화에 대한 설명으로 옳지 못한 것은?

① 장례식, 유언 등의 문제에 대한 대화를 꺼린다.
② 죽는 순간까지 자신이 필요한 사람이길 원한다.
③ 주변인에게 짐이나 부담이 되고 싶어 하지 않는다.
④ 자신의 존엄성을 지키면서 좋은 곳에서 죽기를 원한다.
⑤ 도움을 받는 상황이지만 의사결정에 참여하고 싶어 한다.

▶09
임종 대상자는 자신의 존엄성을 지키면서 좋은 곳에서 죽기를 원하며 장례식, 유언 등의 문제에 대해 대화하기를 원한다. 요양보호사는 대상자와의 대화를 통해 임종장소, 장례식, 유언 등에 대해 의사소통해야 한다.

10

다음 중 임종 요양보호의 방법으로 옳지 못한 것은?

① 대상자의 소유물을 모두 모아서 태운다.
② 모든 사후 처리 과정은 경건하게 수행한다.
③ 가족들이 사적으로 대상자를 만날 수 있도록 한다.
④ 존중하는 태도를 유지하면서 조용히 일을 수행한다.
⑤ 사후 강직 전에 바른 자세를 유지해 주어야 한다.

▶10
대상자의 소유물을 모아 두고 목록을 만든다.

11 🕐 출제문제

다음 중 임종이 임박한 대상자의 요양보호 방법으로 옳지 못한 것은?

① 침 등의 분비물 배출을 용이하게 하며 질식을 예방한다.
② 침상머리를 높이고 대상자의 머리를 옆으로 돌린다.
③ 편안한 가운데 죽음을 맞을 수 있도록 도와준다.
④ 대상자가 용변을 보는 즉시 따뜻한 물로 닦아주고 기저귀를 갈아준다.
⑤ 대상자가 혼수상태인 경우에도 후각은 마지막까지 남아 있으므로 자주 환기시킨다.

▶11
대상자가 혼수상태인 경우에도 청각은 마지막까지 남아 있으므로 평상시와 같이 보고 듣는 것이 가능하다고 생각하면서 대상자를 보존한다.

12 🕐 출제문제

다음 중 임종 후 요양보호 방법으로 옳지 못한 것은?

① 사망 후 2~4시간 후부터 96시간까지 사후강직이 지속된다.
② 튜브나 장치는 간호사에게 제거를 의뢰한다.
③ 대상자의 눈이 감기지 않을 경우 솜을 양쪽 눈 위에 올려놓는다.
④ 의치는 뺄지 그대로 둘지 가족과 의논한다.
⑤ 시트는 얼굴까지 덮어 임종 대상자가 보이지 않도록 한다.

▶12
깨끗한 시트로 덮어두되 대상자의 시트가 얼굴을 덮지 않도록 어깨까지 덮는다.

답 07 ② 08 ① 09 ① 10 ① 11 ⑤ 12 ⑤

Part 1 요양보호와 인권

Part 2 노화와 건강증진

Part 3 요양보호와 생활 지원

Part 4 상황별 요양 보호 기술

Part 5 실전모의고사

13

다음 중 임종 대상자의 가족에 대한 요양보호 방법으로 옳지 못한 것은?

① 돕는 자로서 도움을 제공한다.
② 장례식이나 장지에 가는 일에 참석한다.
③ 여러 가지 방법으로 가족을 지지한다.
④ 가족이 자신의 감정을 표현할 수 있도록 돕는다.
⑤ 중립의 자세를 유지한다.

▶13
요양보호사는 가족과 함께 있는 것만으로도 가족에게 도움이 되나, 장례식이나 장지에 가는 일에는 참석하지 않는다.

14

임종이 가까운 대상자가 다음과 같은 행동을 보일 때 요양보호사의 올바른 대처는?

―〈 보기 〉―

대상자 : (혼란스러워 하며) 여기가 도대체 어디야? 당신은 또 누구고 지금 시간은 얼마나 됐지?

① "아이고, 어르신 또 이러시네. 정신 좀 차리세요!"
② "제가 누군지 기억 안 나세요? 제 이름이 뭐 게요?"
③ "약을 드실 시간인데.. 약을 지금 드릴까요?"
④ "저는 요양보호사 ○○○입니다. 지금은 오후 3시고, 약 드실 시간입니다."
⑤ "저를 또 기억 못 하세요? 서운하네요.."

▶14
임종이 가까운 대상자는 신진대사이 변하 때문에 정시기능의 변화를 겪게 되는데 시간, 장소, 자기 수위에 있는 사람이 누구인가에 대해 혼돈을 일으킨다. 이때 대상자에게 말하기 전에 내가 누구라고 먼저 밝혀주고, 부드러우면서도 분명한 어조로 말을 하여 대상자를 편안하게 해주어야 한다.

답　13 ②　　14 ④

284

Chapter 03 응급상황 대처

● 응급처치의 원칙

① 대상자 상태 확인 후, 119에 신속히 신고하며 처치를 하고자 시간을 소비하면 안 된다.

② 응급처치 교육을 가장 많이 받은 사람의 지시에 따라 응급처치를 시행한다.

③ 본인과 주위 사람의 안전에 주의를 기울인다.

④ 침착하고 신속하게 적절한 대처를 한다.

⑤ 긴급을 요하는 대상자 순으로 처치한다.

⑥ 대상자를 가급적 옮기지 않도록 한다.

⑦ 전문 의료인에게 인계할 때까지 응급처치를 중단하지 않는다.

⑧ 대상자에게 손상을 입힌 화학약품, 약물, 잘못 먹은 음식뿐만 아니라 구토물 등도 병원으로 함께 가져간다.

⑨ 대상자의 증거물이나 소지품을 보관한다.

● 각 응급상황별 대처 방법

질식	• 이물이 육안으로 보이는 경우 큰기침을 해서 이물을 뱉어내도록 한다. • 이물을 손을 넣어 빼려고 하거나 구토를 일으키는 방법은 삼간다. • 의식이 있는 경우 : 대상자의 몸 뒤에 서서 대상자의 배꼽과 명치 중간에 주먹을 쥔 한쪽 손을 위치 시키고 다른 한쪽 손으로는 주먹 쥔 손을 감싼 다음 양손으로 복부의 윗부분을 후상방으로 힘차게 밀어 올린다. 한 번으로 이물질이 빠지지 않으면 반복하여 시행한다(하임리히법). • 의식이 없는 경우 : 119에 신고하고 즉시 심폐소생술을 실시하면서 입안에 이물이 있는지 확인하고 제거한다.
경련	• 대상자의 머리 아래에 부드러운 것을 대주고 위험한 물건을 치운다. • 질식의 위험이 있을 경우에는 대상자의 얼굴을 옆으로 돌리거나 돌려 눕혀 기도를 유지한다. • 대상자를 억지로 경련을 멈추게 하지 말고 주의 깊게 관찰한다. • 경련성 질환이 없던 대상자가 경련을 일으키거나 5분 이상 경련이 지속될 때, 즉시 119에 신고하고 시설장, 간호사 등에게 보고한다.
화상	• 화상을 입은 즉시 화상 부위의 통증이 없어질 때까지 15분 이상 찬물(5~12℃)에 담가 화상면의 확대 와 염증을 억제하고 통증을 줄여 준다. • 몸에 붙어 있는 옷은 옷 위로 찬물을 부어 식히며 벗기기 힘든 의복은 벗기지 말고 잘라내고 반지, 팔찌, 귀고리와 같은 장신구는 최대한 빨리 뺀다.

화상	• 화상 부위에 간장, 기름, 된장, 핸드크림, 치약 등을 바르면 세균감염의 위험이 있고 열기를 내보내지 못하여 상처를 악화시키므로 절대 바르면 안 된다. • 감염의 위험이 있기 때문에 화상 부위를 만지거나 물집을 터뜨리면 안 된다. • 화상이 어느 정도 심한지 모르는 경우에는 반드시 진료를 받아야 한다. • 얼굴이나 입술에 화상을 입었을 때는 손상된 조직이 부어서 기도를 막아 호흡곤란이 오므로 즉시 병원 치료를 받아야 한다. • 가스를 마신 경우에도 병원 치료가 필요하다.
골절	• 대상자를 안정시키고 절대로 스스로 움직이게 해서는 안 된다. • 손상 부위의 장신구를 제거한다. • 담요 등을 덮어 주어 대상자를 따뜻하게 한다. • 상처 부위에 냉찜질을 하면 부풀어 오르거나 염증이 생기는 것을 줄일 수 있다. • 개방된 상처가 있거나 출혈이 있는 경우 멸균거즈를 이용하여 상처를 덮어준다. • 덮어준 상처 부위를 지혈한다. 이때 튀어나온 뼈는 직접 압박하지 않는다. • 시설장, 간호사에게 보고한 후 병원으로 이송한다. 필요하면 손상부 위에 부목을 댈 수도 있다.
출혈	• 출혈의 원인이나 상처의 종류에 상관없이 가장 먼저 지혈해야 한다. • 장갑을 착용하고 출혈 부위를 노출한다. • 출혈 부위에 멸균거즈를 이용하여 직접 압박한다. • 멸균거즈 위에 압박붕대를 감는다. 이때 너무 꽉 조이지 않게 해야 혈액순환이 유지되게 된다. • 출혈 부위를 압박하면서 출혈 부위를 심장보다 높게 위치하도록 한다.
약물 오남용 및 중독	• 대상자가 의식을 잃었을 때는 호흡과 맥박을 확인하고 구급차를 부른다. 의료진이 도착할 때까지 응급처치를 계속한다. • 겉으로 드러난 증상이 없고 복용량이 적더라도 반드시 병원에 방문해야 한다. • 대상자가 먹고 남은 물질과 용기를 들고 병원에 간다. • 구토를 했을 경우에는 토사물을 모아 두었다가 의료진이 분석할 수 있게 한다. • 대상자가 의식을 잃었거나 말을 안 하려고 하면 요양보호사가 의료진에게 설명한다. • 의식이 없는 대상자에게는 마실 것을 주지 않는다. • 복용한 약물의 설명서에 구토를 유도하라는 지시사항이 없을 경우엔 구토시키지 않는다.

● 화상의 수준

① 1도 화상
- 표피에만 국한된 가장 가벼운 화상이다.
- 화상부위는 빨갛게 변하며 약간 부어오르고 만지면 아프지만 물집은 생기지 않는다.
- 며칠 내에 피부는 아물고 손상된 껍질은 벗겨진다.
- 햇볕에 화상을 입었을 때가 1도 화상이다.

② 2도 화상
- 표피가 파괴되고 표피 아래의 좀 더 민감한 진피까지 손상된 화상이다.

- 몹시 아프고 피부는 빨개지며 맑은 액체가 들어 있는 커다란 물집이 많이 생긴다.
- 3일 정도 지나면 통증이 줄어들고 대부분 14일 내에 완전히 치유된다.

③ 3도 화상
- 가장 심각하고 피부 깊숙이 침범한 화상이다.
- 표피와 진피, 그 아래 지방층도 파괴되며 때로는 근육까지 손상된다.
- 화상 부위는 감각이 없어지고 두꺼워지며 색깔이 바래진다.
- 매우 느리게 치유되는데, 한번 손상된 진피는 재생되지 않기 때문에 손상된 부위의 가장자리에서만 새살이 돋는다.

심폐소생술의 단계

반응 확인 → 도움 요청 → 가슴 압박 → 기도 유지 → 인공호흡 → 회복자세

심폐소생술 : 반응 확인

① 대상자에게 접근하기 전에 현장이 안전한지 확인한다.
② 대상자의 양쪽 어깨를 가볍게 두드리면서 "괜찮으세요?"라고 질문하며 반응을 확인한다.
③ 정상적인 호흡과 맥박이 있다면 회복자세를 취하게 하고 의료진이 도착할 때까지 호흡과 맥박을 확인한다.

심폐소생술 : 도움 요청

① 질문에 반응이 없고 정상적인 호흡이 없으면 즉시 도움을 요청한다.
② 주위에 도와줄 사람이 있다면 119에 신고하고 자동심장충격기를 가져다달라고 요청한다.
③ 119 신고 시 발생 장소, 대상자 수와 상태를 정확히 알려주고 응급의료상담원이 전화로 지시하는 것에 따른다.

심폐소생술 : 가슴 압박

① 대상자가 반응이 없으면서 정상적인 호흡이 없으면 곧바로 가슴 압박을 시작한다.
② 정확한 압박 지점을 찾기 위해 대상자 가슴의 피부가 눈에 보이도록 옷을 풀어 놓는다.
③ 대상자의 가슴 중앙인 가슴뼈(흉골)의 아래쪽 절반 부위에 구조자의 한 손의 손꿈치를 놓고 그 위에 다른 한 손을 놓고 평행하게 겹친다(손가락은 깍지를 끼거나 펼 수 있음).
④ 구조자의 체중을 이용하여 압박하기 위해, 양팔의 팔꿈치를 곧게 펴서 어깨와 일직선을 이루게 하고 구조자의 어깨와 대상자의 가슴이 수직이 되게 한다.
⑤ 100~120회/분의 속도로 대상자의 가슴이 약 5cm 눌릴 수 있게 체중을 실어 '깊고', '강하게' 압박하며 매 압박 시 압박위치가 바뀌지 않게 한다.

⑥ 매번 압박한 직후 압박된 가슴은 원래 상태로 완전히 이완되게 한다.

⑦ 압박 대 이완의 시간비율이 50:50이 되게 하며, 손바닥이 가슴에서 떨어지면 안 된다.

● 심폐소생술 : 기도 유지

① 구조자의 한 손을 대상자의 이마에 올려놓고 손바닥으로 대상자의 머리를 뒤로 젖힌다.

② 다른 한 손으로 턱 아래 뼈 부분을 머리쪽으로 당겨 턱을 위로 들어 준다.

● 심폐소생술 : 인공호흡

① 대상자의 이마를 뒤로 젖히고 턱을 들어 기도를 개방하고 이마 쪽 손의 엄지손가락과 검지로 대상자의 코를 막는다.

② 구조자는 입을 크게 벌려 대상자의 입에 완전히 밀착시켜 공기가 새지 않게 하고 1초에 한 번 씩, 가슴 팽창이 관찰될 정도로 숨을 두 번 크게 불어 넣는다.

③ 가슴 압박 30번과 인공호흡 2번을 번갈아 가면서 실시한다.

④ 인공호흡 2번을 10초 이내로 실시한다.

● 심폐소생술 : 회복자세

① 대상자가 반응은 없으나 정상적인 호흡과 효과적인 순환을 보이면 시행한다.

② 대상자의 몸 앞쪽으로 한쪽 팔을 바닥에 대고 다른 쪽 팔과 다리를 구부린 채로 대상자를 옆 으로 돌려 눕힌다.

③ 혀나 구토물로 인해 기도가 막히는 것을 예방하고 흡인의 위험성을 줄이기 위한 방법이다.

● 가슴압박소생술(손으로만 하는 심폐소생술)

① 인공호흡은 하지 않고 가슴압박만을 시행하는 심폐소생술이며, 보건의료인이 아닌 일반인이 실시한다.

② 목격자가 아무것도 하지 않는 것보다 가슴압박만이라도 시행하는 것이 심폐소생술 대상자의 생존율을 높인다.

③ 심폐소생술을 교육받지 않았거나 숙련되지 않은 일반인도 가슴압박만 시행하는 심폐소생술 을 할 수 있다.

● 자동심장충격기 사용법

① 전원 켜기

• 자동심장충격기는 반응과 정상적인 호흡이 없는 심정지 대상자에게만 사용한다.

- 심폐소생술 시행 중 자동심장충격기가 도착하면 지체 없이 전원을 켠다.

② 두 개의 패드 부착

- 오른쪽 패드는 오른쪽 빗장뼈 밑에 붙인다.
- 왼쪽 패드는 왼쪽 중간 겨드랑선에 붙인다.

③ 심장리듬 분석

- 분석 중이니 물러나라는 음성 지시가 나오면, 심폐소생술을 멈추고 대상자에게서 손을 뗀다.
- 제세동이 필요하면, "제세동이 필요합니다."라는 음성 지시와 함께 자동심장충격기 스스로 에너지 충전을 시작한다.
- 충전은 수 초 이상 소요되므로 가능한 가슴 압박을 시행한다.

④ 제세동 시행

- 분석 결과 "제세동이 필요합니다."라는 안내와 함께 제세동 버튼이 깜빡인다.
- 충전이 완료되어 다시 모두 물러나라는 신호가 나오면 모두 물러나게 하고, 쇼크 버튼을 누른다.

⑤ 즉시 가슴압박 다시 시행

- 충격이 전달된 즉시 가슴압박을 시작하고 30:2의 비율로 가슴압박과 인공호흡을 반복
- 자동심장충격기는 2분 간격으로 심장리듬 분석을 자동 반복
- 자동심장충격기 사용 및 심폐소생술 시행은 119 구급대가 현장에 도착할 때까지 지속

● **자동심장충격기의 일반적 4단계**

① 1단계 : 전원을 켠다.
② 2단계 : 패드를 붙인다.
③ 3단계 : 심장리듬을 분석한다.
④ 4단계 : 모두 물러나고 제세동을 시행한다.

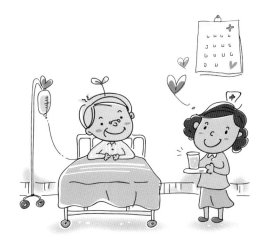

Part 1 요양보호와 인권
Part 2 노화와 건강증진
Part 3 요양보호와 생활 지원
Part 4 상황별 요양 보호 기술
Part 5 실전모의고사

01
다음 중 응급처치의 목적으로 옳지 않은 것은?

① 인명 구조
② 고통 경감
③ 부상의 완치
④ 심리적 안정
⑤ 상처나 질병의 악화 방지

▶01
응급처치는 병원에서 전문적인 치료를 받기 전까지 행해지는 즉각적이고 임시적인 처치로서 인명 구조, 고통 경감, 상처나 질병의 악화 방지, 심리적 안정을 목적으로 한다.

02 꼭! 출제문제
응급처치의 원칙에 대한 다음 설명 중 옳지 못한 것은?

① 대상자를 가장 빨리 발견한 사람의 지시에 따라 응급처치를 시행한다.
② 긴급을 요하는 대상자 순으로 처치한다.
③ 대상자를 가급적 옮기지 않도록 한다.
④ 전문 의료인에게 인계할 때까지 응급처치를 중단하지 않는다.
⑤ 대상자의 증거물이나 소지품을 보관한다.

▶02
응급처치 교육을 가장 많이 받은 사람의 지시에 따라 응급처치를 시행한다.

03 꼭! 출제문제
다음 중 질식이 있는 대상자에게 흔히 볼 수 있는 증상이 아닌 것은?

① 구역질
② 빈혈
③ 청색증
④ 호흡곤란
⑤ 갑작스러운 기침

▶03
질식이 있는 대상자는 갑작스러운 기침, 구역질, 호흡곤란, 청색증(얼굴이나 그 밖의 신체기관이 파랗게 보이는 증상) 등의 증상이 나타난다.

04
다음 중 대상자가 질식했을 때의 응급처치로 옳지 못한 것은?

① 이물이 육안으로 보이는 경우 큰 기침을 해서 뱉어낸다.
② 손가락을 넣어 빼거나 구토를 유발한다.

▶04
손가락을 넣어 빼려고 하거나 구토를 유발하려고 하는 행위는 이물을 배출하는 데에 시간이 지체되고, 이물이 기관지로 더 내려가도록 할 위험이 있으므로 시도하지 않는다.

③ 대상자의 몸 뒤에 서서 양손으로 복부의 윗부분을 후상방으로 힘차게 밀어 올린다.

④ 한 번으로 이물질이 빠지지 않으면 반복하여 하임리히법을 시행한다.

⑤ 119에 신고하고 즉시 심폐소생술을 실시하면서 입안의 이물을 확인·제거한다.

05 출제문제

다음 중 경련이 나타날 수 있는 상황에 해당되지 않는 것은?

① 열사병
② 중독
③ 폐렴
④ 저혈당
⑤ 알코올 금단증상

▶05
경련은 뇌세포가 비정상적으로 자극되어 나타나는 현상으로 뇌전증, 중독, 저혈당, 알코올 금단증상, 뇌졸중, 열사병 시 발생할 수 있다.

06

다음 중 대상자가 경련을 일으켰을 때의 응급처치로 옳지 못한 것은?

① 대상자의 입에 손수건을 물린다.
② 대상자 주변의 위험한 물건을 치운다.
③ 질식의 위험이 있는 경우 대상자의 얼굴을 옆으로 돌린다.
④ 억지로 경련을 멈추게 하지 말고 조용히 기다린다.
⑤ 5분 이상 경련이 지속될 때 즉시 119에 신고한다.

▶06
이물질은 혀나 입안에 상처를 내거나 호흡곤란을 일으킬 수 있기 때문에 입에 손수건 등 이물질을 넣어서는 안 된다.

07

화상에 대한 다음 설명 중 옳지 못한 것은?

① 1도 화상의 경우 일주일이 지나면 흉터 없이 자연 치유된다.
② 1도 화상의 경우 화상 부위에 커다란 물집이 생긴다.
③ 2도 화상의 경우 진피 세포층의 상당부분까지 손상을 받는다.
④ 2도 화상의 경우 통증이 심하다가 3일 정도 후에 통증이 줄어든다.
⑤ 3도 화상의 경우 화상 부위의 감각이 없어지고 두꺼워진다.

▶07
화상 부위에 커다란 물집이 형성되는 것은 2도 화상에 해당된다.

답 01 ③ 02 ① 03 ② 04 ② 05 ③ 06 ① 07 ②

08 🔥 출제문제

안전한 약 사용에 대한 설명으로 옳지 못한 것은?

① 단골 병 · 의원과 약국을 정해서 다닌다.

② 약 복용을 잊었을 경우 생각난 즉시 복용하며 다음 복용시간이 더 가까울 때에는 다음 복용시간에 복용한다.

③ 약 삼키는 것이 힘들 때는 약을 자르거나 갈아서 먹는다.

④ 건강기능식품도 복용 전 의사, 약사와 상의한다.

⑤ 카페인 음료나 우유와 함께 약을 복용하면 안 된다.

▶08
약 삼키는 것이 힘들다고 모두 잘라서 복용하면 안 된다. 가운데 절단선이 있는 약만 자르거나 갈아 먹을 수 있다.

09

다음 중 대상자가 화상을 입었을 때의 응급처치로 옳지 못한 것은?

① 환부를 통증이 없어질 때까지 15분 이상 차물(5~12℃)에 담근다.

② 벗기기 힘든 의복은 벗기지 말고 잘라낸다.

③ 반지, 팔찌 등의 장신구는 최대한 빨리 뺀다.

④ 화상 부위에 간장, 기름, 된장, 핸드크림, 치약 등을 바르지 않는다.

⑤ 화상 부위의 물집은 흉터가 남지 않도록 최대한 빨리 터뜨린다.

▶09
감염의 위험이 있기 때문에 화상 부위를 만지거나 물집을 터뜨리면 안 된다.

10 🔥 출제문제

다음 중 대상자가 골절을 입었을 때의 응급처치로 옳지 못한 것은?

① 대상자를 절대로 스스로 움직이게 해서는 안 된다.

② 담요 등을 덮어주고 상처 부위에 온찜질을 해준다.

③ 출혈이 있는 경우 멸균거즈를 이용하여 지혈한다.

④ 튀어나온 뼈는 직접 압박하지 않는다.

⑤ 손상 부위를 부목을 이용하여 고정한 후 병원으로 이송한다.

▶10
상처 부위에 냉찜질을 하면 부풀어 오르거나 염증이 생기는 것을 줄일 수 있다.

11 🏅 출제문제

다음 중 출혈 대상자의 응급처치로 옳지 못한 것은?

① 출혈의 원인이나 상처의 종류에 상관없이 가장 먼저 지혈해야 한다.
② 장갑을 착용하고 출혈 부위를 노출한다.
③ 출혈 부위에 멸균거즈를 이용하여 직접 압박한다.
④ 압박붕대를 너무 꽉 조이게 감으면 혈액순환에 방해가 된다.
⑤ 출혈 부위를 압박하면서 출혈 부위를 심장보다 낮게 위치하도록 한다.

▶11
출혈 부위를 압박하면서 출혈 부위를 심장보다 높게 위치하도록 한다.

12 🏅 출제문제

다음 중 심폐소생술의 단계를 바르게 나열한 것은?

① 반응 확인 → 도움 요청 → 기도 유지 → 가슴 압박 → 인공호흡 → 상태 확인
② 반응 확인 → 도움 요청 → 가슴 압박 → 기도 유지 → 인공호흡 → 상태 확인
③ 반응 확인 → 도움 요청 → 기도 유지 → 인공호흡 → 가슴 압박 → 상태 확인
④ 반응 확인 → 도움 요청 → 가슴 압박 → 인공호흡 → 기도 유지 → 상태 확인
⑤ 반응 확인 → 인공호흡 → 가슴 압박 → 기도 유지 → 도움 요청 → 상태 확인

▶12
심폐소생술의 단계 : 반응 확인 → 도움 요청 → 가슴 압박 → 기도 유지 → 인공호흡 → 상태 확인

13

다음 중 요양보호사의 심폐소생술 방법으로 옳지 못한 것은?

① 대상자에게 접근하기 전에 현장이 안전한지 확인한다.
② 대상자의 몸을 흔들며 이름을 부른다.
③ 대상자의 어깨를 두드리며 "괜찮으세요?"라고 반응을 확인한다.
③ 정상적인 호흡과 맥박이 있다면 회복자세를 취하게 한다.
⑤ 의료진이 도착할 때까지 호흡과 맥박을 확인한다.

▶13
골절의 위험이 있을 수도 있으므로 대상자의 몸을 흔들면 안 되며, 대상자의 양쪽 어깨를 가볍게 두드린다.

Part 1 요양보호와 인권
Part 2 노화와 건강증진
Part 3 요양보호와 생활 지원
Part 4 상황별 요양보호 기술
Part 5 실전모의고사

14 꼭! 출제문제

다음 중 심폐소생술의 가슴 압박 단계에 대한 설명으로 옳지 못한 것은?

① 구조자의 어깨와 대상자의 가슴이 수직이 되게 한다.

② 가슴 압박은 분당 100~120회의 속도로 시행한다.

③ 대상자의 가슴이 약 5cm 눌릴 수 있게 압박한다.

④ 매 압박 시 압박위치를 조금씩 다르게 한다.

⑤ 매번 압박한 직후 압박된 가슴은 원래 상태로 이완되게 한다.

▶14
매 압박 시 압박위치는 바뀌지 않아야 한다.

15

다음 중 심폐소생술의 인공호흡 단계에 대한 설명으로 옳지 못한 것은?

① 대상자의 이마를 뒤로 젖히고 턱을 들어 기도를 개방한다.

② 이마 쪽 손의 엄지손가락과 검지로 대상자의 코를 막는다.

③ 1초에 한 번씩 숨을 두 번 크게 불어 넣는다.

④ 가슴 압박 30번과 인공호흡 2번을 번갈아 가면서 실시한다.

⑤ 인공호흡은 10초 당 1번 실시한다.

▶15
인공호흡 2번을 10초 이내로 실시한다.

16 꼭! 출제문제

요양보호사의 심폐소생술 중 가슴압박과 인공호흡의 적정 비율은?

① 10 : 2

② 20 : 1

③ 20 : 2

④ 30 : 1

⑤ 30 : 2

▶16
심폐소생 시 가슴압박 30번과 인공호흡 2번을 번갈아 가면서 실시한다.

17

다음 중 정상적인 호흡을 보일 때, 혀나 구토물로 인해 기도가 막히는 것을 예방하고 흡인의 위험성을 줄이기 위한 심폐소생 단계는?

① 반응확인

② 가슴압박

③ 기도유지

④ 인공호흡

⑤ 회복자세

▶17
회복자세는 혀나 구토물로 인해 기도가 막히는 것을 예방하고 흡인의 위험성을 줄이기 위한 심폐소생 단계로, 대상자가 반응은 없으나 정상적인 호흡과 효과적인 순환을 보이면 시행한다.

18 🔘출제문제

다음 중 자동심장충격기(자동제세동기)의 사용 순서로 올바른 것은?

① 전원 켜기 → 심장리듬 분석 → 전극패드 부착 → 제세동 시행 →
즉시 가슴압박 재시행

② 전원 켜기 → 전극패드 부착 → 심장리듬 분석 → 제세동 시행 →
즉시 가슴압박 재시행

③ 전원 켜기 → 심장리듬 분석 → 제세동 시행 → 전극패드 부착 →
즉시 가슴압박 재시행

④ 전원 켜기 → 전극패드 부착 → 심장리듬 분석 → 즉시 가슴압박
재시행 → 제세동 시행

⑤ 전원 켜기 → 심장리듬 분석 → 전극패드 부착 → 즉시 가슴압박
재시행 → 제세동 시행

▶18
자동심장충격기(자동제세동기)의
사용 순서
전원 켜기 → 전극패드 부착 →
심장리듬 분석 → 제세동 시행 →
즉시 가슴압박 재시행

19

자동심장충격기(자동제세동기) 사용에 대한 다음 설명 중 옳지 못한
것은?

① 경련을 일으키는 대상자에게도 시행할 수 있다.
② 분석 중이니 물러나라는 지시가 나오면 대상자에게서 손을 뗀다.
③ 왼쪽 패드는 왼쪽 중간 겨드랑선에 붙인다.
④ 충격이 전달된 즉시 가슴압박을 시작한다.
⑤ 시행은 119 구급대가 현장에 도착할 때까지 지속한다.

▶19
자동심장충격기는 반응과 정상적인
호흡이 없는 심정지 대상자에게만
사용한다.

20 🔘출제문제

자동심장충격기(자동제세동기) 사용 시 심장리듬 분석의 실행 주기로
옳은 것은?

① 1분 　　　　　② 2분
③ 3분 　　　　　④ 4분
⑤ 5분

▶20
자동심장충격기는 2분 간격으로 심
장리듬 분석을 자동 반복한다.

답　14 ④　　15 ⑤　　16 ⑤　　17 ⑤　　18 ②　　19 ①　　20 ②

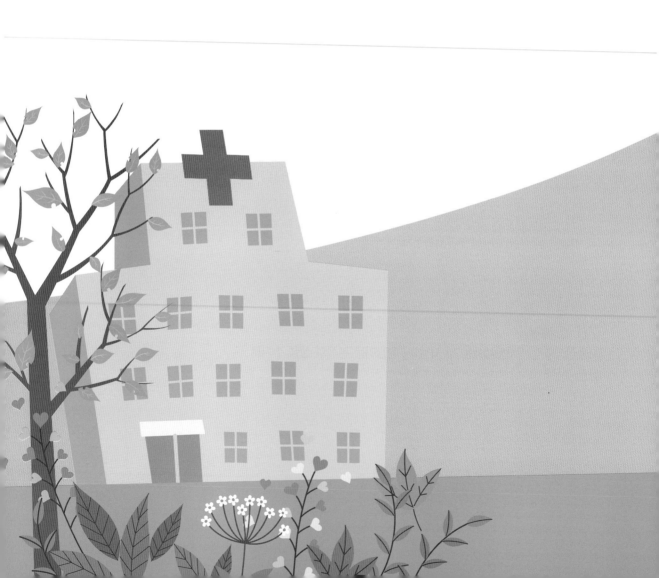

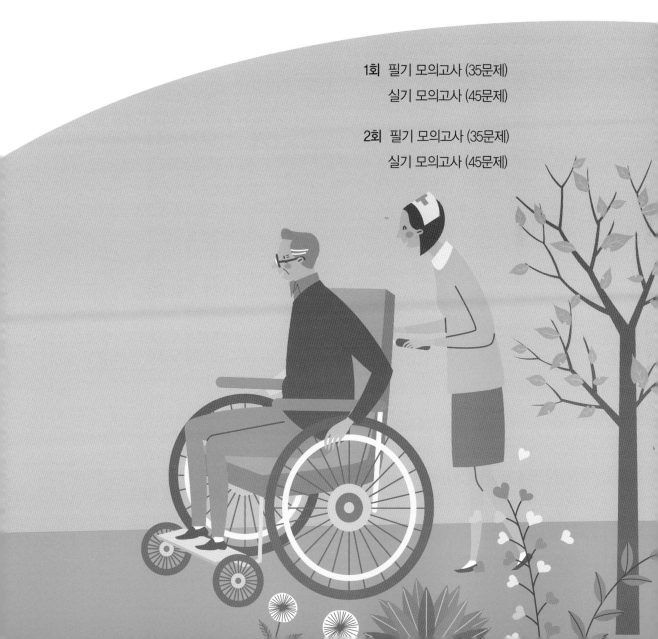

Part **5**

실전모의고사

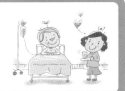

01 다음 중 장기요양급여 대상자로 옳은 것은?

① 혈관성 치매로 신체활동이 어려운 55세 남성
② 당뇨병으로 고생하는 68세 남성
③ 결핵으로 신체활동이 어려운 60세 여성
④ 뇌출혈로 병원에 장기 입원 중인 67세 여성
⑤ 골절로 다리가 불편한 66세 여성

② 요양서비스에 대한 충분한 설명과 동의 후 제공한다.
③ 응급처치를 할 수 없을 때에는 의료기관에 이송한다.
④ 대상자로부터 물질적 보상을 받지 않는다.
⑤ 요양보호사는 상하관계에 따라 낮은 자세로 대상자에게 서비스를 제공한다.

02 다음 〈보기〉에서 장기요양급여 중 특별현금급여에 해당하는 항목으로만 바르게 묶은 것은?

┌─────── 〈 보기 〉 ───────┐
│ ㉠ 방문요양비   ㉡ 가족요양비 │
│ ㉢ 주 · 야간보호비   ㉣ 특례요양비 │
│ ㉤ 요양병원간병비   │
└───────────────────────┘

① ㉠, ㉡, ㉢
② ㉠, ㉢, ㉤
③ ㉡, ㉣, ㉤
④ ㉡, ㉢, ㉣, ㉤
⑤ ㉠, ㉡, ㉢, ㉣, ㉤

04 변비인 대상자가 관장을 요구할 경우 요양보호사의 대치 방안으로 옳은 것은?

① 의료진과 상의한 후 요양보호사가 관장을 실시한다.
② 평상시 식습관과 배변 양상을 확인하고 서비스 계획에 반영한다.
③ 시간을 잘 계산하여 주 1회 관장으로 배변하는 습관을 들이도록 유도한다.
④ 변의가 느껴질 때까지 참다가 화장실에 가게 한다.
⑤ 배변 활동이 원활하도록 복부를 배꼽 주위에서 시계 반대방향으로 원을 그리듯이 마사지한다.

03 다음 중 요양보호사가 준수해야 할 기본원칙으로 옳지 못한 것은?

① 대상자의 삶을 존중하며 특성을 파악하여 서비스를 제공한다.

05 다음 중 요양보호사의 직업윤리 원칙에 대한 설명으로 옳지 못한 것은?

① 요양보호사의 개인적 선호 등을 이유로 대상자를 차별 대우 하지 않는다.

② 대상자의 인권을 옹호하고 대상자의 자기 결정을 최대한 존중한다.
③ 요양보호사는 지시에 따라 업무와 보조를 성실히 수행한다.
④ 요양보호사는 업무 수행을 위해 지속적으로 지식과 기술을 습득한다.
⑤ 요양보호사는 업무상 알게 된 대상자의 개인정보를 관리책임자에게 즉시 보고한다.

06 다음 〈보기〉에서 설명하고 있는 시설생활노인을 위한 윤리강령 원칙은?

─〈보기〉─

• 치매 등의 사유로 인간으로서 권리와 가치가 손상되지 않도록 하여야 한다.
• 노인의 권리가 침해될 우려가 있거나 침해받은 경우 이의 회복과 구제에 적극적 조치를 강구하여야 한다.
• 생활노인, 가족, 시설장, 종사자는 상호 존엄성을 인정하고 존경과 예의로 대한다.

① 존엄한 존재로 대우받을 권리
② 질 높은 서비스를 받을 권리
③ 안락하고 안전한 생활환경을 제공받을 권리
④ 신체구속을 받지 않을 권리
⑤ 자신의 견해와 불평을 표현하고 해결을 요구할 권리

07 다음 중 테니스 선수들에게 많이 발생한다고 하여 테니스 엘보라고 하는 근골격계 질환은?

① 어깨 통증
② 팔꿈치 내측상과염
③ 팔꿈치 외측상과염
④ 수근관 증후군
⑤ 요통

08 노화에 따른 일반적 신체변화가 아닌 것은?

① 세포의 노화
② 면역능력의 저하
③ 잔존능력의 저하
④ 회복능력의 저하
⑤ 가역적 진행

09 노인성 질환에 대한 다음 설명 중 옳지 못한 것은?

① 고질적인 단독 질병에 시달린다.
② 가벼운 질환에도 의식장애를 일으키기 쉽다.
③ 관절 경축과 욕창을 수반하기 쉽다.
④ 심리적 요인이 질병 발생에 많은 영향을 준다.
⑤ 다각적이고 총체적인 접근이 필요하다.

Part 1 요양보호개론
Part 2 요양보호 관련 기초지식
Part 3 기본요양보호각론
Part 4 특수요양보호각론
Part 5 실전모의고사

10 다음 중 수두를 일으키는 바이러스에 의해 피부와 신경에 염증이 생기는 질환은?

① 욕창　　　　② 피부 건조증
③ 대상포진　　④ 폐렴
⑤ 섬망

11 다음 〈보기〉 중 심리 · 정신계 질환으로 바르게 묶은 것은?

〈보기〉
ㄱ. 치매　　　　ㄴ. 섬망
ㄷ. 뇌졸중　　　ㄹ. 우울증
ㅁ. 파킨슨질환

① ㄱ, ㄴ　　　② ㄱ, ㄹ
③ ㄴ, ㄷ　　　④ ㄴ, ㄹ
⑤ ㄷ, ㅁ

12 다음 중 혈압에 대한 설명으로 옳지 못한 것은?

① 혈압은 계절에 따라 변화한다.
② 가장 이상적인 혈압은 120/80mmHg이다.
③ 혈관이 좁아지면 혈압이 높아진다.
④ 전체 고혈압의 90% 이상이 이차성 고혈압이다.
⑤ 성인의 최고 혈압이 140mmHg이고 최저 혈압이 90mmHg 이상이면 고혈압이다.

13 다음 중 욕창을 치료 및 예방하기 위한 방법으로 옳지 못한 것은?

① 매일 아침, 저녁으로 피부상태를 점검한다.
② 특정 부위에 압력이 집중되지 않도록 자세를 바꾸어준다.
③ 시트에 주름이 있으면 욕창이 더 잘 생긴다.
④ 뼈 주위를 보호하고 무릎 사이에는 베개를 끼워 마찰을 방지한다.
⑤ 욕창 예방을 위해 도넛 모양의 베개를 사용한다.

14 다음 중 당뇨병의 증상으로 보기 어려운 것은?

① 다음증　　　② 무기력
③ 다뇨증　　　④ 다식증
⑤ 체중증가

15 치매로 인한 증상 중 정신행동 증상에 해당되는 것은?

① 기억력 저하　　② 지남력 저하
③ 수면장애　　　④ 언어능력 저하
⑤ 실행기능 저하

16 중뇌의 이상으로 인한 도파민이라는 물질의 분비 장애는?

① 치매
② 섬망
③ 우울증
④ 뇌졸중
⑤ 파킨슨질환

17 다음 중 수분 섭취를 제한해야 하는 질병이 아닌 것은?

① 간경화
② 심부전
③ 고혈압
④ 신부전증
⑤ 부신기능저하증

18 다음 중 파상풍의 정기적인 예방접종 주기로 옳은 것은?

① 1년
② 2년
③ 3년
④ 5년
⑤ 10년

19 다음 중 경관영양 돕기 방법으로 옳지 못한 것은?

① 너무 차갑거나 뜨겁지 않게 영양액을 준비한다.
② 대상자가 일어나지 못하면 오른쪽으로 눕힌다.
③ 비위관이 빠졌을 경우 즉시 비위관을 밀어 넣는다.
④ 경관영양 주입 후 30분 정도 앉아 있도록 돕는다.
⑤ 섭취량을 기록하고 물과 비누로 손을 씻는다.

20 다음 중 의치를 관리하는 방법으로 옳지 못한 것은?

① 자기 전에 의치를 빼서 보관한다.
② 의치는 칫솔을 사용하여 닦아낸다.
③ 의치를 세척할 때 주방세제를 대신 사용할 수 있다.
④ 정기적으로 의치를 뜨거운 물에 삶아 멸균한다.
⑤ 헹굴 때는 찬 물을 사용한다.

21 다음 중 둔부의 압력을 피하거나 관장을 할 때의 체위의 형태는?

① 앙와위
② 반좌위
③ 복위
④ 측위
⑤ 절석위

22 다음의 〈보기〉는 휠체어를 접는 방법을 나열한 것이다. 올바른 순서는?

〈보기〉

(가) 잠금장치를 한다.
(나) 시트를 들어 올린다.
(다) 발 받침대를 올린다.
(라) 팔걸이를 잡아 접는다.

① (가) – (나) – (다) – (라)
② (가) – (다) – (나) – (라)
③ (나) – (가) – (다) – (라)
④ (나) – (가) – (라) – (다)
⑤ (다) – (나) – (가) – (라)

23 요양보호 대상자를 위한 조리 방법 설명 중 옳지 못한 것은?

① 채소는 살짝 데쳐서 볶으면 색깔을 선명하게 유지할 수 있다.
② 채소는 삶으면 부드러워져 먹기 쉽다.
③ 육류와 생선은 오래 삶으면 부드러워진다.
④ 튀기기는 단시간에 조리할 수 있고 영양소 파괴가 적다.
⑤ 오래 구우면 수분이 모두 빠져나가 딱딱해지기 쉽다.

24 식품의 보관방법에 대한 다음 설명 중 옳지 못한 것은?

① 조개류는 물에 담가두는 것보다 신문지에 싸서 냉동·냉장 보관한다.
② 데친 채소는 한 번씩 먹을 만큼 밀폐용기에 담아 냉동 보관한다.

③ 덩어리로 된 육류는 잘게 썰어 냉동 보관한다.
④ 두부, 달걀, 어묵, 우유 등은 항상 냉장 보관한다.
⑤ 열대 과일은 실온에서 보관하고 일반 과일은 냉장 보관한다.

25 다음 〈보기〉의 물세탁 기호에 대한 설명으로 옳은 것은?

〈보기〉

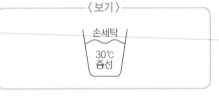

손세탁
30℃
중성

① 30℃ 물로 중성세제를 사용하여 약하게 손세탁 가능
② 30℃ 물로 중성세제를 사용하여 강하게 손세탁 가능
③ 30℃ 물로 중성세제를 사용하여 약하게 세탁기 사용 가능
④ 30℃ 물로 중성세제를 사용하여 강하게 세탁기 사용 가능
⑤ 30℃ 물로 중성세제를 사용하지 않고 세탁기 사용 불가

26 요양보호 대상자의 쾌적한 주거환경 조성을 위한 방법으로 옳지 못한 것은?

① 하루에 2~3시간 간격으로 3번 창문을 열어 환기한다.

② 국소 난방보다는 전체 난방이 바람직하다.

③ 목욕 전·후에는 외풍이 없게 한다.

④ 여름에는 제습기, 겨울에는 가습기를 사용한다.

⑤ 한 곳에 집중하여 조명등을 설치한다.

② 인지력이 약간 떨어져 있다.

③ 청결관련 항목은 약간의 도움이 필요하다.

④ 수발자 없이 혼자 집에 머물 수 없다.

⑤ 종이접기 프로그램 참여를 위한 복지관 이용이 가능하다.

27 다음 중 요양보호사의 바람직한 의사소통 태도가 아닌 것은?

① 다양하며 생기 있는 적절한 표정

② 대상자를 향해 약간 기울인 자세

③ 대상자보다 낮은 눈높이

④ 크지 않은 목소리

⑤ 대상자의 느낌과 정서에 반응하는 어조

28 다음 중 효과적인 말하기를 방해하는 경우라고 볼 수 없는 것은?

① 자신의 감정에 솔직해진다.

② 자신에게는 잘못이 없고 항상 옳다고 주장한다.

③ 부족하고 자신감 없는 태도를 보인다.

④ 자신은 보호받아야 한다고 생각한다.

⑤ 자신은 비난을 받지 않아야 한다고 생각한다.

29 다음 중 장기요양등급 외 A형 인지관련 대상자의 상태가 아닌 것은?

① 실내 이동은 지팡이로 자립한다.

30 다음 중 요양보호 기록의 원칙을 잘못 설명한 것은?

① 육하원칙을 바탕으로 기록한다.

② 서비스의 과정과 결과를 정확하게 기록한다.

③ 시간을 두고 추후 정리하여 기록한다.

④ 기록자를 명확하게 한다.

⑤ 애매한 표현은 피하고 구체적으로 기록한다.

31 다음 중 치매대상자의 배설 돕기 방법으로 옳지 못한 것은?

① 대상자의 방을 화장실에서 가까운 곳에 배정한다.

② 낮에는 가능하면 기저귀를 사용하지 않는다.

③ 배뇨곤란이 있는 경우 취침 전 수분섭취를 권장한다.

④ 낮에는 2시간, 밤에는 4시간 간격으로 배뇨하게 한다.

⑤ 변비인 경우 하루 1,500~2,000cc 정도의 충분한 수분을 섭취하게 한다.

Part 1 요양보호개론

Part 2 요양보호 관련 기초지식

Part 3 기본요양보호각론

Part 4 특수요양보호각론

Part 5 실전모의고사

32 치매대상자가 아무 때나 밥을 달라고 하는 경우의 대처방법으로 옳은 것은?

① 못 들은 척하며 다른 일을 본다.
② 다음 식사 시간까지 참으라고 한다.
③ 방금 식사를 하셨다고 솔직하게 말한다.
④ 지금 준비하니까 조금만 기다리라고 말한다.
⑤ 과식하면 안 되는 이유를 설명한다.

33 다음 중 임종 대상자의 임종 시 징후로 옳지 못한 것은?

① 심첨부의 맥박을 측정할 수 없다.
② 항문이 열려 대소변이 나오기도 한다.
③ 어떠한 자극에도 반응이 없고 눈꺼풀은 닫혀 있다.
④ 눈은 어떤 한 점에 고정되어 있고 깜빡거리지 않는다.
⑤ 턱은 늘어지고 입은 약간 벌어져 있다.

34 다음 중 임종 적응 단계에 대한 설명으로 옳지 않은 것은?

① 부정 : 자신의 병을 인식하면서도 이를 사실로 받아들이려 하지 않음
② 분노 : 자신, 사랑하는 사람, 의료진, 하느님에게까지 자신의 감정을 반항과 분노로 표출

③ 타협 : 죽음을 피할 수 없다는 것을 알고 제3의 길을 선택하며, 주위로부터 존경과 이해를 받고 있다고 느끼고 비이성적인 요구가 줄어듦
④ 우울 : 자신이 더 이상 회복 가능성이 없다고 느끼면서 침울해지고, 말보다는 손동작이나 접촉이 훨씬 더 필요한 상태
⑤ 수용 : 죽음을 받아들이면서도 "우리 아이가 시집갈 때까지만 살게 해 주세요" 등으로 말하며 삶이 얼마간이라도 연장되기를 바람

35 다음 중 가벼운 화상의 치료 방법으로 옳지 않은 것은?

① 뜨거운 물질에 젖어 있는 옷은 신속하게 제거한다.
② 화상 부위에 핸드크림을 발라 진정시킨다.
③ 화상 부위 근처에 착용하고 있는 시계나 반지는 풀어준다.
④ 의복이 피부에 달라붙어 있으면 그 부분을 잘라내며 무리하게 벗기지 않는다.
⑤ 화상 부위를 차게 하여 온도를 내려준다.

1회 실전모의고사 [실기]

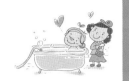

01 **체위변경의 목적과 거리가 먼 것은?**

① 관절강직으로 인한 움직임 제한이나 변형 방지

② 고정된 자세로 인한 피부조직의 괴사와 욕창 예방

③ 동일한 자세로만 누워 있는 대상자의 지루함을 방지

④ 근육위축으로 인한 호흡기능 저하의 예방과 폐확장 촉진

⑤ 혈액순환장애로 인해 몸이 붓거나 혈액이 응고되는 것을 예방

02 **대상자의 구강관리를 위해 관찰해야 하는 것이 아닌 것은?**

① 잇몸 출혈

② 흔들리는 치아

③ 미각 변화 및 저작곤란

④ 인후통과 쉰 목소리

⑤ 혀의 모양과 색, 상처 부위

03 **앉아 있는 대상자의 경구 영양 돕기 시 옳지 않은 것은?**

① 약간 앞으로 숙인 자세로 먹도록 한다.

② 대상자의 시선보다 높은 위치에서 지원한다.

③ 식사를 할 때는 식사에 집중하도록 이야기를 피한다.

④ 사레를 예방하기 위해 가능하면 식후에 30분 정도 앉아 있도록 한다.

⑤ 빨대 사용 시 손가락 사이에 빨대를 고정시키고 대상자 입에 물린다.

04 **노인에게 변비가 있을 때에 도움이 되는 방법이 아닌 것은?**

① 구충제를 사용한다.

② 하제를 사용하기도 한다.

③ 충분한 수분을 섭취한다.

④ 규칙적으로 우유를 섭취한다.

⑤ 식물성 식이섬유가 포함된 음식을 섭취한다.

05 **안약을 투여하기 전에 눈을 닦는 방법으로 옳은 것은?**

① 눈 안쪽에서 바깥쪽으로 닦는다.

② 마른 수건으로 닦는다.

③ 눈 주위를 둥근 원을 그리며 닦는다.

④ 닦는 방향은 어느 방향이든 상관없다.

⑤ 안약을 투여하기 전에는 닦지 않아도 된다.

06 침상배설 돕기에서 주의사항으로 옳지 않은 것은?

① 편안한 상태에서 배설할 수 있도록 도와준다.

② 요의나 변의를 호소하는 비언어적 표현을 미리 숙지한다.

③ 변의와 상관없이 매 시간마다 배설할 수 있도록 도와준다.

④ 프라이버시 유지를 위해 배변 시 불필요한 노출을 방지한다.

⑤ 요의나 변의를 호소할 때 즉시 배설할 수 있도록 도와준다.

07 의치를 손질하고 보관하는 방법으로 옳지 않은 것은?

① 분실예방을 위해 일정한 장소와 용기에 보관한다.

② 흐르는 물에 칫솔을 이용하여 깨끗이 닦는다.

③ 의치는 밤낮 구분 없이 항상 착용해야 한다.

④ 의치 삽입 전 구강세정제와 미온수로 입을 충분히 헹군다.

⑤ 의치 보관 시 의치의 변형을 막기 위해서 물에 담가둔다.

08 통 목욕 돕기의 방법으로 옳지 않은 것은?

① 처음부터 끝까지 요양보호사가 보조한다.

② 욕조 바닥에 미끄럼 방지 매트를 깔아 놓는다.

③ 미끄러지지 않도록 남은 비눗물을 흘려 보낸다.

④ 목욕을 마친 다음에는 물을 마시게 하고 휴식을 취하게 한다.

⑤ 편마비가 있는 경우 건강한 쪽으로 손잡이를 잡게 한다.

09 칫솔질을 하는 방법으로 옳지 않은 것은?

① 칫솔은 45°각도로 치아에 댄다.

② 가능하다면 앉은 자세를 하게 한다.

③ 칫솔모 아래까지 치약을 눌러 짠다.

④ 치아에서부터 잇몸 방향으로 닦는다.

⑤ 잇몸에 출혈이 없는지 확인한다.

10 구강 청결 돕기의 주의사항이 아닌 것은?

① 혈액응고장애가 있더라도 치실을 사용해 완벽히 관리해준다.

② 누워있는 상태로 양치질을 할 경우 머리를 높게 한다.

③ 구강 내 염증 여부를 확인한 후 치아와 혀를 닦아 준다.

④ 의치를 끼우기 전에 대상자의 구강을 청결하게 한다.

⑤ 구강청결이 끝나면 입술에 입술 보호제를 발라준다.

11 고혈압 대상자의 식사관리로 옳지 않은 것은?

① 양질의 단백질을 섭취한다.
② 칼륨을 충분히 섭취한다.
③ 소금 대신 식초, 겨자, 후추 등으로 맛을 낸다.
④ 젓갈류, 장아찌를 충분히 섭취한다.
⑤ 적정 체중을 유지한다.

12 배수구의 악취를 없애기 위해 물과 함께 섞어 붓는 것은?

① 식초
② 소금
③ 설탕
④ 참기름
⑤ 식용유

13 안전한 거주환경을 조성하는 방법으로 옳은 것은?

① 바닥에 물건을 놓아둔다.
② 현관 밖은 급한 경사로를 설치한다.
③ 현관문의 손잡이는 원형으로 한다.
④ 대상자의 방은 화장실과 먼 곳으로 선택한다.
⑤ 넘어질 경우에 대비하여 문은 깨지지 않는 것으로 한다.

14 노인성 난청 대상자와 이야기하는 방법으로 옳지 않은 것은?

① 보청기를 사용할 때는 보청기가 작동하는지 확인한다.
② 일관되고 무표정하게 이야기를 전달한다.
③ 말의 의미를 이해할 때까지 되풀이하고 이해했는지 확인한다.
④ 보청기를 착용할 때는 입력은 크게, 출력은 낮게 조절한다.
⑤ 입모양을 볼 수 있도록 밝은 곳에서 시선을 맞추며 말한다.

15 노인의 동맥경화증에 대한 질병예방으로 옳지 않은 것은?

① 적당한 운동을 규칙적으로 한다.
② 금연을 한다.
③ 당뇨병과는 관계가 없으므로 혈당 조절은 불필요하다.
④ 달걀노른자 같은 콜레스테롤이 많은 식품의 섭취를 자제한다.
⑤ 소금섭취량을 줄이는 저염식이와 저지방 식이를 한다.

16 치매대상자의 옷 갈아입히는 방법으로 옳지 않은 것은?

① 몸에 꼭 끼는 옷을 선택하여 제공한다.
② 옷을 입을 때는 앉아서 입도록 한다.
③ 시간이 지체되더라도 혼자 입도록 격려한다.
④ 평소에 입는 습관대로 계절에 맞는 옷을 준비한다.
⑤ 자신의 옷이 아니라고 하는 경우 옷에 이름을 써둔다.

17 **치매대상자를 위한 일상생활지원의 기본원칙으로 옳지 않은 것은?**

① 안전한 분위기를 조성한다.
② 지적이고 따뜻하게 대한다.
③ 정면에서 야단치거나 무시하지 않는다.
④ 대상자의 치매 정도나 특징을 알아둔다.
⑤ 요양보호사에게 맞는 스케줄로 생활한다.

18 **치매대상자 가족의 심리로 옳지 않은 것은?**

① 분노　　　　　② 안도감
③ 부담감　　　　④ 죄책감
⑤ 무기력

19 **임종과정 동안에 나타나는 일련의 신체적 증상으로 옳은 것은?**

① 대상자는 점차 안정을 찾는다.
② 피부의 색깔이 붉게 변하게 된다.
③ 대상자는 잠자는 시간이 점점 줄어든다.
④ 정상적인 호흡의 양상이 임종 시까지 지속된다.
⑤ 대소변을 조절하지 못하여 실금, 실변을 하게 된다.

20 **경련대상자 발생 시 대처방법으로 옳은 것은?**

① 설압자를 입 안에 끼워 기도를 유지한다.
② 팔다리를 눌러 억지로 경련을 멈추게 한다.

③ 5분 이상 경련이 지속되면 그대로 기다린다.
④ 대상자의 얼굴을 옆으로 돌리거나 돌려 눕혀 기도를 유지한다.
⑤ 옷의 단추나 넥타이 등은 건드리지 않고 그대로 둔다.

21 **화학약품에 의한 화상일 경우 대처 방법으로 옳지 않은 것은?**

① 약품이 묻은 옷은 제거한다.
② 통증이 있어도 씻으면 안된다.
③ 약품이 묻은 장신구는 제거한다.
④ 응급처치를 마치고 병원으로 이송한다.
⑤ 씻은 후 건조한 소독거즈로 화상부위를 덮어준다.

22 **임종 대상자의 가족 요양보호에 대한 태도로 옳지 않은 것은?**

① 임종 시 가족이 대상자를 직접 돕게 한다.
② 적절한 신체 접촉은 가족을 지지하는 방법 중 하나이다.
③ 가족들과 관계를 형성하면서 함께 있어 준다.
④ "곧 괜찮아질 거예요."와 같은 상투적인 말이라도 전한다.
⑤ 가족이 자신의 감정을 충분히 표현할 수 있도록 돕는다.

23 노화에 따른 신장의 기능의 변화로 옳지 않은 것은?

① 잔뇨량이 늘어난다.
② 자주 소변을 보게 된다.
③ 실금은 방광능력이 좋아서 생긴다.
④ 남성 노인의 요실금은 전립성비대증과 관련이 있다.
⑤ 방광근력의 저하로 방광이 완전히 비워지지 않는다.

24 올바른 고혈압 치료방법은?

① 잠시 증상이 없으면 치료하지 않아도 된다.
② 혈압이 조절되면 약을 그만 먹어도 된다.
③ 두통 등의 증상이 있을 때만 약을 먹는다.
④ 치료약은 반드시 의사의 처방에 의해 선택한다.
⑤ 혈압약은 마음대로 용량을 증감하거나 중단해도 된다.

25 섬망 대상자의 비약물적 치료방법으로 옳지 않은 것은?

① 대상자의 말을 경청하기
② 달력, 시계 등을 가까이 두기
③ 밤, 낮에 맞추어 창문이나 커튼 열기
④ 일상의 절차, 규칙 등에 관해 알려주기
⑤ 대상자가 하기 힘든 일을 강제적으로 시키기

26 퇴행성 관절염 대상자의 치료 및 예방으로 옳지 않은 것은?

① 관절의 파괴가 심한 경우에는 관절수술을 한다.
② 관절에 주는 부담을 완화시키기 위해 체중조절을 한다.
③ 관절 부위에 부담을 주지 않는 규칙적인 운동을 한다.
④ 온·냉 요법, 마사지, 물리치료는 전혀 도움이 안 된다.
⑤ 아스피린이나 비스테로이드 항염제를 사용하여 약물요법을 한다.

27 비위관 영양 돕기 시 주의할 내용으로 옳은 것은?

① 모든 대상자의 일일 권장량은 동일하다.
② 영양액은 항상 실온보다 10℃ 높게 데운다.
③ 경구 영양이 가능해도 비위관 영양을 하는 것이 좋다.
④ 영양주머니는 매회 깨끗이 세척하여 건조시켜 사용한다.
⑤ 판매되는 영양액은 유효기간이 없으므로 그냥 사용한다.

28 누워있는 대상자 식사 돕기 절차에서 옳지 않은 것은?

① 식사 전 배설의 유무를 확인한다.

② 앉아 있기 힘든 대상자도 식사 때에는 좌위로 앉힌다.

③ 음식물을 삼키기 쉽도록 식사 전 수분을 공급한다.

④ 식단을 알려주고 식사도 실제로 보여주어 식욕을 증진시킨다.

⑤ 음식물을 다 삼키는 것을 확인한 후에 음식물을 다시 넣어준다.

29 복약 돕기의 설명으로 옳지 않은 것은?

① 약포장지의 겉면에 있는 대상자의 이름을 확인한다.

② 약사나 간호사의 지시에 따라 복약 돕기를 한다.

③ 준비된 약의 용량을 확인하고 오염되지 않도록 준비하여 투약한다.

④ 알약은 약병에서 직접 손으로 꺼내어 대상자의 입안에 넣어준다.

⑤ 약의 용량이 적을 때는 바늘을 제거한 주사기를 이용하여 복용한다.

30 대상자를 침대에서 휠체어로 이동할 때 휠체어의 위치로 옳은 것은?

① 침대 가까이에 휠체어를 마주보게 놓는다.

② 침대 가까이에 휠체어를 30~45° 비스듬히 붙인다.

③ 1m 떨어진 거리에 침대와 휠체어를 마주보게 놓는다.

④ 휠체어 놓는 각도와 상관없이 침대와 1m 정도 거리를 둔다.

⑤ 침대와 1m 떨어진 거리에 휠체어를 30~45° 비스듬히 둔다.

31 기저귀 사용 돕기를 위해 필요한 준비 물품이 아닌 것은?

① 방향제 ② 물티슈

③ 면 덮개 ④ 일회용 장갑

⑤ 미끄럼 방지 매트

32 의치를 손질하기 위한 설명으로 옳은 것은?

① 의치는 세정하지 않아도 된다.

② 그릇에 물을 담아 깨끗이 닦는다.

③ 의치는 24시간 반드시 착용해야 한다.

④ 대상자가 스스로 의치를 뺄 수 있어도 도와준다.

⑤ 의치를 물에 담가두면 의치의 변형을 막을 수 있다.

33 면도 돕기 시 주의할 사항으로 옳지 않은 것은?

① 충분한 거품을 낸 뒤 면도하도록 한다.

② 면도 시 면도날의 각도는 중요하지 않다.

③ 면도를 시행하면서 면도날에 베이지 않도록 주의한다.
④ 면도 전 따뜻한 물수건으로 덮어 두어 건조함을 완화시킨다.
⑤ 면도 후 따뜻한 물수건으로 닦아 낸 뒤 로션이나 크림을 바른다.

34 목욕 돕기 방법으로 옳지 않은 것은?

① 목욕은 식사 직후에 하는 것이 좋다.
② 체온이 떨어지지 않도록 물기를 빨리 닦아준다.
③ 목욕 후 따뜻한 우유, 차 등으로 수분을 보충한다.
④ 목욕 후 로션이나 오일 등 피부유연제를 발라준다.
⑤ 목욕 중에는 대상자의 상태를 자주 확인하며 20~30분 이내로 목욕을 끝낸다.

35 침상에서의 머리를 감기는 경우 침대보를 보호하기 위해 사용하는 것은?

① 시트 ② 방수포
③ 반시트 ④ 비닐봉투
⑤ 욕창방지매트

36 휠체어로 이동하는 방법이 옳지 않은 것은?

① 엘리베이터는 후진으로 들어간다.
② 복도가 교차하는 곳은 주의하여 지나간다.
③ 울퉁불퉁한 길에서는 뒷바퀴를 들어 올리며 이동한다.
④ 경사로의 경사도가 큰 경우에는 지그재그 식으로 오른다.
⑤ 내리막에서는 휠체어 뒤에서 뒷걸음으로 내려온다.

37 요양보호사가 거동이 불편한 노인의 배설 돕기를 할 때 관찰 사항이 아닌 것은?

① 배설요구 ② 배설행동의 독립성
③ 배설시간 ④ 배설상태
⑤ 배설자세

38 욕창예방 간호에 대한 설명으로 옳지 않은 것은?

① 균형 있는 식사를 제공한다.
② 몸에 꽉 끼는 옷은 피한다.
③ 무릎 사이에는 베개를 끼워 마찰을 방지한다.
④ 적어도 네 시간에 한 번씩 몸을 돌려 눕혀준다.
⑤ 도넛 모양의 베개는 압박받는 부위의 순환을 저해할 수 있으므로 삼간다.

39 저작능력(씹는 힘)이 약한 대상자의 경우 식재료 준비 방법으로 옳지 않은 것은?

① 재료를 다져서 준비한다.

② 크기가 큰 재료는 큰 크기 그대로 준비한다.

③ 필요 시 재료를 믹서에 갈아서 준비한다.

④ 대상자의 질환에 맞는 식재료를 준비한다.

⑤ 부드럽게 섭취할 수 있도록 재료를 푹 끓인다.

40 다음 중 요양보호 대상자의 식사 자세로 옳지 못한 것은?

① 양발바닥이 바닥에 닿을 수 있는 정도이어야 안전하다.

② 침대에서 일어날 수 없는 경우에는 침대를 약 30~60° 높인다.

③ 머리를 앞으로 약간 숙이고 턱을 당기면 음식을 삼키기가 쉬워진다.

④ 마비된 쪽을 밑으로 하여 약간 옆으로 누운 자세를 취한다.

⑤ 마비된 쪽을 베개나 쿠션으로 지지한다.

41 다음 중 투약 돕기의 주의사항으로 옳지 못한 것은?

① 약을 임의로 쪼개거나 분쇄하지 않는다.

② 정확한 용량을 정확한 시간에 투약한다.

③ 확실하지 않은 약은 절대 사용하지 않는다.

④ 잘못 복용했을 경우 간호사에게 보고한다.

⑤ 금식인 경우에는 매일 투약하는 혈압약의 투약도 금한다.

42 세탁물 표시기호에 대한 다음 설명 중 옳지 못한 것은?

① 세탁기 사용 안 됨

② 염소계 표백제로 표백할 수 없음

③ 드라이클리닝 불가함

④ 다림질 한 수 없음

⑤ 짜면 안 됨

43 식기 및 주방의 위생관리에 대한 다음 설명 중 옳지 못한 것은?

① 도마는 사용 후 세제로 씻고 찬물로 헹구어 햇볕에 건조시킨다.

② 식기는 건조시키며 바닥에 놓지 않는다.

③ 고무장갑은 조리용과 비조리용으로 구분한다.

④ 냄새가 나는 플라스틱 용기는 녹차 티백을 넣고 뜨거운 물에 하루 정도 담가놓는다.

⑤ 설거지는 기름기가 많고 음식물이 덜 묻은 그릇부터 한다.

44 다음 중 치매의 문제 행동에서 파괴적 행동의 특징은?

① 신체적 폭력은 하지 않는다.

② 난폭한 행동은 전혀 일어나지 않는다.

③ 울고 분통을 터뜨리고 침을 뱉고 주먹으로 친다.

④ 마음에 안 드는 사람만 골라서 파괴적 행동을 한다.

⑤ 난폭한 행동은 한번 시작되면 평생 고치지 못한다.

45 자동심장충격기(자동제세동기) 사용에 대한 다음 설명 중 옳지 못한 것은?

① 반응과 정상적인 호흡이 없는 심정지 대상자에게만 사용한다.

② 오른쪽 패드는 오른쪽 중간 겨드랑선에 붙인다.

③ 심장리듬 분석 시 심폐소생술을 멈추고 대상자에게서 손을 뗀다.

④ 2분 간격으로 심장리듬 분석을 자동 반복한다.

⑤ 시행은 119 구급대가 현장에 도착할 때까지 지속한다.

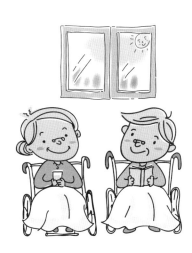

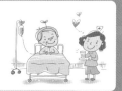

01 다음 중 매슬로(Maslow)의 기본욕구 5단계를 바르게 나열한 것은?

① 생리적 욕구 → 안전의 욕구 → 존경의 욕구 → 자아실현의 욕구 → 사랑과 소속의 욕구

② 생리적 욕구 → 안전의 욕구 → 사랑과 소속의 욕구 → 자아실현의 욕구 → 존경의 욕구

③ 생리적 욕구 → 안전의 욕구 → 사랑과 소속의 욕구 → 존경의 욕구 → 자아실현의 욕구

④ 인전의 욕구 → 생리적 욕구 → 손경의 욕구 → 자아실현의 욕구 → 사랑과 소속의 욕구

⑤ 자아실현의 욕구 → 존경의 욕구 → 사랑과 소속의 욕구 → 생리적 욕구 → 안전의 욕구

02 장기요양등급 판정기준 중 2등급에 해당하는 장기요양인정 점수 범위는?

① 85점 이상 ~ 95점 미만
② 80점 이상 ~ 90점 미만
③ 80점 이상 ~ 95점 미만
④ 75점 이상 ~ 90점 미만
⑤ 75점 이상 ~ 95점 미만

03 다음 중 갱신결과 직전 등급과 같은 2등급에서 2등급으로 판정받은 경우의 장기요양 유효기간으로 옳은 것은?

① 1년 　　　② 2년
③ 3년 　　　④ 4년
⑤ 5년

04 다음 〈보기〉의 사례를 행한 요양보호사의 역할에 해당하는 것은?

─〈보기〉─

　요양보호사가 요양보호대상자인 김 씨 할아버지 댁을 방문했을 때, 그는 텃밭에서 상추를 비롯한 각종 채소를 기르고 있었다. 요양보호사는 텃밭 가꾸기가 정신적·신체적·심리적 안정에 도움이 되므로 김 씨 할아버지가 능력을 최대한 발휘하도록 지지를 보냈다.

① 숙련된 수발자 역할
② 관찰자 역할
③ 정보전달자 역할
④ 동기 유발자 역할
⑤ 옹호자 역할

05 요양보호 대상자의 다음 행위에 대한 설명으로 옳지 못한 것은?

〈보기〉

요양보호사 김 씨는 2년 전부터 장기요양 2등급을 받은 할머니(73)에게 방문요양서비스를 제공하고 있었다. 그러던 중 배우자인 할아버지(77)가 치매 진단을 받고 점점 악화되어 장기요양 3등급을 받게 되었다. 그러자 분가하여 살고 있던 장남이 오전에는 할머니를 돌봐주고 오후에는 할아버지를 돌봐달라고 요청했다. 그러나 요양보호사는 할아버지가 남자분이라 돌보고 싶지 않다며 다른 요양보호사에게 부탁하라고 했다.

① 개인적인 선호 등을 이유로 대상자를 차별 대우 해서는 안 된다.
② 모든 대상자에게 평등하게 요양보호서비스를 제공해야 한다.
③ 서비스 제공 거부를 이유로 요양보호사가 법적인 처벌까지 받지는 않는다.
④ 요양보호사 본인이 서비스 제공 여부를 결정해서는 안 된다.
⑤ 대상자 및 가족으로부터 장기요양서비스 신청이 있을 경우 관리책임자에게 보고한다.

06 스스로 독립할 수 없는 노인을 격리하거나 방치하는 노인학대 유형은?

① 정서적 학대 ② 성적 학대
③ 방임 ④ 자기방임
⑤ 유기

07 다음 중 언어적 성희롱 행위에 해당하는 것은?

① 안마나 애무를 강요하는 행위
② 가슴, 엉덩이 등 특정 신체부위를 만지는 행위
③ 음란한 사진 등을 보여주는 행위
④ 성과 관련된 자신의 특정 신체부위를 노출하는 행위
⑤ 회식자리 등에서 무리하게 옆에 앉혀 술을 따르도록 강요하는 행위

08 다음 〈보기〉에서 설명하고 있는 노인의 심리적 특성은?

〈보기〉

노인이 문제를 해결함에 있어서 어떤 해결방법이나 행동이 옳지 않거나 이익이 없음에도 불구하고 자신의 생각대로 행동하는 경향을 의미한다.

① 내향성 ② 조심성
③ 경직성 ④ 애착성
⑤ 의존성

09 적혈구나 헤모글로빈이 부족하여 혈액이 몸에서 필요한 만큼의 산소를 공급하지 못하는 상태는?

① 고혈압 ② 동맥경화증
③ 심부전 ④ 당뇨병
⑤ 빈혈

10 당뇨병은 다음 중 어느 질환에 속하는가?

① 소화기계 질환
② 심혈관계 질환
③ 감각기계 질환
④ 내분비계 질환
⑤ 심리 · 정신계 질환

11 다음 중 변비의 치료 및 예방에 대한 설명으로 옳지 못한 것은?

① 식물성 식이섬유와 유산균이 포함된 음식물을 섭취한다.
② 수분을 충분히 섭취한다.
③ 우유의 섭취를 피한다.
④ 복부 마사지로 배변을 돕는다.
⑤ 배변 시기를 놓치지 않는다.

12 소변의 배출이 원활하지 않아 소변이 가득 찬 방광에서 소변이 조금씩 넘쳐 계속적으로 흘러나오는 요실금 증상은?

① 복압성 요실금
② 절박성 요실금
③ 역류성 요실금
④ 신경성 요실금
⑤ 혼합성 요실금

13 다음 중 녹내장의 증상으로 옳지 않은 것은?

① 좁은 시야
② 눈 이물감
③ 색깔 변화 인식 어려움
④ 뿌옇게 혼탁한 각막
⑤ 통증이 없으면서 점차 흐려지는 시력

14 다음 중 치매와 비교하여 섬망이 갖는 특징을 잘못 설명한 것은?

① 만성질환이다.
② 의식의 변화가 있다.
③ 주의 집중이 매우 떨어진다.
④ 수면 양상이 매우 불규칙하다.
⑤ 초기에 사람을 알아보지 못한다.

15 뇌졸중에 대한 다음 설명 중 옳지 못한 것은?

① 흔히 중풍이라 부른다.
② 뇌에 혈액을 공급하는 혈관이 막히거나 터져서 뇌 손상이 온다.
③ 뇌혈관이 막힌 뇌경색과 뇌혈관이 터진 뇌출혈로 구분한다.
④ 도파민을 만들어내는 신경세포가 파괴되는 질환이다.
⑤ 어느 혈관에 병변이 있는지에 따라 뇌졸중의 증상은 매우 다양하다.

16 노인의 영양관리에 대한 다음 설명 중 옳지 못한 것은?

① 칼슘 등의 부족은 우유로 보충한다.
② 적어도 1일 단백질의 1/3~1/4은 식물성 단백질로 공급한다.
③ 신장질환, 고혈압, 심장질환의 노인은 식염 섭취량을 줄인다.
④ 콩이나 유제품을 매일 섭취한다.
⑤ 해조류, 버섯류, 채소, 과일류를 가능한 자주 먹는다.

17 노인의 약물복용 방법에 대한 다음 설명 중 옳지 못한 것은?

① 약 복용시간을 준수해야 한다.
② 약이 쓰다고 다른 것과 함께 복용하면 안 된다.
③ 우유, 녹차, 커피 등 카페인 음료와 함께 복용하면 안 된다.
④ 철분제는 오렌지주스와 함께 복용하면 흡수가 잘 되지 않는다.
⑤ 약 복용을 잊어버렸다고 그 다음 복용 시간에 2배로 복용하면 안 된다.

18 다음 중 식사(경구영양) 돕기 방법으로 옳지 못한 것은?

① 음식물을 삼키기 쉽게 식사 전에 물을 한 모금 마시게 한다.
② 편마비대상자는 숟가락으로 마비된 쪽에서 음식을 넣어준다.
③ 음식물을 다 삼킨 것을 확인한 후에 음식물을 다시 넣어준다.
④ 빨대를 사용해야 할 경우 손가락 사이에 빨대를 고정한 후 입에 물린다.
⑤ 편마비대상자는 마비된 쪽의 입가에 흐르는 음식물을 닦아준다.

19 유치도뇨관 보유 대상자의 감염관리에 대한 요양보호사의 행위 중 옳지 못한 것은?

① 소변주머니로부터 소변이 역류되지 않도록 한다.
② 의자나 침대에 위치한 대상자의 소변주머니를 방광보다 낮은 위치에 고정시킨다.
③ 도뇨관 삽입 중에도 침대에서 자유로이 움직일 수 있음을 알린다.
④ 소변량과 색깔을 2~3시간마다 확인한다.
⑤ 도뇨관의 교환 · 삽입 또는 방광세척을 정기적으로 시행한다.

20 다음 중 우측 편마비대상자의 상의 벗기기 순서로 옳은 것은?

① 왼팔 → 머리 → 오른팔
② 왼팔 → 오른팔 → 머리
③ 오른팔 → 머리 → 왼팔
④ 오른팔 → 왼팔 → 머리
⑤ 머리 → 왼팔 → 오른팔

21 다음의 〈보기〉는 성인용 보행기의 팔꿈치 각도와 높이에 대한 설명이다. 빈칸 (A), (B)에 들어갈 말로 알맞은 것은?

─〈보기〉─

성인용 보행기는 대상자의 팔꿈치가 약 __(A)__ 로 구부러지도록 대상자 __(B)__ 높이로 조절한다.

	(A)	(B)
①	15°	허리
②	15°	둔부
③	30°	가슴
④	30°	둔부
⑤	45°	허리

22 복지용구 품목 중 대여 또는 구입이 둘 다 가능한 품목은?

① 수동휠체어
② 배회감지기
③ 성인용 보행기
④ 욕창예방 방석
⑤ 욕창예방 매트리스

23 다음 중 변비 대상자가 섭취해야 할 식품으로 옳지 않은 것은?

① 해바라기씨   ② 고구마
③ 양배추   ④ 미역줄기
⑤ 칼슘보충제

24 다음 〈보기〉의 방법으로 제거하는 데 알맞은 얼룩은?

─〈보기〉─

식초와 주방세제를 1:1 비율로 섞어서 칫솔로 얼룩 부분을 살살 문질러 제거한 후 충분히 헹구거나 탄산수에 10분 정도 담가둔 후 세탁한다.

① 커피   ② 땀
③ 립스틱   ④ 파운데이션
⑤ 튀김기름

25 물세탁 기호에 대한 다음 설명 중 옳지 못한 것은?

① 95℃   삶을 수 없음

② 40℃   세제 종류 제한 없음

③ 30℃ 중성   중성세제 사용

④ 손세탁 30℃ 중성   세탁기 사용 불가

⑤   물세탁 안 됨

318

26 요양보호 대상자의 안전한 주거환경 조성과 거리가 먼 것은?

① 현관에는 경사로와 막대형 문고리를 설치한다.
② 거실과 출입구는 문턱으로 구분할 수 있게 한다.
③ 식탁의 높이는 휠체어를 이용할 수 있게 하고 식탁보는 밝은 색으로 한다.
④ 화장실과 욕실은 미끄럼방지 매트를 깐다.
⑤ 계단의 가장자리는 미끄러지지 않게 고무 등으로 댄다.

27 다음의 〈보기〉에서 설명하는 의사소통 방법은?

─〈보기〉─

상대방이 하는 말을 상대방의 관점에서 이해하고, 감정을 함께 느끼며, 자신이 느낀 바를 전달하는 것

① 라포
② 경청
③ 공감
④ 침묵
⑤ 수용

28 다음 중 언어 장애 대상자와 대화하는 방법으로 옳지 못한 것은?

① 소음이 있는 곳을 피한다.
② 지시대명사를 사용하지 않는다.
③ 대상자의 말이 끝날 때까지 기다린다.
④ '예, 아니요'라고 짧게 대답한다.
⑤ 실물, 그림판, 문자판 등을 이용한다.

29 등급외자와 필요 노인에게 노인체조, 게이트볼 등을 경로당, 마을회관 등에서 운영하는 사업은?

① 노인돌봄종합서비스
② 노인돌봄기본서비스
③ 노인복지관
④ 만성질환자사례관리사업
⑤ 노인건강관리사업

30 다음 중 치매대상자의 식사 돕기 방법으로 옳은 것은?

① 사발보다는 접시를 사용한다.
② 투명한 유리제품을 사용한다.
③ 색깔이 있는 플라스틱 제품을 사용한다.
④ 소금이나 간장과 같은 양념은 식탁 위에 둔다.
⑤ 앞치마보다 턱받이를 사용한다.

31 다음 중 치매대상자의 안전과 사고예방을 돕기 위한 방법으로 옳지 못한 것은?

① 대상자의 방은 1층보다는 2층이 좋다.
② 유리문이나 창에는 눈높이에 맞춰 그림을 붙인다.
③ 대상자의 방을 화장실 가까운 곳으로 정한다.
④ 온수가 나오는 수도꼭지는 빨간색으로 표시한다.
⑤ 차가 달리는 도중 안에서 문을 열지 못하도록 잠금장치를 한다.

32 다음 중 치매 초기의 의사소통 문제에 해당하지 않는 것은?

① 말이 없어진다.
② 대화의 주제가 자주 바뀐다.
③ 사용하는 어휘의 수가 점차적으로 줄어든다.
④ 물건이나 사람의 이름을 부르는 것이 어렵다.
⑤ 과거, 현재, 미래 시제를 올바르게 사용하는 것을 어려워한다.

33 다음 중 임종 대상자의 임종 적응 단계를 바르게 나열한 것은?

① 부정 → 우울 → 분노 → 타협 → 수용
② 부정 → 분노 → 타협 → 우울 → 수용
③ 분노 → 부정 → 우울 → 타협 → 수용
④ 분노 → 부정 → 타협 → 우울 → 수용
⑤ 우울 → 부정 → 분노 → 타협 → 수용

34 다음 중 응급처치 시 지켜야 할 사항으로 옳은 것은?

① 요양보호사는 생사여부에 관심을 기울여야 한다.
② 의약품 사용은 금지가 원칙이지만 어쩔 수 없이 필요한 경우에 응급주사는 가능하다.
③ 상비약이 있는 경우에는 계속 사용해도 된다.
④ 대상자를 전문 의료인에게 인계할 때까지로 제한되는 것이므로 응급처치적 한계를 벗어나서는 안 된다.
⑤ 의사가 늘 사용하던 주사는 긴급 시 사용할 수 있다.

35 다음 중 질식 대상자의 주요 증상으로 옳지 않은 것은?

① 목을 조르는 듯한 자세를 한다.
② 괴로운 얼굴표정을 한다.
③ 숨을 쉴 때 목에서 이상한 소리가 들린다.
④ 가슴 부위의 호흡운동이 보이지만, 공기의 흐름이 적거나 없다.
⑤ 기침이 목에서 막힌 듯 전혀 나오지 않는다.

2회 실전모의고사 [실기]

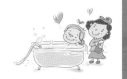

01 식기 및 주방의 위생관리로 잘못된 것은?

① 기름기가 많은 그릇부터 설거지를 한다.

② 숯이나 탄 빵 조각은 냉장고 탈취제로 유용하다.

③ 곰팡이가 발생한 경우 희석한 알코올로 닦아준다.

④ 습기 찬 고무장갑을 끼게 되면 습진이 생길 수 있다.

⑤ 수세미는 스펀지형보다 그물형으로 된 것이 위생적이다.

02 쓰레기통 관리와 분리수거 시 주의사항으로 옳지 않은 것은?

① 음식물 쓰레기는 매일 치운다.

② 냄새가 나는 경우에는 알코올로 닦아낸다.

③ 화장실 쓰레기통은 1주일에 한번 모아서 치운다.

④ 쓰레기통은 비울 때마다 물로 씻어내고 잘 말린다.

⑤ 세균과 악취를 막기 위해서 매일 분리수거 후 정리한다.

03 의치에 관련하여 잘못 설명한 것은?

① 아래쪽 의치를 먼저 뺀다.

② 흐르는 미온수나 찬물에 의치를 헹군다.

③ 의치에 울퉁불퉁한 곳이 있는지 살핀다.

④ 의치를 물에 담가두면 의치의 변형을 막을 수 있다.

⑤ 의치를 끼울 때 대상자의 구강 점막에 상처나 염증이 있는지 확인한다.

04 이동변기 사용 돕기 방법으로 옳지 않은 것은?

① 대상자를 확인하고 절차를 설명한다.

② 침대와 이동변기를 높이가 같도록 맞춘다.

③ 안전을 위해 미끄럼 방지 매트를 이동변기 밑에 깔아 놓는다.

④ 변기 내에 있는 배설물이 소변인 경우 바로 치우지 않아도 된다.

⑤ 편마비의 경우 이동변기는 건강한 쪽으로 30~45° 각도로 놓는다.

05 대상자의 세면돕기 과정 중에 틀린 것은?

① 만약 눈곱이 끼었다면 눈곱이 없는 쪽 눈부터 먼저 닦는다.

② 세안 시 될 수 있는 한 대상자를 눕히도록 한다.

③ 양쪽 코볼과 둘레를 세심히 닦도록 한다.

④ 눈은 안쪽에서 바깥쪽으로 닦는다.

⑤ 마른 수건을 이용해 얼굴의 물기를 제거하고 피부유연제를 바른다.

06 경구 영양 돕기 시 올바른 방법이 아닌 것은?

① 많은 음식을 한꺼번에 주지 않는다.

② 고형물질과 국물을 번갈아 섭취하도록 한다.

③ 위와 가슴을 압박하지 않은 옷과 침구를 사용한다.

④ 후식으로는 떡 종류나 바나나 등을 제공한다.

⑤ 식사 시 상체를 약간 앞으로 숙이고 턱을 당기는 자세가 좋다.

07 치매대상자의 시설 입소 시 옳지 않은 것은?

① 보호자가 슬퍼하거나 걱정하는 모습을 보이지 않는다.

② 대상자의 기호와 취미 등을 시설직원에게 미리 알려준다.

③ 입소 시 개인 소지품은 모두 새것으로 구입해 가지고 간다.

④ 버림받았다는 느낌을 받지 않도록 대상자를 가치 있다고 격려한다.

⑤ 투약목록, 처방전, 이전 검사기록 등 필요한 사항을 미리 챙겨둔다.

08 치매대상자의 배설 요양보호 시 주의사항으로 옳은 것은?

① 화장실의 위치를 알기 쉽게 표시해 둔다.

② 야간에는 바퀴가 있는 이동식 변기를 사용하는 것이 좋다.

③ 낮에도 반드시 기저귀를 사용하는 것이 좋다.

④ 치매대상자의 방을 화장실에서 먼 곳으로 배정한다.

⑤ 고무줄 바지보다는 벨트나 단추가 있는 바지를 입도록 한다.

09 심폐소생술에서 의식을 확인하는 방법 중 옳지 않은 것은?

① 몸을 흔들어 의식을 확인한다.

② 대상자의 양쪽 어깨를 가볍게 두드리며 반응을 확인한다.

③ 대상자를 반듯이 눕히고, 의식이나 반응을 확인한다.

④ 대상자에게 접근하기 전에 현장이 안전한지 확인한다.

⑤ "어르신, 괜찮으세요?"라는 물음에 응답이 있으면 안심시키는 말을 한다.

10 유치도뇨관 사용 돕기 중 간호사에게 보고해야 하는 상황이 아닌 것은?

① 소변색이 탁한 경우

② 소변색이 이상한 경우

③ 소변량이 적어진 경우

④ 소변주머니를 비워야 할 경우

⑤ 소변이 유치도뇨관 밖으로 새는 경우

11 대상자의 올바른 수면관리는?

① 심한 운동을 통해서 숙면을 취하도록 한다.

② 낮잠을 자면 밤잠을 설치게 되므로 가급적 삼간다.

③ 대상자가 일어나고 싶을 때 아무 때나 일어난다.

④ 취침 전 지나치게 집중하는 일을 하여 숙면을 돕는다.

⑤ 저녁에 과식을 하면 숙면을 취하므로 식사량을 늘린다.

12 피부건조증의 예방으로 옳은 것은?

① 방 안의 습도를 낮춘다.

② 목욕이나 샤워는 찬물로 한다.

③ 가습기를 사용하여 습도를 조절한다.

④ 피부가 건조하도록 일광욕을 자주 해준다.

⑤ 알코올이 함유된 피부 보습제를 사용한다.

13 약 보관 방법으로 옳지 않은 것은?

① 유효기간이 지난 약물은 폐기한다.

② 알약은 직사광선이 있는 곳에서 보관한다.

③ 안약이나 귀약은 상온의 그늘진 곳에서 보관한다.

④ 시럽제는 서늘한 곳에서 직사광선을 피해 보관한다.

⑤ 모든 약물은 아동의 손이 닿지 않는 곳에 보관한다.

14 비위관 영양 돕기 시 시설장, 간호사 등에게 즉시 보고해야 할 증상이 아닌 것은?

① 오심   ② 구토

③ 청색증   ④ 설사

⑤ 비위관 빠짐

15 경구 영양 돕기에서 준비하는 물품이 아닌 것은?

① 턱받침   ② 영양액

③ 물수건   ④ 앞치마

⑤ 뚜껑 달린 물컵

16 유치도뇨관 사용 시 소변주머니의 올바른 위치는?

① 방광 위치보다 낮게

② 방광 위치보다 높게

③ 가슴보다 높게

④ 머리 위로

⑤ 눈높이로

17 기저귀 사용 돕기 시 세심하게 살펴보지 않아도 되는 것은?

① 배설 유무
② 피부의 발적
③ 피부의 통증
④ 기저귀 브랜드
⑤ 둔부 주변 상처

18 올바른 손·발톱 관리 방법은?

① 손톱, 발톱 모두 일자로 자른다.
② 손톱, 발톱 모두 둥근 모양으로 자른다.
③ 손톱은 둥근 모양으로 발톱은 일자로 자른다.
④ 손톱은 일자로 발톱은 둥근 모양으로 자른다.
⑤ 손톱, 발톱 모두 어떻게 자르든 상관없다.

19 세수 돕기 시 주의사항으로 옳지 않은 것은?

① 코털이 코 밖으로 나와 있다면 깎아 주도록 한다.
② 귀이개를 이용하여 정기적으로 귓속의 귀지를 제거한다.
③ 귓바퀴나 귀의 뒷면도 따뜻한 물수건으로 닦아낸다.
④ 입, 이마, 볼, 목 수염 등도 골고루 세심하게 닦는다.
⑤ 눈은 깨끗한 수건으로 안쪽에서 바깥쪽으로 닦는다.

20 흡인물품 관리에 대한 설명으로 옳지 않은 것은?

① 흐르는 물에 카테터를 비벼 씻는다.
② 가래가 담긴 흡인병은 1일 1회 깨끗이 닦는다.
③ 카테터 같은 고무 제품은 끓여서 소독하지 않는다.
④ 사용한 카테터는 분비물이 빠지게 물에 담가 놓는다.
⑤ 카테터 등 고무제품은 햇볕에 말리지 않고 그늘에서 말린다.

21 지팡이 이용 보행 돕기의 방법으로 옳지 않은 것은?

① 지팡이의 고무받침이 닳지 않았는지 확인한다.
② 지팡이를 쥔 쪽의 건강한 발을 먼저 옮긴다.
③ 대상자의 건강한 쪽 손에 지팡이를 쥐어 준다.
④ 미끄러지지 않는 양말과 신발을 신도록 돕는다.
⑤ 지팡이 끝을 대상자 발 앞 15cm, 옆 15cm 지점에 오게 한다.

22 낙상 예방을 위한 조명환경으로 옳지 않은 것은?

① 손 가까이에 전등 스위치를 둔다.
② 부드럽고 눈이 부시지 않는 조명을 사용한다.

③ 직사광선을 막기 위해 블라인드를 사용한다.

④ 욕실이나 노인의 방에 야간 조명을 켜둔다.

⑤ 숙면을 위해 야간에는 모든 실내조명을 꺼둔다.

23 욕창 예방 간호로 옳은 것은?

① 피부를 자주 주물러 준다.

② 침대 시트의 주름과 욕창은 아무런 상관이 없다.

③ 무릎 사이에는 베개를 끼워 마찰을 방지한다.

④ 혈액순환을 위해 뜨거운 물주머니를 사용한다.

⑤ 침대에서는 적어도 5시간마다 자세를 바꿔준다.

24 화상에 대한 설명 중 옳지 않은 것은?

① 불완전한 플러그, 콘센트, 전선을 관찰해야 한다.

② 뜨거운 물컵을 잡게 될 경우에는 항상 손잡이를 사용한다.

③ 열전기치료 시 치료부위의 피부상태를 주의 깊게 관찰한다.

④ 모든 기관은 화재 응급 시 적절한 행동과 절차를 준수해야 한다.

⑤ 노인의 화상은 뜨거운 물보다 화학약품에 의한 화상이 더 많다.

25 노인에게 적절한 식단 준비는?

① 튀김류는 식단에서 항상 빠짐없이 준비한다.

② 입맛을 돋우기 위해 자극성이 강하게 음식을 조리한다.

③ 음식을 찌거나 끓이거나 삶아서 부드럽게 조리한다.

④ 치아의 단련을 위해 작고 딱딱한 음식을 매번 제공한다.

⑤ 식사 도중에 물, 음료 등을 절대 드려서는 안 된다.

26 식품의 위생관리에 대한 내용으로 옳지 않은 것은?

① 두부, 달걀, 어묵, 우유 등은 냉장 보관한다.

② 조리된 음식이 남았을 경우 가급적 빨리 섭취한다.

③ 부패 · 변질된 음식은 대상자에게 이해를 구한 후 폐기한다.

④ 보관된 냉동식품을 해동시키고 남은 경우 다시 냉동 보관한다.

⑤ 식품이 남았을 경우 다른 용기에 담아 냉장 또는 냉동 보관한다.

27 대상자의 방을 조성할 때 올바르지 못한 방법은?

① 방과 거실을 구분하기 위해 문턱을 둔다.
② 화장실이나 욕실은 가깝게 위치하도록 한다.
③ 햇빛이 잘 비치는 남향 또는 동남향이 좋다.
④ 사고에 대비하여 전화, 비상벨 등 호출이 용이하도록 한다.
⑤ 대상자가 필요로 하는 물품은 항상 손이 닿을 수 있는 곳에 둔다.

28 올바른 의복관리 방법에 해당하지 않는 것은?

① 의류는 잘 건조된 것을 입도록 한다.
② 새로 구입한 의류는 한 번 세탁한 후 입는다.
③ 얼룩이나 더러움이 심한 의류는 즉시 세탁한다.
④ 잠옷은 감촉이 좋고 땀을 잘 흡수하는 것이 좋다.
⑤ 평소에 잘 입는 옷은 서랍 안쪽에 깊숙하게 넣어둔다.

29 의료진과 의사소통 시 유의점으로 옳지 않은 것은?

① 의료진의 업무를 이해하고 존중하는 태도를 갖는다.
② 민간요법을 병행할 때는 의료진과 상의를 하지 않아도 된다.
③ 대상자의 이상상태는 의료진에게 즉시 정확하게 보고한다.
④ 개인적인 치료법을 병행할 때는 반드시 의료진과 상의한다.
⑤ 대상자의 상황에 대하여 의료진과 의사소통을 원활히 한다.

30 기도유지를 위한 흡인 목적으로 옳지 않은 것은?

① 한기를 도모한다.
② 심장박동의 회복을 위해 실시한다.
③ 진단적 목적으로 분비물을 채취한다.
④ 분비물 축적으로 인한 감염을 방지한다.
⑤ 기도를 폐쇄하는 분비물을 제거하여 기도를 유지한다.

31 치매대상자의 목욕을 도울 때 옳지 않은 것은?

① 조용히 부드럽게 대한다.
② 목욕과정을 단순화시킨다.
③ 목욕물의 온도를 미리 조사한다.
④ 욕실 내에 혼자 있게 해도 된다.
⑤ 욕실바닥에는 미끄럼 방지매트를 깐다.

32 치매대상자의 안전을 돕는 방법으로 옳지 않은 것은?

① 창문은 항상 열어 둔다.
② 난간은 안전하게 고정시킨다.
③ 계단의 상단에 간이문을 달아둔다.
④ 난간, 출입구에는 밝은 색 야광테이프를 붙여둔다.
⑤ 유리문은 대상자의 눈높이에 그림 등을 붙여 놓는다.

33 임종 요양보호의 방법으로 옳지 않은 것은?

① 가족들이 사적으로 대상자를 만날 수 있도록 한다.
② 존중하는 태도를 유지하면서 조용히 일을 수행한다.
③ 눈이 감기지 않을 경우 솜을 적셔 양쪽 눈 위에 올려놓는다.
④ 방이 깨끗하게 정리되어 있는지 확인하고 조명을 차분하게 조절한다.
⑤ 임종 후 대상자의 의치 착·탈 여부는 요양보호사의 판단에 따른다.

34 응급처치를 중단해야 하는 경우로 옳지 않은 것은?

① 대상자의 사망이 확인된 경우
② 이물질이 일부 제거된 경우
③ 대상자의 의식이 확실하게 돌아온 경우
④ 대상자의 호흡이 정상적으로 회복된 경우
⑤ 대상자의 맥박이 정상적으로 회복된 경우

35 두발청결 돕기의 주의사항으로 옳지 않은 것은?

① 공복, 식후는 피한다.
② 머리를 감기 전에 대소변을 보게 한다.
③ 모든 절차에 대해 미리 설명을 하여 편한 상태를 유지하도록 한다.
④ 능력에 맞게 스스로 할 수 있는 것은 본인이 하도록 한다.
⑤ 머리를 감은 후 젖은 머리가 저절로 마르도록 놓아둔다.

36 입안 닦아내기의 방법에서 잘못된 것은?

① 입천장, 혀, 볼 안쪽을 먼저 닦고 마지막에 잇몸과 이를 닦는다.
② 입술이 건조하지 않도록 입술 보호제를 바르도록 한다.
③ 의식이 없는 대상자는 설압자 또는 스펀지 브러시를 사용하도록 한다.
④ 잇몸, 입천장, 혀, 볼 안쪽 등이 헐었는지 관찰한다.
⑤ 필요한 경우 구강청정제를 사용한다.

37 보행차에 대한 설명으로 옳지 않은 것은?

① 지팡이로 걷는 연습하기 바로 전 단계에서도 사용한다.
② 바퀴가 붙어 있는 것과 붙어 있지 않은 것 두 종류가 있다.
③ 체중을 지지하고 균형을 잡아주어 안정적으로 걸을 수 있다.

④ 뒤로 잘 넘어지는 사람에게 보행 보조도
구로 사용을 권장한다.

⑤ 의자에 앉아 휴식할 때는 반드시 뒷바퀴
의 브레이크를 잠근다.

38 침대정리에 대하여 옳지 않은 것은?

① 침대 주위의 물건을 잘 정리한다.

② 이불의 커버는 세탁에 용이한 재질이
좋다.

③ 침구는 땀 흡수가 잘 되는 면제품이 제일
좋다.

④ 침상 배설 대상자는 방수포만 깔아 둔다.

⑤ 정기적으로 세탁하고 햇볕에 말리도록
한다.

39 면도 돕기에 대한 설명으로 옳지 않은 것은?

① 되도록 전기면도기를 사용하는 것이 안
전하다.

② 면도 전 따뜻한 물수건을 덮어 두어 건조
함을 완화시킨다.

③ 충분한 거품을 낸 뒤 면도하도록 하여 상
처가 나는 것을 예방한다.

④ 면도 후 따뜻한 물수건으로 닦아 낸 뒤
로션이나 크림을 바른다.

⑤ 부위별로 면도날을 끊지 않고 한 번에 빠
른 속도로 면도하여 자극을 줄인다.

40 다음 중 요양보호 대상자의 세수 돕기 순서로 옳은 것은?

① 눈 → 코 → 뺨 → 입 → 이마 → 귀 → 목

② 코 → 눈 → 뺨 → 입 → 귀 → 이마 → 목

③ 귀 → 눈 → 코 → 뺨 → 입 → 이마 → 목

④ 뺨 → 눈 → 코 → 입 → 귀 → 이마 → 목

⑤ 이마 → 눈 → 코 → 뺨 → 입 → 귀 → 목

41 다음 중 휠체어 이동 시 엘리베이터를 타고 내릴 때의 돕기 방법으로 옳은 것은?

① 앞으로 들어가서 앞으로 밀고 나온다.

② 앞으로 들어가서 뒤로 밀고 나온다.

③ 뒤로 들어가서 앞으로 밀고 나온다.

④ 뒤로 들어가서 뒤로 밀고 나온다.

⑤ 상황에 따라 편한 방향으로 들어가고 나
온다.

42 다음 중 지팡이의 바른 위치를 옳게 설명한 것은?

① 지팡이를 사용하는 쪽 발의 새끼발가락
부터 앞 15cm, 옆 15cm 지점

② 지팡이를 사용하는 쪽 발의 엄지발가락
부터 앞 15cm, 옆 15cm 지점

③ 지팡이를 사용하는 쪽 발의 새끼발가락
부터 앞 15cm, 옆 30cm 지점

④ 지팡이를 사용하는 쪽 발의 엄지발가락
부터 앞 30cm, 옆 15cm 지점

⑤ 지팡이를 사용하는 쪽 발의 새끼발가락
부터 앞 30cm, 옆 30cm 지점

43 다음의 〈보기〉에서 설명하는 조리 방법은?

〈보기〉

시간이 오래 걸리는 단점이 있으나 수용성 물질의 용출이 끓이기보다 적어 영양소의 손실이 적고 온도의 분포가 골고루 이루어진다.

① 볶기　　　　② 무침
③ 튀기기　　　④ 찜
⑤ 굽기

44 다음 중 치매대상자의 의심, 망상, 환각 증상에 대처하는 방법은?

① 치매대상자의 감정은 무시한다.
② 다른 사람들에게 치매대상자를 험담한다.
③ 잃어버린 물건을 찾은 경우 즉시 훈계한다.
④ 치매대상자가 보고 들은 것에 대해 부정한다.
⑤ 규칙적으로 시간과 장소를 알려 현실감을 유지시킨다.

45 다음 중 심폐소생술의 인공호흡 단계에 대한 설명으로 옳지 못한 것은?

① 대상자의 이마를 뒤로 젖히고 턱을 들어 기도를 개방한다.
② 이마 쪽 손의 엄지손가락과 검지로 대상자의 코를 막는다.
③ 1초에 한 번씩 숨을 두 번 크게 불어 넣는다.
④ 가슴 압박 30번과 인공호흡 1번을 번갈아 가면서 실시한다.
⑤ 인공호흡 2번을 10초 이내로 실시한다.

1회 모의고사 [필기]

01 ①	02 ③	03 ⑤	04 ②	05 ⑤
06 ①	07 ③	08 ⑤	09 ①	10 ③
11 ④	12 ④	13 ⑤	14 ⑤	15 ③
16 ⑤	17 ③	18 ⑤	19 ③	20 ④
21 ④	22 ②	23 ③	24 ③	25 ①
26 ⑤	27 ③	28 ①	29 ④	30 ③
31 ③	32 ④	33 ③	34 ⑤	35 ②

▌ 해설

01 정답 ①

장기요양급여 대상자는 65세 이상 노인 또는 65세 미만이나 노인성 질병을 가진 자로서 거동이 현저히 불편하거나 치매 등으로 인지가 저하되어 장기요양이 필요한 자이다. ①은 65세 미만이지만 노인성 실병인 혈관성 치매들 잃고 있으며 신체활동이 불편하므로 장기요양급여 대상자에 해당한다.

02 정답 ③

장기요양급여 중 특별현금급여에는 가족요양비, 특례요양비, 요양병원간병비가 있다.
ⓒ **가족요양비** : 장기요양기관이 현저히 부족한 지역(도서 · 벽지 등) 거주, 천재지변, 수급자의 신체 · 정신 또는 성격상의 사유 등으로 인해 가족으로부터 방문요양에 상당한 장기요양급여를 받은 때에 지급되는 현금급여
ⓔ **특례요양비** : 수급자가 장기요양기관이 아닌 노인요양시설 등의 기관 또는 시설에서 재가급여 또는 시설급여에 상당한 장기요양급여를 받는 경우 수급자에게 지급되는 현금급여
ⓜ **요양병원간병비** : 수급자가 요양병원에 입원했을 때 지급되는 현금급여

03 정답 ⑤

요양보호사와 대상자와의 관계는 수직적 관계가 아닌 상호대등한 관계이다.

04 정답 ②

[사례] 변비인 대상자가 관장을 해달라고 한다.
〈대처1〉 평상시 식습관과 배변 양상을 확인하고 서비스 계획에 반영한다.
〈대처2〉 관장은 요양보호사의 업무가 아님을 대상자에게 설명하고 의료행위에 해당되므로 의료진과 상의한다.
〈대처3〉 배변은 식사 후 위의 작용(연동운동)에 의해 일어나는 것이므로, 시간을 잘 계산하여 여유 있게 화장실에 앉아서 배변하게 한다.
〈대처4〉 배변 활동이 원활하도록 복부를 배꼽 주위에서 시계방향으로 원을 그리듯이 마사지한다.

05 정답 ⑤

요양보호사는 대상자의 사생활을 존중하고 업무상 알게 된 개인정보를 비밀로 유지한다.

06 정답 ①

〈보기〉의 설명은 시설생활노인을 위한 윤리강령 원칙 중 존엄한 존재로 대우받을 권리에 해당된다.

07 정답 ③

테니스 선수들에게 많이 발생한다고 하여 테니스 엘보라고도 하는 근골격계 질환은 팔꿈치 외측상과염으로 반복적인 손목을 펴는 동작을 많이 할 경우 팔꿈관절 쪽(외측상과)과 손목관절까지 통증이 나타난다.

08 정답 ⑤

노화는 가역적 진행이 아니라 비가역적 진행이다. 노화는 점진적으로 일어나는 진행성 과정이며 인간의 노력으로 노화의 진행을 막을 수 없다.

09 정답 ①

대부분의 노인은 당뇨병, 고혈압, 관절염, 신경통 등 하나 이상의 만성질환을 가지고 있으며 단독 질병은 드물다.

10 정답 ③

대상포진은 피부계 질환으로, 수두를 일으키는 바이러스에 의해 피부와 신경에 염증이 생기는 질환이다.

11 정답 ④

치매, 뇌졸중, 파킨슨질환은 신경계 질환에 해당되고, 섬망과 우울증은 심리·정신계 질환에 해당된다.

12 정답 ④

전체 고혈압의 90% 이상이 일차성 고혈압이다. 일차성 고혈압은 본태성 고혈압으로 유전, 흡연, 과도한 음주, 스트레스, 과식, 짠 음식, 운동 부족, 비만 등에 의해 발생한다.

13 정답 ⑤

천골부위 욕창 예방을 위해 도넛 모양의 베개를 사용하는 경우가 있으나 이는 오히려 압박을 받는 부위의 순환을 저해할 수 있으므로 삼간다.

14 정답 ⑤

체중증가가 아니라 체중감소가 당뇨병의 증상에 해당된다.

15 정답 ③

치매의 증상
- **인지장애** : 기억력 저하, 언어능력 저하, 지남력 저하, 시공간 파악 능력 저하, 실행기능 저하
- **정신행동 증상** : 우울증, 정신증, 초조 및 공격성, 수면장애

16 정답 ⑤

중추신경계에 서서히 진행되는 퇴행성 변화로 원인은 불명확하나 신경전달물질인 도파민을 만들어내는 신경세포가 파괴되는 질환은 파킨슨질환이다.

17 정답 ③

수분 섭취와 질병
- **수분 섭취를 제한해야 하는 질병** : 간경화, 심부전, 신부전증, 부신기능저하증, 심한 갑상선기능저하증
- **수분을 충분히 마셔야 하는 질병** : 염증성 비뇨기 질환, 폐렴·기관지염, 고혈압·협심증, 당뇨병

18 정답 ⑤

파상풍은 매 10년마다 접종한다.

19 정답 ③

비위관이 빠졌을 경우 요양보호사가 임의로 비위관을 밀어넣거나 빼면 안 된다. 비위관이 새거나 영양액이 역류될 때는 비위관을 잠근 후 의료기관에 방문하게 하거나, 반드시 시설장 및 관리책임자, 간호사에게 연락해야 한다.

20 정답 ④

의치는 변형이 될 수 있기 때문에 뜨거운 물에 삶거나 표백제에 담그면 안 된다.

21 정답 ④

측위는 옆으로 누운 자세로 둔부의 압력을 피하거나 관장할 때의 체위 형태이다.

22 정답 ②

휠체어 접는 법 : (가) 잠금장치를 한다. → (다) 발 받침대를 올린다. → (나) 시트를 들어 올린다. → (라) 팔걸이를 잡아 접는다.

23 정답 ③

육류는 오래 삶으면 부드러워지나 생선은 질기고 딱딱해진다.

Part 1 요양보호개론

Part 2 요양보호 관련 기초지식

Part 3 기본요양보호각론

Part 4 특수요양보호각론

Part 5 실전모의고사

24 정답 ③

육류는 잘게 썰면 표면적이 커져 세균이 증식하기 쉬우므로 오래 두고 먹으려면 덩어리째로 보관하되, 한 번 녹인 고기는 다시 얼리지 않는 것이 좋으므로 한 번 먹을 만큼씩 나누어 냉동보관 한다.

25 정답 ①

- 30℃ 물로 세탁
- 세탁기 사용 불가
- 약하게 손세탁 가능
- 중성세제 사용

26 정답 ⑤

조명이 공간 전체로 고루 퍼지도록 용도에 맞는 조명등을 설치한다. 조명을 어느 한 곳만 지나치게 밝게 하면 밝은 곳에서 어두운 곳으로 이동힐 때 눈동자가 조명 밝기에 적응하지 못해 어두운 곳을 더욱 어둡게 느껴 낙상할 위험이 높다.

27 정답 ③

대상자보다 높거나 낮은 눈높이는 바람직하지 않은 태도이며, 대상자와 같은 눈높이가 요양보호사의 바람직한 의사소통 태도이다.

28 정답 ①

자신의 감정에 솔직한 것은 효과적인 말하기 방법에 해당된다.

29 정답 ④

장기요양등급 외 A형 인지관련 대상자는 수발자 없이 장시간 혼자 집 안에 머물 수 있다.

30 정답 ③

기록을 미루지 않고 그때그때 신속하게 작성한다. 시간이 경과되면 기억이 희미해져 사실이 왜곡될 가능성이 있기 때문에 요양보호사는 시간의 흐름 순서에 따라 한 일과 대상자에게 일어난 변화에 초점을 두어 작성한다.

31 정답 ③

배뇨곤란이 있는 경우 야간에 수분섭취를 제한한다.

32 정답 ④

치매대상자가 아무 때나 밥을 달라고 하는 경우, "방금 드셨는데 무슨 말씀이세요?"라며 대상자의 말을 부정하면 혼란스러워하므로 "지금 준비하고 있으니까 조금만 기다리세요."라고 친절하게 얘기한다.

33 정답 ③

임종 시 어떠한 자극에도 반응이 없고 눈꺼풀은 약간 열려 있는 징후를 보인다.

34 정답 ⑤

수용 단계에서는 죽는다는 사실을 체념하고 받아들이며 마지막 정리의 시간을 갖는다. 이 단계에서 대상자는 "나는 지쳤어"라고 표현할 수도 있다. "우리 아이가 시집갈 때까지만 살게 해 주세요" 등으로 말하며 삶이 얼마간이라도 연장되기를 바라는 것은 타협 단계에 해당한다.

35 정답 ②

화상 부위에 간장, 기름, 된장, 핸드크림, 치약 등을 바르면 세균감염의 위험이 있고 열기를 내보내지 못하여 상처를 악화시키므로 절대 바르면 안 된다.

1회 모의고사 [실기]

01 ③	02 ④	03 ②	04 ①	05 ①
06 ③	07 ③	08 ①	09 ④	10 ①
11 ④	12 ①	13 ⑤	14 ②	15 ③
16 ①	17 ⑤	18 ②	19 ⑤	20 ④
21 ②	22 ④	23 ③	24 ④	25 ⑤
26 ④	27 ④	28 ②	29 ④	30 ②
31 ⑤	32 ⑤	33 ②	34 ①	35 ②
36 ③	37 ⑤	38 ④	39 ②	40 ④
41 ⑤	42 ①	43 ⑤	44 ③	45 ②

▎해설

01 정답 ③

체위변경은 스스로 움직일 수 없거나 움직여서는 안 되는 대상자의 일상생활동작을 돕기 위해 필요하다.

02 정답 ④

인후통과 쉰 목소리, 연하곤란 여부는 인후 부분의 관찰사항이다.

03 정답 ②

서로의 시선이 마주보는 위치에서 침착하게 지원한다.

04 정답 ①

구충제를 사용하는 것은 설사의 원인이 기생충인 경우에 사용하는 치료 및 예방이다.

05 정답 ①

안약을 투여하기 전에 멸균수나 생리식염수를 멸균 솜에 묻혀 눈 안쪽에서 바깥쪽으로 닦아준다.

06 정답 ③

대상자가 요의나 변의를 호소할 때 즉시 배설할 수 있도록 도와준다. 도움을 요청하기 꺼려하거나 스스로 몸을 움직이는 것이 어려워 요의나 변의를 참고 표현하지 않을 수도 있으므로 유의하며, 언어표현이 어려운 대상자의 경우, 요의나 변의를 호소하는 비언어적 표현을 미리 숙지한다.

07 정답 ③

낮에는 의치를 하고 밤에는 구강 내 압박을 덜기 위해 빼어서 세정제에 담가 오염 물질의 제거를 쉽게 한다.

08 정답 ①

가능한 스스로 씻도록 하고 도움이 필요한 부분만 보조한다.

09 정답 ④

대상자 스스로 할 수 없는 경우에 칫솔질을 돕는다. 칫솔은 치아에 45° 각도로 대고 잇몸에서 치아 쪽으로 닦는다.

10 정답 ①

혈액응고장애가 있는 대상자는 출혈 가능성이 있으므로 치실은 사용하지 않는다.

11 정답 ④

고혈압 대상자는 혈압을 조절하기 위해 소금 섭취를 제한한다. 그러므로 젓갈류, 장아찌 등은 되도록 적게 섭취해야 한다.

12 정답 ①

물과 식초를 섞어 배수구에 부으면 악취가 사라진다.

13 정답 ⑤

① 대상자가 걸어 다니는 바닥에 가능한 물건을 놓아두지 않도록 한다.
② 현관 밖은 완만한 경사로를 설치한다.
③ 현관문의 손잡이는 개폐가 용이한 막대형으로 설치한다.
④ 대상자의 방은 화장실이나 욕실과 가깝게 위치하는 것이 좋다.

14 정답 ②

몸짓, 얼굴표정 등으로 이야기 전달을 돕는다.

15 정답 ③

동맥경화증은 혈중 지방 수치를 높이고 혈관을 손상시키는 당뇨병과도 관계가 있으므로 혈당 조절이 필요하다.

16 정답 ①

몸에 꼭 끼지 않는 옷을 제공한다.

17 정답 ⑤

대상자에게 맞는 스케줄을 만들어 규칙적인 생활을 할 수 있도록 한다.

18 정답 ②

치매대상자 가족의 심리로는 무기력, 우울증, 죄책감, 분노, 부담감 등이 있다.

19 정답 ⑤

① 대상자는 불안정해지고 같은 동작을 반복하게 된다.
② 대상자의 손과 발부터 시작해서 팔과 다리의 순서로 점차 싸늘해지면서 피부의 색깔이 하얗게 혹은 파랗게 변하게 된다.
③ 대상자는 잠자는 시간이 많아지게 되며, 의사소통하기 어렵고 반응하지 못하게 된다.

④ 정상적인 호흡의 양상에서 중간 중간 무호흡 상태가 동반되는 전혀 다른 형태의 호흡을 하게 되는데 이를 체인스톡 호흡이라고 한다.

20 정답 ④

① 입에 이물질을 넣어서는 안 된다. 이물질은 입 안에 상처를 내거나 호흡곤란을 일으킬 수 있다.
② 경련은 1~2분 후면 끝나므로 대상자를 꽉 붙잡거나 억지로 경련을 멈추게 하지 말고 조용히 기다린다.
③ 경련성 질환이 없는 대상자가 경련을 일으키거나 5분 이상 경련이 지속될 때는 즉시 119에 신고하고 시설장, 간호사 등에게 보고한다.
⑤ 몸에 꽉 끼는 옷의 단추나 넥타이는 풀고, 편하게 호흡하도록 한다.

21 정답 ②

약품이 묻은 옷과 장신구는 제거하고, 화상 부위를 흐르는 찬물에 15~30분 정도 통증이 사라질 때까지 씻은 후 건조한 소독거즈로 화상 부위를 덮어주고 병원으로 이송한다.

22 정답 ④

상투적인 말은 도움이 되지 않으므로 하지 않는다. 대신 "힘드시지요?" 등의 공감과 위로의 말을 건넨다.

23 정답 ③

실금의 원인으로는 근육강도의 감소, 자궁탈출, 방광능력의 저하 등이 있다. 남자노인의 실금 원인은 방광능력의 저하, 전립선의 비대, 방광 긴장력 증가 때문이다. 실금은 노화의 정상적인 과정이 아니므로 주의 깊게 사정한다.

24 정답 ④

치료약은 반드시 의사의 처방에 의하여 선택해야 한다. 지속적인 치료에도 불구하고 고혈압이 계속될 때는 내과 전문의사에게 상의하여 약을 바꾸거나 정밀검사를 받아야 하며 혈압을 규칙적으로 측정하여 변화를 주의 깊게 관찰해야 한다.

25 정답 ⑤

섬망 대상자의 비약물적 치료방법 중 신체통합성 유지 : 대상자 스스로 할 수 있는 일은 말로 지지하기 (예 능동적인 관절운동, 목욕, 마사지 등)

26 정답 ④

온·냉 요법, 마사지, 물리치료는 퇴행성 관절염 대상자의 치료 및 예방법이다.

27 정답 ④

① 대상자에 따라 일일 권장량이 다르다.
② 영양액의 온도는 실온 정도로 데운다.
③ 비위관 영양은 경구로 영양을 섭취할 수 없거나 영양공급이 불충분할 때 제공한다.
⑤ 판매되는 영양액을 사용하는 경우에는 유효기간을 확인한다.

28 정답 ②

대상자의 상태에 맞춰 체위를 조절한다. 누워 있는 상태라도 가능한 대상자의 머리를 상승시킨다. 체위 조정 시 상하조절이 가능한 침대의 경우 15~30° 정도 머리를 올리고 등에 베개를 대어 주어 안락한 측와위를 취한다. 마비가 있는 대상자라면 마비가 있는 쪽을 위로 오게 해서 식사를 제공한다.

29 정답 ④

알약은 약병에서 약 뚜껑에 직접 따르고 손으로 만지지 않는다.

30 정답 ②

휠체어는 대상자의 건강한 쪽으로 침대에 가까이 접근시킨다. 침대 난간에 빈틈없이 붙이거나 30~45° 비스듬히 붙인다(대상자의 활동 정도에 따라 편한 방법으로 선택).

31 정답 ⑤

기저귀 사용 돕기를 위한 준비물은 기저귀, 일회용 장갑, 스크린이나 커튼, 물티슈, 면 덮개, 마른 수건, 화장지, 따뜻한 물(혹은 물수건), 방향제, 휴지통 등이다.

32 정답 ⑤

①, ② 흐르는 물에서 칫솔을 이용하여 깨끗이 닦는다.
③ 낮에는 의치를 하고 밤에는 구강 내 압박을 덜기 위해 빼어서 세정제에 담가 오염 물질의 제거를 쉽게 한다.
④ 대상자 스스로 빼는 것이 입을 적게 벌릴 수 있어서 편안하다.

33 정답 ②

면도날은 피부와 45° 정도의 각도를 유지하며, 피부가 주름져 있다면 아랫방향으로 부드럽게 잡아당겨 면도한다.

34 정답 ①

목욕 전에 소변 또는 대변을 보도록 하고 대상자의 몸 상태(표정, 얼굴색, 열, 혈압상승 여부, 설사, 콧물, 재채기, 기침)를 확인한다. 열이 나거나 혈압이 상승했을 때, 기분이 불쾌하거나 몸이 피로할 때, 식사 직전과 직후는 피한다.

35 정답 ②

침대보를 보호하기 위해 방수포를 어깨 밑까지 깐다.

36 정답 ③

울퉁불퉁한 길에서는 대상자가 진동을 느끼지 않도록 앞바퀴를 들어 올리고 뒷바퀴만으로 이동한다.

37 정답 ⑤

요양보호사는 대상자의 배설요구, 배설행동의 독립성, 배설상태, 배설시간들을 관찰한다.

38 정답 ④

한 부위가 지속적으로 압박받는 것을 예방하기 위해서 침대에서는 적어도 2시간마다. 의자나 휠체어에서는 1시간마다 자세를 바꾸어주어야 한다.

39 정답 ②

저작능력이 약한 대상자는 조리방법, 음식의 선택 등을 통해 보완할 수 있다. 부드럽게 섭취할 수 있도록 재료를 푹 끓이고, 다지거나 또는 믹서에 갈아서 준비한다. 크기가 큰 재료는 먹기 쉽게 작은 크기로 잘라서 준비한다.

40 정답 ④

편마비대상자는 건강한 쪽을 밑으로 하여 약간 옆으로 누운 자세를 취한다.

41 정답 ⑤

금식인 경우에도 혈압약 등 매일 투약해야 하는 약물은 반드시 투약해야 한다.

42 정답 ①

 세탁기 사용 안 됨 표시기호가 아니라 물세탁 안 됨 표시기호이다.

43 정답 ⑤

설거지는 기름기가 적고 음식물이 덜 묻은 그릇부터 한다.

44 정답 ③

치매대상자의 파괴적 행동의 특징
• 난폭한 행동이 자주 일어나지 않는다.
• 난폭한 행동이 오래 지속되지 않는다.
• 일반적으로 초기에 분노로 시작하며 에너지가 소모되면 지쳐서 파괴적 행동을 중지한다.
• 치매 대상자의 난폭한 행동은 질병 초기에 나타나서 수

개월 내에 사라진다.

45 정답 ②

전극패드 부착 시 오른쪽 패드는 오른쪽 빗장뼈 밑에 붙이고, 왼쪽 패드는 왼쪽 중간 겨드랑선에 붙인다.

2회 모의고사 [필기]

01 ③	02 ⑤	03 ③	04 ④	05 ③
06 ⑤	07 ⑤	08 ③	09 ⑤	10 ④
11 ③	12 ③	13 ⑤	14 ①	15 ④
16 ②	17 ④	18 ②	19 ⑤	20 ①
21 ④	22 ⑤	23 ⑤	24 ①	25 ①
26 ②	27 ③	28 ②	29 ⑤	30 ③
31 ①	32 ①	33 ②	34 ④	35 ⑤

해설

01 정답 ③

매슬로(Maslow)는 인간의 기본욕구를 '생리적 욕구 → 안전의 욕구 → 사랑과 소속의 욕구 → 존경의 욕구 → 자아실현의 욕구'의 5단계로 나누어 설명하였다.

02 정답 ⑤

등급별 장기요양인정 점수
- 1등급 : 95점 이상
- 2등급 : 75점 이상 ~ 95점 미만
- 3등급 : 60점 이상 ~ 75점 미만
- 4등급 : 51점 이상 ~ 60점 미만
- 5등급 : 45점 이상 ~ 51점 미만
- 인지지원 등급 : 45점 미만

03 정답 ③

장기요양 유효기간의 원칙
- 유효기간 갱신 시 갱신 직전 등급과 같은 등급 판정을 받은 경우
  - 1등급 : 4년
  - 2등급 ~ 4등급 : 3년
  - 5등급, 인지지원등급 : 2년

04 정답 ④

〈보기〉의 사례는 신체활동지원서비스나 일상생활지원서비스 등을 제공하는 것에 그치지 않고 대상자가 능력을 최대한 발휘하도록 동기를 유발하며 지지하는 것이므로, 요양보호사의 역할 중 동기 유발자 역할에 해당된다.

05 정답 ③

요양보호사는 장기요양서비스를 제공할 때 인종, 연령, 성별, 성격, 종교, 경제적 지위, 기타 개인적 선호 등을 이유로 대상자를 차별 대우 해서는 안 된다. 요양보호사가 정당한 사유 없이 대상자에게 서비스 제공을 거부하면 1년이하의 징역 또는 1천만 원 이하의 벌금에 처한다.

06 정답 ⑤

스스로 독립할 수 없는 노인을 격리하거나 방치하는 노인학대 유형은 유기에 해당된다.

유기의 세부 학대 내용
- 연락을 두절하거나 왕래를 하지 않음
- 시설, 병원에 입소시키고 연락과 왕래를 두절
- 인지기능을 상실한 노인을 고의적으로 가출 또는 배회하게 함
- 낯선 장소에 버림
- 배회하는 상태에서 발견된 노인에 대하여 부양의무 이행을 거부

07 정답 ⑤

①·②는 육체적 성희롱 행위에 해당하며, ③·④는 시각적 성희롱 행위에 해당한다.

언어적 성희롱 행위
- 음란한 농담이나 음탕하고 상스러운 이야기
- 외모에 대한 성적인 비유나 평가
- 성적 관계를 강요하거나 회유하는 행위
- 성적 사실관계를 묻거나 성적인 내용의 정보를 의도적으로 유포하는 행위
- 음란한 내용의 전화통화
- 회식자리 등에서 무리하게 옆에 앉혀 술을 따르도록 강요하는 행위

08 정답 ③

〈보기〉에서 설명하고 있는 노인의 심리적 특성은 경직성이다.

경직성의 증가
- 자신에게 익숙한 습관적인 태도나 방법을 고수함
- 매사에 융통성이 없어지고 새로운 변화를 싫어하며 도전적인 일을 꺼려함
- 새로운 기구를 사용하거나 새로운 방식으로 일을 처리하는 데 저항함

09 정답 ⑤

빈혈은 심혈관계 질환으로, 적혈구나 헤모글로빈이 부족하여 혈액이 몸에서 필요한 만큼의 산소를 공급하지 못하는 상태이다.

10 정답 ④

① 소화기계 질환 : 위염, 위궤양, 위암, 대장암, 설사, 변비
② 심혈관계 질환 : 고혈압, 동맥경화증, 심부전, 빈혈
③ 감각기계 질환 : 녹내장, 백내장, 노인성 난청
④ 내분비계 질환 : 당뇨병
⑤ 심리·정신계 질환 : 우울증, 섬망

11 정답 ③

우유는 장의 운동력을 높이고 변의를 느끼게 하므로 적극적으로 섭취한다.

12 정답 ③

요실금 증상
- **복압성 요실금** : 기침, 웃음, 재채기, 달리기, 줄넘기 등 복부 내 압력 증가로 인해 소변이 나오는 것
- **절박성 요실금** : 소변을 보고 싶다고 느끼자마자 바로 소변이 나오는 것
- **역류성 요실금** : 소변의 배출이 원활하지 않아 소변이 가득 찬 방광에서 소변이 조금씩 넘쳐 계속적으로 흘러나오는 것

13 정답 ⑤

통증이 없으면서 점차 흐려지는 시력은 백내장의 증상이며, 녹내장은 안구 통증을 동반한다.

녹내장의 증상
- 좁은 시야, 눈 이물감
- 어두움 적응 장애
- 색깔 변화 인식 어려움
- 뿌옇게 혼탁한 각막
- 안구 통증
- 두통, 구역질
- 심하면 실명됨

14 정답 ①

치매는 서서히 나타나는 만성질환이지만 섬망은 갑자기 나타나는 급성질환이다.

15 정답 ④

신경전달물질인 도파민을 만들어내는 신경세포가 파괴되는 질환은 파킨슨질환으로 중추신경계에 서서히 진행되는 퇴행성 변화이다.

16 정답 ②

동물성 단백질은 체중 1kg당 0.5~0.6g 정도가 충분하고 적어도 1일 단백질의 1/3~1/4은 동물성 단백질로 공급하도록 한다.

17 정답 ④

철분제는 오렌지주스와 함께 복용하면 흡수가 잘 된다.

18 정답 ②

음식을 조금씩 제공하고 한 손을 받쳐서 대상자 입 가까이 가져가며, 편마비대상자는 건강한 쪽에서 넣어준다.

19 정답 ⑤

유치도뇨관의 교환 또는 삽입, 방광세척 등은 의료행위이
므로 요양보호사는 절대로 하지 않는다.

20 정답 ①

편마비대상자의 경우 옷을 벗을 때는 건강한 쪽부터 벗기
므로, 우측 편마비대상자의 경우 왼팔 → 머리 → 오른팔
순서로 상의를 벗기면 된다.

21 정답 ④

성인용 보행기는 대상자의 팔꿈치가 약 30°로 구부러지도
록 대상자 둔부 높이로 조절한다.

22 정답 ⑤

수동휠체어와 배회감지기는 대여만 가능한 품목이고, 성
인용 보행기와 욕창예방 방석은 구입만 가능한 품목이다.
대여 또는 구입이 둘 다 가능한 품목은 욕창예방 매트리스
이다.

23 정답 ⑤

칼슘보충제를 복용하면 식품으로 같은 양의 칼슘을 섭취
할 때보다 변비가 되기 쉬우므로 적당량의 식이섬유를 섭
취하고 충분한 수분과 함께 복용해야 한다. 곡류, 콩류, 채
소류, 과일류, 해조류, 견과류는 변비 완화에 도움이 되는
식품이다.

24 정답 ①

〈보기〉의 방법으로 의복과 옷감에 생긴 얼룩을 제거하는
데 알맞은 것은 커피이다.

25 정답 ①

물세탁 기호

 95℃
- 95℃ 물로 세탁
- 세탁기, 손세탁 가능
- 삶을 수 있음
- 세제 종류 제한 없음

 40℃
- 40℃ 물로 세탁
- 세탁기로 약하게 세탁 또는 약하게 손세탁 가능
- 세제 종류 제한 없음

 30℃ 중성
- 30℃ 물로 세탁
- 세탁기로 약하게 세탁 또는 약하게 손세탁 가능
- 중성세제 사용

 손세탁 30℃ 중성
- 30℃ 물로 세탁
- 세탁기 사용 불가
- 약하게 손세탁 가능
- 중성세제 사용

- 물세탁 안 됨

26 정답 ②

거실에는 출입구의 문턱을 없애고 응급호출기와 화재경보
기를 설치한다.

27 정답 ③

〈보기〉에서 설명하는 의사소통 방법은 공감으로, 공감능력
은 다른 사람의 상황이나 기분을 같이 느낄 수 있는 능력
을 말한다.

28 정답 ②

지시대명사를 사용하지 않는 것은 시각 장애 대상자와 대
화할 때의 유의점에 해당된다.

Part 1 요양보호개론

Part 2 요양보호 관련 기초지식

Part 3 기본요양보호각론

Part 4 특수요양보호각론

Part 5 실전모의고사

29 정답 ⑤

노인건강관리사업은 국민건강보험공단에서 운영하는 사업으로, 등급외자와 필요 노인에게 노인체조, 게이트볼, 스트레칭, 생활댄스, 탁구 등을 경로당, 마을회관, 운동경기장, 공원 등에서 운영한다.

30 정답 ③

요양보호사가 치매대상자의 식사를 도울 때 투명한 유리제품보다는 색깔이 있는 플라스틱 제품을 사용한다.
① 접시보다는 사발을 사용하여 덜 흘리게 한다.
② 투명한 유리제품을 사용하지 않는다.
④ 소금이나 간장과 같은 양념은 식탁 위에 두지 않는다.
⑤ 턱받이보다는 앞치마를 입힌다.

31 정답 ①

치매 대상자의 방은 위생적이고 안전성을 우선적으로 고려하여 배치하되, 2층보다는 1층이 좋다.

32 정답 ①

말이 없어지는 무언증은 치매 말기의 의사소통 문제에 해당된다.

33 정답 ②

임종 적응 5단계
부정 → 분노 → 타협 → 우울 → 수용

34 정답 ④

응급처치 시 지켜야 할 사항
• 생사여부의 판단은 이후에 의료진이 판정할 부분으로 요양보호사는 생사여부에 관심을 기울일 필요가 없다.
• 의약품 사용은 금지가 원칙으로 어쩔 수 없이 필요한 경우라면 신체 외부에 바로 바르는 외용약품이나 대상자가 평소에 사용하는 상비약품이 있는 경우에 한해서 일시적으로 보조적 도움만을 받도록 한다.
• 요양보호사의 모든 행위는 대상자를 전문 의료인에게 인계할 때까지로 제한되는 것이므로 응급처치적 한계를 벗어나서는 안 되며, 이후의 모든 사항은 의사의 지시에 따라 행동하도록 한다.

35 정답 ⑤

질식 시 대상자는 갑자기 기침을 하며 괴로운 얼굴 표정을 한다. 이때 이물이 육안으로 보이면 큰 기침을 하여서 이물을 뱉어내게 하고, 입에 손가락을 넣거나 구토를 유발하는 행위는 하지 말아야 한다.

2회 모의고사 [실기]

01 ①	02 ③	03 ①	04 ④	05 ②
06 ④	07 ③	08 ①	09 ①	10 ④
11 ②	12 ③	13 ②	14 ④	15 ②
16 ①	17 ④	18 ③	19 ②	20 ③
21 ②	22 ⑤	23 ③	24 ⑤	25 ③
26 ④	27 ①	28 ⑤	29 ②	30 ②
31 ④	32 ①	33 ⑤	34 ②	35 ⑤
36 ①	37 ④	38 ④	39 ⑤	40 ①
41 ③	42 ①	43 ④	44 ⑤	45 ④

해설

01 정답 ①

기름기가 적거나 음식물이 덜 묻은 그릇부터 설거지를 한다(유리컵 → 수저류 → 기름기가 적은 밥그릇 → 반찬그릇 → 기름 두른 프라이팬). 기름기가 많은 그릇은 종이타월로 기름기를 제거한 후 설거지를 한다.

02 정답 ③

쓰레기는 세균과 악취를 막기 위해서 매일 분리수거 후 정리한다.

03 정답 ①

위쪽 의치를 먼저 뺀 후 아래쪽 의치를 뺀다.

04 정답 ④

이동변기 내에 있는 배설물은 즉시 처리하고 환기를 시키도록 한다.

05 정답 ②

세안 시 침대머리를 높이거나 가능하다면 대상자를 앉힌다.

06 정답 ④

딱딱하고 씹기 어려운 음식은 식도를 통과하기 어렵고 점막에 달라붙는 떡 종류나 바나나 등은 사레가 들리거나 질식을 유발하기 쉬우므로 주의를 요한다.

07 정답 ③

대상자가 쉽게 적응할 수 있도록 익숙한 개인 소지품을 가지고 간다.

08 정답 ①

② 야간에는 바퀴가 있는 변기보다는 쿠션이 있고 시트나 등받이가 있는 이동식 변기를 사용하도록 한다. 바퀴가 있는 변기는 위험하므로 사용을 금하나 바퀴가 달려 있는 경우라면 사용 시에 반드시 잠금이 되어 있어야 한다.
③ 낮에는 가능하면 기저귀를 사용하지 않는 것이 좋다.
④ 치매대상자의 방을 화장실에서 가까운 곳에 배정한다.
⑤ 옷을 쉽게 벗을 수 있도록 벨트나 단추가 있는 바지보다는 조이지 않는 고무줄 바지가 좋다.

09 정답 ①

응답이 없다고 대상자의 몸을 흔들어서 자극을 주면 안된다.

10 정답 ④

소변색이 이상하거나 탁해진 경우, 소변량이 적어진 경우, 소변이 유치도뇨관 밖으로 새는 경우에 간호사에게 보고하며, 유치도뇨관을 강제로 제거하면 요도점막에 손상을 입히므로 주의한다.

11 정답 ②

① 매일 규칙적으로 적절한 양의 운동을 한다.
③ 아침 기상시간을 일정하게 유지한다.
④ 취침 전 지나치게 집중하는 일을 하지 않는다.
⑤ 저녁에 과식을 하면 숙면을 취하기 어려우므로 식사량을 조절하도록 한다.

12 정답 ③

건조증 대상자 관리를 위해서 피부 건조를 피하도록 해야 한다. 목욕이나 샤워 시에는 따뜻한 물과 순한 비누를 사용하고 목욕 후 물기는 문지르지 않고 두드려 말린다. 가습기를 사용하여 습도를 조절하며 알코올이 함유되지 않은 피부 보습제를 사용한다.

13 정답 ②

알약은 직시광선과 습기를 피해 보관해야 한다.

14 정답 ④

비위관 영양 주입 시 비위관이 빠지거나 새는지 관찰한다. 또한 대상자가 오심, 구토, 청색증 등의 증상이 있으면 주입되던 비위관을 잠근 후 즉시 시설장, 간호사 등에게 알린다.

15 정답 ②

영양액은 비 경구(비위관) 영양 돕기에 필요한 물품이다.

16 정답 ①

유치도뇨관 사용 시 소변주머니를 방광 위치보다 낮게 둔다.

17 정답 ④

기저귀를 사용하면 피부손상과 욕창이 발생하기 쉬우므로 일상적인 배뇨, 배변시간에 맞추어 자주 살펴보고 젖었으면 속히 갈아주어야 한다. 장기적으로 기저귀를 사용하는 경우 피부의 발적, 상처, 통증 등을 살펴보고 욕창예방에 주의를 기울인다.

18 정답 ③

손톱깎이를 이용하여 손톱은 둥근 모양으로 발톱은 일자로 자른다.

19 정답 ②

귀지를 제거하는 것은 의료행위가 될 수 있으므로 의료인과 상의한다.

20 정답 ③

카테터 같은 고무제품은 15분 이상 끓인 후 쟁반에 넣어서 그늘에서 말린다.

21 정답 ②

지팡이를 쥔 쪽 반대편의 불편한 발을 먼저 옮긴 후 건강한 다리를 옮긴다.

22 정답 ⑤

적절한 조명은 대상자가 움직이고, 일을 하는 곳에서의 위험을 줄일 수 있다. 실내의 홀, 계단, 각 방에는 일상생활 활동을 안전하게 할 수 있도록 조명이 적절해야 한다. 욕실이나 노인의 방에 야간 조명을 하는 것은 낙상의 위험을 줄일 수 있다. 조명은 부드럽고 눈이 부시지 않아야 한다.

23 정답 ③

① 피부를 주무르는 것은 삼간다.
② 침대 시트에 주름이 있거나 빵 부스러기 등이 떨어져 있으면 마찰을 일으킬 수 있으므로 수시로 점검한다.
④ 뜨거운 물주머니는 피부에 화상을 입힐 수 있으므로 조심한다.

⑤ 침대에서는 적어도 두 시간에 한 번씩 몸을 돌려 눕혀 주고 의자에서는 그보다 두 배 정도 자주 자세를 바꾸 어준다.

24 정답 ⑤

노인 화상은 주로 뜨거운 물에 의한 것이다. 시력이 약하고 관절염으로 경직된 손을 가진 노인은 뜨거운 물 주전자의 꼭지를 들어 올리는 것이나 뜨거운 물컵을 잡는 것이 어렵다.

25 정답 ③

① 튀김류는 위에 좋지 않으므로 대상자의 식단에서 제외하는 것이 좋다.
② 자극성이 강한 음식은 피한다.
④ 딱딱한 음식은 씹기 어려울 뿐더러 잘못 삼켜 질식의 위험이 있다.
⑤ 식사 도중 물, 음료, 국 등을 조금씩 마실 수 있도록 싱겁게 조리한다.

26 정답 ④

보관된 냉동식품을 해동시킨 경우 다시 냉동시키지 않는다.

27 정답 ①

걸려 넘어지지 않도록 출입구의 문턱을 없앤다.

28 정답 ⑤

평소에 잘 입는 옷은 꺼내기 쉽도록 서랍의 앞쪽에 정리해 둔다.

29 정답 ②

민간요법이나 개인적인 치료법을 병행할 때는 반드시 의료진과 상의하여야 한다.

30 정답 ②

②는 응급처치의 목적이다.

31 정답 ④

치매대상자를 욕실 내에 혼자 있게 해서는 안 된다.

32 정답 ①

창문은 안전하게 잠가둔다.

33 정답 ⑤

대상자의 의치를 그대로 둘지, 빼내어 의치용기에 둘지를 가족에게 확인한다.

34 정답 ②

응급처치는 의료진이나 119구급대원에게 대상자를 인계할 때까지 반복 시행한다. 대상자의 호흡과 맥박이 회복된 경우, 대상자의 사망이 확인된 경우는 종료한다.

35 정답 ⑤

머리를 감은 후에는 한기를 느낄 수 있으므로 헤어드라이어를 사용하여 말리는 것이 좋다.

36 정답 ①

먼저 윗니와 잇몸을 닦고 거즈를 바꾸어 아래쪽 잇몸과 이를 닦는다. 그 다음에 입천장, 혀, 볼 안쪽을 닦아 낸다.

37 정답 ④

보행차는 뒤로 잘 넘어지는 사람이나 뇌졸중으로 인해 반신마비가 된 사람은 사용하지 않거나 사용에 신중해야 한다.

38 정답 ④

기저귀를 사용하거나 침대에서 배설을 하는 사람은 방수포를 깔아 침구가 젖는 것을 막는다. 이 때 방수포가 피부에 직접 닿으면 불쾌감을 줄 수 있고 피부에도 좋지 않으므로 방수포 위에 반드시 시트를 덧깔도록 한다.

39 정답 ⑤

면도날은 얼굴 피부와 45°정도의 각도를 유지하며 짧게 나누어 일정한 속도로 면도한다.

40 정답 ①

세수 순서 : 눈 밑 → 코 → 뺨 → 입 주위 → 이마(머리 쪽) → 귀의 뒷면 → 귓바퀴 → 목

41 정답 ③

휠체어 이동 시 엘리베이터에 탈 때는 뒤로 들어가서 앞으로 밀고 나온다. 이는 엘리베이터 층 버튼에 쉽게 접근할 수 있으며, 엘리베이터를 나갈 때 돌려야 하는 불편함을 피할 수 있기 때문이다.

42 정답 ①

지팡이를 사용하는 쪽 발의 새끼발가락부터 앞 15cm, 옆 15cm 지점에 지팡이 끝을 놓는다.

43 정답 ④

찜
- 시간이 오래 걸리는 단점이 있으나 수용성 물질의 용출이 끓이기보다 적어 영양소의 손실이 적고 온도의 분포가 골고루 이루어진다.
- 재료를 부드럽게 하여 노인에게 자주 사용되는 조리 방법 중 하나이다.
- 처음에는 센 불에 가열하다가 약한 불로 오래 가열하면 부드러운 맛을 느낄 수 있다.

44 정답 ⑤

① 치매대상자의 감정을 인정해 준다.
② 치매대상자 앞에서 다른 사람들에게 치매대상자의 의심이나 행동, 치매대상자가 잃어버렸다고 의심하는 물건을 이야기하거나 조롱하는 말투를 사용하지 않으며, 특히 귓속말을 하지 않도록 주의한다.
③ 잃어버렸다거나 훔쳐갔다고 주장하는 경우 치매대상자를 비난하거나 훈계하지 않는다.
④ 치매대상자가 보고 들은 것에 대해 아니라고 부정하거나 다투지 않는다.

45 정답 ④

가슴 압박 30번과 인공호흡 2번을 번갈아 가면서 실시한다.